『보건식품처방사의 기본서』

보保건健식食의醫

Introduction to Health Foodtherapy

저자 : 박금실 이호선 김수경

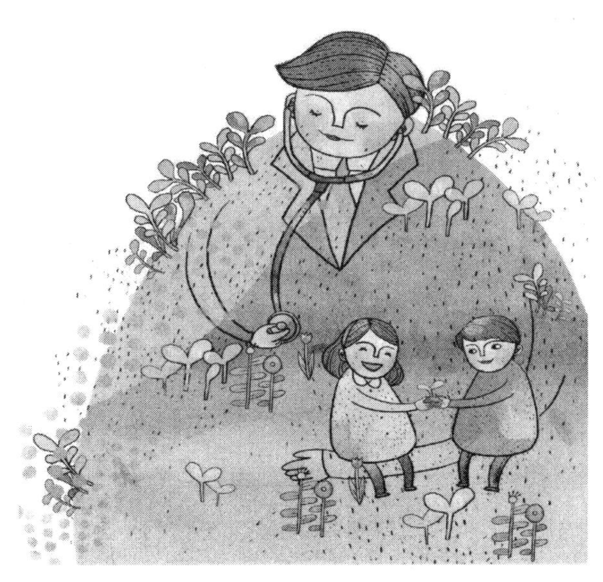

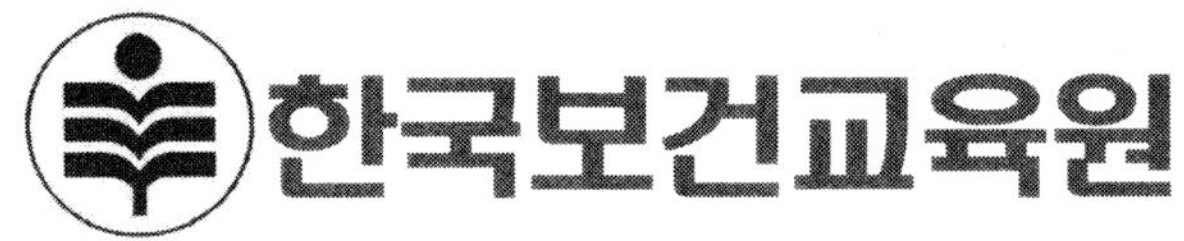

한국보건교육원

보 건 식 의

Introduction to Health Foodtherapy

발행일 ; 2010년 5월 10일
인쇄일 ; 2010년 4월 30일
초판 2쇄 ; 2011년 4월 27일

저자 : 박금실 이호선 김수경

교육과학기술부 공익법인 한국평생기구

출판기획; **한국보건교육원**

주소; 서울 서대문구 충정로 2가 130-1신한은행 /5F
TEL; 02)393-5111 FAX; 02)312-5404

발행인 : 채말녀
편집인 ; 김수경
표지디자인 ; 김건영
본문입력 ; 김아영
출판사 : 도서출판 **아트하우스**
주 소 : 서울 성북구 동선동 3가 250-1.1
본 사 : TEL : (02) 921-7836 FAX ; (02) 928-7836

E-mail ; bestdrq@empal.com

<정 가 : 25,000원>
ISBN; 978-89-93639-25-4 (13510)
copyright@2009 ARTHOUSE publishing Co.

「명의는 미병(未病)을 치료하되, 기병(奇病)을 치료하지 않는다.」

보건식의
保健食醫

health food therapist

"음식으로 고치지 못하는 병은 약으로도 고칠 수 없다."
— 히포크라테스

보건식의[保健食醫] Introduction to Health Foodtherapy

| 서문 | Prologue

오늘날 질병의 대부분은 잘못된 식습관을 비롯하여 생활습관에서 비롯된 생활습관병이다. 과거에 비해 신체활동량은 적어진 반면에 고영양의 고칼로리 음식을 섭취함으로 비만인구가 급증하게 되었고, 이로 인한 각종 성인병(생활습관병)이 증가하게 되었다. 이 같은 생활습관병에는 약물에 의한 치료보다는 평소에 음식을 조절하고 건강한 식습관을 유지함으로써 더 효과적으로 개선되며 더불어서 보건식품과 영양보충제의 사용이 권장되며 이를 담당하는 보건식의(保健食醫)가 비중 있는 역할을 담당하게 되었다.

우리나라에는 전통적으로 식의(食醫)가 존재하였다. 우리나라의 대표적인 한류 드라마로 세계적으로 널리 알려진 대장금의 주인공 역시 음식치유를 담당한 식의라고 할 수 있다. 식의는 원래 궁중에서 왕과 왕족에게 올려지는 음식물을 조사, 감별, 통제하고 질병 시에 먹는 것에 대한 업무를 담당한 관직으로, 내의원(內醫院) 의료업무의 일환으로 간주되었던 것 같다. 고려·조선시대 궁중의 음식 조리를 관장하던 사선서(司膳署)의 정9품 관직. 정원은 2인이다. 고려 때 상식국(尙食局)을 설치하면서 처음 두었고, 문종 때 그 정원과 품계가 확정되었다. 조선시대에도 식의의 정원과 품계는 그대로 유지되었다. 조선 중기 전순의(全循義)가 편찬한 식이요법 의서(醫書)인 식료찬요(食料餐要)에는 식의와 관련된 상세한 내용이 수록되어있다.

각종 공해와 심각한 환경오염으로 인해 토양은 희석되었을 뿐 아니라 오늘날 우리의 음식과 식수에는 암을 유발시키고 암을 키워주는 수많은 발암물질이 함유되어 있다. 대량생산과 대량유통구조로 공급되는 음식에는 색소, 맛, 그리고 식품의 저장기간을 연장시키는 방부제 등 수천 종의 식품첨가물이 포함되어 있다. 제초제, 살충제, 화학비료 등이 농산물에 사용되어 결국에는 저수지로 스며들고 축산물의 사료에는 항생제나 성장호르몬 등이 사용되고 있다. 사람들이 이 수많은 발암물질들이 인체에 얼마만큼 영향을 미치느냐를 질문하는 사이에 그 물질들은 이미 인체의 면역기능에 장애가 되고 있다. 뿐만 아니라 음식에 사용되는 화학 첨가물은 여러 가지의 자가면역질환, 활동항진, 알러지, 호르몬불균형, 선천성결손, 관절염 그리고 암(癌)에 이르기까지 각종 건강문제와 관련된다.

페트릭 퀼린은 "올바른 영양식으로 모든 암을 50%에서 90%까지 예방할 수 있다."라고 하였다. 음식과 건강은 직접적으로는 인체에 영향을 미치고, 간접적으로는 환경에 영향을 미치는 상관관계를 갖고 있으므로 현명한 소비자들의 선택이 음식과 공기와 식수를 정결하게 하는데, 가깝게는 우리의 현재의 건강과 밀접하며 멀리는 자연환경의 균형에도 큰 영향을 줄 수 있다는 점에서 중요한 의미를 차지한다.

식의와 약선의 이론적 사상에는 현대의학이 부정하고 있는, 체질개선이나, 계절에 맞춘 몸의 상태의 조정이라고 하는 것에 관계하여 큰 역할을 하고 있다. 사람은 몸에 필요한 것이 부족하면, 그 부족한 것을 요구한다, 예를 들면, 땀을 흘리면 염분을 갖고 싶어지거나 지쳤을 때에 단 것을 갖고 싶어지거나 하는 것은 자주 있는 일이다. 때문에 전통의학사상에 대한 기초지식과 올바른 인식을 가지는 것이 매우 중요하다고 할 수 있다.

원래 서양의학은 히포크라테스나 갈렌의 전통을 이어받아 질병과 약초와 음식을 분류하는 이론에 바탕을 두었지만, 원래의 전통적인 서양의학은 오늘날 서방세계에서 의학의 현대화라는 이름으로 쇠퇴해 가고 있다. 반면, 서양의학의 발전에 의해 잠시 빛을 잃었던 동양의 전통의학과 인도의 아유르베다(Ayurbeda), 티벳의 전통의학 그리고 기타 여러 나라의 전통적인 의학들이 되살아나고 있다. 서양의 약리의학은 약초와 음식의 밀접한 관계를 간과하고 있다. 음식과 약초는 실제로 수천의 생화학적 인자를 가지고 있고 서로 같은 두 개의 물질이 존재하지 않으며, 체내에서의 음식과 약초의 기능적 역할과 에너지적인 역할을 구분 짓기가 어려운 형편이다.

모든 약초는 보하고 사하는 기능을 가지고 있고, 특별한 생리학적 기능과 장기자체에 치료효과를 지니고 있으며, 자율신경을 균형지게 조절해주는 기능도 가지고 있는 것처럼, 특별한 음식이나 보조식품도 약식동원이라는 말과 같이 동일한 기능을 가지고 있는 것이다. 따라서 한의사가 약초로 환자의 질병을 치료할 때 음양과 허실(虛實), 한열(寒熱), 표리(表裏) 등을 반드시 고려하듯이, 음식을 추천할 때도 반드시 그 모든 것들이 고려되어야만 한다. 식의(食醫)와 함께 「藥膳(약선)」도 그 기본에는 몸이 갖고 싶어 하는 것을 맛있게 만드는 것이 있다. 만약 피곤할 때는 식욕을 돋우는 약초와 식품재료를 사용하고, 위장기능이 약한 사람에게는 위장을 보호하는 것을 더 하는 것처럼 전문지식의 습득이 중요하다.

21세기의 유망한 직업군을 꼽으라면 단연 건강에 관한 분야일 것이다. 전 세계적으로 웰빙(Well-Being)붐과 로하스(Lohas) 생활패턴으로 건강증진을 위한 관련식품의 소비가 크게 늘어나고 있는 추세이다. 특히 보건식품의 처방 업무를 담당하여 건강증진에 주도적 역할을 하는 보건식품처방사 자격증이야 말로 21C 웰빙트렌드에 걸맞는 전문자격증이라고 할 수 있으며 보건식의(保健食醫)는 가장 중심적인 전문과목이다.

본서는 이러한 내용들을 체계적으로 다루어 상술(詳述)하였으며, 건강한 삶을 원하는 일반인들의 식문화 향상과 질병의 자연치유에 기여하고, 나아가 보건식의(保健食醫)로 활동하려는 제도권의료종사자 및 보건식품처방사와 같은 전문직자격을 원하는 사람들에게 도움이 되고자 한다.

2010년 4월

저자   드림

✤ Introduction to Health Foodtherapy

Chapter 3. 생활습관병과 보건식이

Chapter 4. 보건식품과 영양보충제

<참고문헌>

| 이 책의 구성 |

본서는 보건식의(保健食醫)와 자연요법 및 민간요법과 생활습관병의 보건식품 과의 관계 및 보건식품과 영영보충제처방에 관련된 전문적인 지식 들을 체계 적이고 종합적으로 다루었다.

* 본서는 각종 생활습관병의 식의(食醫)요법에 대해서 상세히 다루어 보건식 품처방과 실무에 필요한 학습과 자료로서 널리 이용될 수 있도록 배려하였다.

* 초보자에서부터 실무종사자에 이르기까지 보건식품처방에 필요로 하는 각종 식품과 관련 자연요법 및 약차(藥茶), 약술, 약죽 등 각종 민간요법에 관한 지 식 등을 폭넓게 수록하여 식의(食醫)요법과 보건식품처방 업무에 활용되도록 하였다.

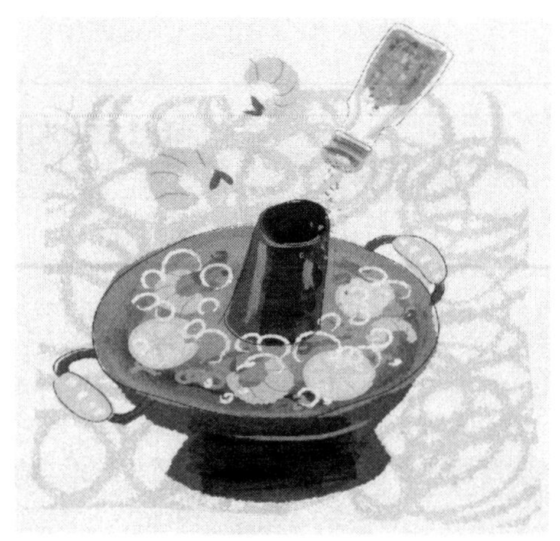

01

보건식의 자연요법

✤ Introduction to Health Foodtherapy

『 현대인의 건강에 식품이 미치는 영향은 매우 크다. 현대인의 건강을 위협하는 요소들은 산업사회의 과다한 경쟁에서 오는 스트레스의 축적과 환경오염, 흡연, 운동량의 감소 및 잘못된 식생활이다. 인체는 항상성(恒常性)을 추구하며 노폐물, 체내에 침입한 독소, 유해물질들을 제거하고 비정상적인 세포를 복구한다. 인체의 저항력과 자연치유력을 유지하기 위해서는 필요한 영양소를 적절하게 공급하여야만 세포가 정상적으로 재생되어 건강을 지킬 수가 있다. 고대로부터 음식으로 질병을 치유하는 식의(食醫)요법은 역사적으로 오랜 전통을 지니고 있으며, 특히 현대인의 생활습관병인 각종 성인병과 암을 예방 치유하는 가장 효과적인 수단이다.』

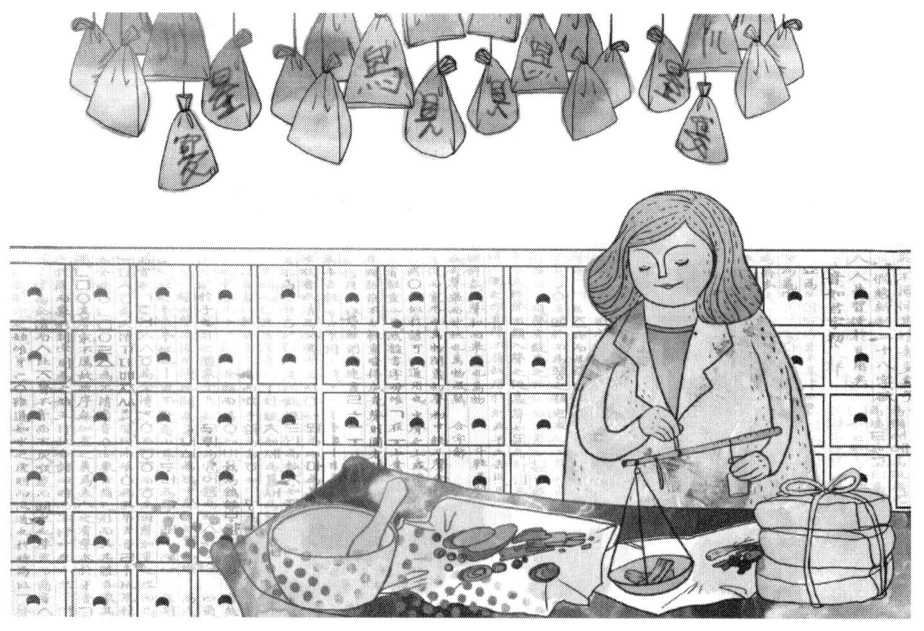

제1장

보건식의 자연요법

제1절 보건식의와 자연요법 개요

현대사회는 인스턴트화, 음식산업화를 초래함으로써 전통음식문화들이 사라진 가운데 식원병(食源病)이 급증하므로 잘못된 음식섭취로 잃어버린 참 건강을 회복하자는 건강의 새로운 패러다임 즉, 보건식의(保健食醫)와 같은 자연요법의 필요성이 널리 확산되고 있다. 음식은 치료 작용을 하므로 만성병은 음식물로 약을 대신하여 자연 치료하는 것이 고통과 부작용을 최소화 하는 최선의 길이다. 고대 그리스의 의성(醫聖) 히포크라테스도 섭생법을 강조하였으며 **"음식으로 고치지 못하는 병은 약으로도 고칠 수 없다."** 라고 하였다. 최초의 의학서인 황제내경과 중국의 명의 편작(扁鵲)이나, 그리스의 히포크라테스는 "의(醫)와 식(食)은 동원(同源)이다", "음식은 곧 곡약(穀藥)이다", 혹은 "음식은 진양약(眞良藥)이다"라고 하여 음식의 중요성을 강조해 왔다. 음식으로 치유하는 식의(食醫)요법은 오랜 전통을 지니고 있으며 오늘날 현대인의 생활습관병인 각종 성인병과 암을 예방 치유하는 가장 효과적인 수단이지만 누구나 중요성을 알면서도 편식이나 과식, 폭음, 폭식과 몸에 맞지 않은 음식을 장기간 섭취하는 등의 잘못된 식습관을 가진 경우가 많다.

보건식의 처방은 인체에 영양소를 공급하는 식품으로 건강을 유지하고 다스릴 수 있다는 의미이며, 음식치유(Foodtherapy)는 에너지테라피(Energetherapy)의 한 커다란 영역이다. 인간은 음식물을 섭취하여 그 에너지로 일상생활을 영위하며 적절한 식사를 하지 못하면 건강상에 커다란 문제가 발생한다는 점을 이해하면 음식이 곧 치유이고 생명이라는 사실을 알 수 있다. 음식섭취의 중요성에 대한 로시네 치르카(Rocine Circa)의 "우리가 음식을 잘못 섭취하면 우리를 치료할 의사가 없고 우리가 올바르게 섭취하면 의사가 필요치 않다." 는 말처럼 보건식품처방과 같은 푸드테라피는 건강유지에 큰 힘을 지닌다. 노벨상 수상자인 라이너스 폴링박사를 비롯한 많은 학자들은 20세기 생활양식이 초래한 현대인의 건강문제를 해결하는데 있어서 건강식품 즉, 보건식품이 큰 역할을 한다고 강조하고 있으며 현재 선진 각국에서도 건강식품과 영양보충제의 시장은 급속히 확대되고 있는 실정이다.

고대로부터 음식으로 질병을 치유하는 식의(食醫)요법은 오랜 전통을 지니고 있지만 오늘날 현대인의 생활습관병인 각종 성인병과 암을 예방 치유하는 가장 효과적인 수단으로 인정된다. 하지만 누구나 중요성을 알면서도 편식이나 과식, 폭음, 폭식과 몸에 맞지 않은 음식을 장기간 섭취하는 등의 잘못된 식습관을 가진 경우가 더 흔한 듯하다.

「藥食同源」, 「醫食同源」의 사상 하에서 음식은 약의 힘을 빌리고, 약은 음식의 힘을 돕는다고 하는 것처럼 상승작용을 일으켜, 상호간에 보다 좋은 점을 잘 도입하여 영양과 치료, 그리고 강장(剛腸)의 작용을 발휘시키고 있다. 동양전통약초는 자연계의 식물은 물론, 동물, 광물을 원료로 한 약초(藥草)를 두 가지 이상 조합하여 만든 약을 말한다. 전통의학에서는 병의 원인 뿐만이 아니라 환자의 체질이나 전체적인 몸 상태의 "證(증)"을 잘 분석하고 논의하여 진단한 결과에 근거하여 환자에게 알맞도록 처방하여 왔으며 경험적으로 그 효과에 대해서는 이미 잘 알고 있다.

전통요법을 비롯한 자연요법은 기본적으로 인간이 스스로 가지고 있는「자연치유력」을 높이고, 이를 돕는 일을 하며, 병의 원인이 되고 있는 불필요한 요인을 제거하고, 부족한 것을 보충하여 병을 자연치유할 수 있는 힘을 길러준다. 또한 몸 전체의 균형을 정상적인 상태로 되돌려서 항상성을 회복하도록 함으로써 건강을 유지할 수 있도록 하는 것이 보건식의요법의 기본 원리라고 할 수 있다. 또한 서구화된 식생활로 인해 균형이 무너진 영양상태의 개선과 각종 만성질환을 예방하거나 치유하는데 큰 힘을 발휘 할 수 있을 것이다. 최근 독일을 비롯한 서구(西歐)에서도 파이토케미컬과 파이토테라피(植物療法, Phytothrapy)가 주목받고 있으며 많은 식물요법사(植物療法師, Phytotherapist)들이 활동 하고 있다. 국내에서도 최근 각종 식물영양소에 대한 효과가 알려지면서 각종 식이섭생법, 녹즙요법, 자연식품을 이용한 정화요법, 약차요법 등이 널리 활용되고 각광을 받고 있다.

1. 효과적인 녹즙요법 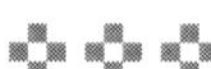

　면역력(免役力)과 생체리듬을 깨워 주는데 굉장한 효과를 가져다주는 자연요
법이 바로 녹즙요법(綠汁療法)이다. 음용(飮用)할 시에는 녹즙에다 발효 효소
액을 20 :1 비율로 하여 섭취하면 효과가 더 좋다.

면역력·저항력을 높여 주는 당근

설사·변비를 멎게 하는 당근+파인애플

변비가 심할 때 당근+요구르트

노폐물을 제거시켜 주는 오이

여성들의 여름 음료 오이+토마토

순환기장애 예방에 오이+당근+비트

☑ 오이생즙

재료 ; 오이는 너무 어려도 안 되고 너무 늙어도 안 되며 중질로 선택한다.

만드는 법 ; 오이꼭지를 떼고 물에 세척한 후 대강 잘라서 믹서를 사용하여
　　　　　 즙을 낸다.

마시는 법 ; 아침 식전 한 컵(냄새가 비위에 걸리는 사람은 감귤 즙을 배합 하
　　　　　 여　마시면 좋다.)

효능 ; 해열, 피부자양, 부종, 신장기능이 약한 사람에 효과가 있다.

심장병 예방 및 소화가 잘 되게 하는 토마토

면역력을 강화시키는 토마토+감자

숙취로 인한 갈증 해소에 토마토+수박

☑ 토마토생즙

재료 ; 잘 익은 붉은 토마토 400g.

만드는 법 ; 토마토 꼭지를 떼고 물에 세척한 후 껍질까지 믹서를 사용하여
　　　　　　즙을 낸다.

마시는 법 ; 아침 식전에 한 컵 마시되 미리 만들어 놓으면 성분이 분리되므로
　　　　　　즉시 마시는 것이 좋다.)

효능 ; 정혈, 동맥경화, 간장병, 고혈압, 육식이나 산성식품을 많이 섭취하는
　　　　사람에 효과가 있다.

신경을 안정시켜 주는 셀러리

뇌신경을 활성화시키는 셀러리+당근

불면증일 때 셀러리+브랜디

암 예방 효과 뛰어난 브로콜리

암과 성인병을 막아 주는 브로콜리+토마토

면역력을 강화시키는 브로콜리+양배추

☑ **양배추생즙**

재료 ; 양배추 1500g. 당근 150g, 벌꿀 또는 레몬즙 한 스푼

만드는 법 ; 양배추 겉잎과 당근을 세척한 후 믹서를 사용하여 즙을 낸다.

마시는 법 ; 아침 식전에 한 컵 마시되 벌꿀 또는 레몬을 첨가해서 마신다.

효능 ; 빈혈, 위궤양, 위장장애, 당뇨병, 주근깨, 여드름, 피부병

비타민 복합체 피망

면역기능을 강화시켜 주는 피망+요구르트

스트레스 많은 중년 남성에게 피망+토마토

종합 비타민 케일/만병통치약 알로에/자양 강장 효과 뛰어난 부추/피를 맑게 하는 미나리/혈압을 내려 주는 감자/천연 자양 강장제 마/스태미나를 좋게 하는 마늘/신진대사를 활발하게 하는 양파

☑ **양파 생즙**

재료 ; 양파 400g

만드는 법 ; 신선한 양파를 적당히 썬 다음 믹서를 이용하여 즙을 낸다.

마시는 법 ; 아침 식전 한 컵을 마신다. 감귤즙이나 사과즙을 혼합하여 마셔도
좋다.

효능 ; 신경통, 불면증, 류머티즘, 코나 목병에 효과가 있고 조혈제작용

조혈 작용을 돕는 시금치

설사·변비가 잦다면 시금치+바나나

영양의 균형 이룬 시금치+두유

☑ 시금치생즙

재료 ; 시금치는 녹색이 분명하고 뿌리부분이 깨끗한 것을 고른다.

만드는 법 ; 시금치 500g을 깨끗이 씻어 믹서를 사용하여 즙을 낸다.

마시는 법 ; 아침 식전 한 컵을 마시되 당근 또는 사과즙을 조금 배합하여
　　　　　　마시면 좋다.)

효능 ;　통풍, 위장장애, 변비, 냉증, 거친 피부에 효과(알레르기 체질은 복용에
　　　　주의한다.)

부기를 가라앉혀 주는 호박

회복기 환자의 영양 공급에 호박+우유

활성산소 억제에 호박+당근

코피를 멎게 하는 연근

변비·설사를 멎게 하는 연근+당근

계속되는 기침에 연근+배

위를 튼튼하게 해주는 무

속이 더부룩하고 위가 쓰릴 때 무+양배추

장 속 노폐물을 청소해 주는 무+연근

☑ **무 생즙**

재료 ; 껍질이 푸른빛을 띠지 않는 단품종으로 긴 것보다는 통통한 것을
　　　고른다.

만드는 법 ; 무를 깨끗이 씻어 적당히 썬 다음 믹서를 사용하여 즙을 낸다.

마시는 법 ; 무즙에 물을 3;1로 섞은 다음 아침 식전 한 컵을 마신다.

효능 ; 설사, 각기병, 토사, 복통, 기침

뚱뚱해서 열 많은 사람에게 좋은 생 칡/대장암을 예방해 주는 고구마/당뇨
로 갈증이 날 때 완두콩/고혈압을 막아 주는 아스파라거스/불면증에 효과
적인 상추/신경과 혈압을 안정시켜 주는 쑥갓/위궤양을 개선시켜 주는 양
배추/감기 예방 효과가 좋은 배추

☑ **배생즙**

재료 ; 배500g(껍질이 얇고 단맛이 많은 것.) 당근150g, 사과 150g

만드는 법 ; 껍질을 벗기고 속의 씨를 도려 낸 후 사과와 당근을 깨끗이 씻은
　　　　　다음 믹서를 사용하여 즙을 낸다.

마시는 법 ; 아침 식전 한 컵을 마신다.

효능 ; 기침, 천식, 소화촉진, 빈혈, 백일해, 소갈

☑ 연근 생즙

재료 ; 죽 뻗고 색깔이 고운 것500g(자른 자리가 검거나 구멍이 작은 것은

　　　좋지 않다,

만드는 법 ; 연근을 깨끗이 씻은 다음 믹서를 사용하여 즙을 낸다.

마시는 법 ; 아침 식전 한 컵을 마신다.(벌꿀이나 레몬을 첨가한다.)

효능 ; 피로, 원기부족, 신경통, 류머티즘

☑ 배추생즙

재료 ; 신선한 푸른 겉잎 배추 400g.

만드는 법 ; 배추 겉잎을 물에 세척한 후 믹서를 사용하여 즙을 낸다.

마시는 법 ; 아침 식전에 한 컵 마시되사과즙을 적당히 혼합하면 좋다.

효능 ; 변비. 갈증과 주갈을 푸는데 좋다.

천연 피로 회복제 레몬

감기에 즉효 레몬+생강

피로 회복 효과 뛰어난 레몬+사과

☑ 생강생즙

재료 ; 생강100g., 양배추100g, 당근150g, 사과150g

만드는 법 ; 생강은 껍질을 긁어버리고 타 재료와 함께 씻은 후 믹서를

　　　　사용하여 즙을 낸다.

마시는 법 ; 아침 식전에 한 컵 마시되사과즙을 적당히 혼합하면 좋다.

효능 ; 변비. 갈증과 주갈을 푸는데 좋다.

몸의 저항력을 길러 주는 매실

신진대사를 촉진시키는 매실+사과

땀을 많이 흘렸을 때 매실 레모네이드

탁월한 소화 촉진제 파인애플

매끄러운 피부를 가꿔 주는 파인애플+파파야

몸과 마음을 편안하게 해주는 파인애플 셰이크

비타민 생 주스 오렌지/성인병 예방에 좋은 키위/피로 회복에 좋은 포도

/멜라닌 색소를 막아 주는 딸기

체액의 염도를 줄여 주는 멜론

고혈압 예방 효과가 2배 멜론+키위

변비 탈출 멜론+요구르트

한 개만 먹어도 속이 든든 바나나

과민성 대장증상 개선 바나나+파인애플

위장 기능을 좋게 하는 바나나+요구르트 셰이크

장을 튼튼하게 해주는 사과

신진대사를 좋게 하는 사과+포도

변비 예방에 좋은 사과+요구르트

☑ 사과생즙

재료 ; 알이 그리 굵지 않고 단맛이 있는 사과 선택한다.

만드는 법 ; 물에 세척한 후 사과의 꼭지를 떼고 적당히 잘라서 믹서를 사용하여 즙을 낸다.

마시는 법 ; 아침 식전 한 컵 마시되 당근 즙을 약간 배합하여 마시면 좋다.

효능 ; 소화촉진, 급성장염, 고혈압, 변비, 두통, 병후 회복기인 사람에 효과

☑ 모과생즙

재료 ; 잘 익은 과육 400g

만드는 법 ; 모과의 껍질을 벗기고 과육만 믹서를 사용하여 즙을 낸다.

마시는 법 ; 아침 식전 한 컵을 마신다.

효능 ; 설사, 각기병, 토사, 복통, 기침

기침·가래가 오래 갈 때 배/몸에 부기가 있을 때 수박/멜라닌 생성을 억제시키는 귤/숙취 해소에 좋은 감/피부를 곱게 가꿔 주는 복숭아/가래와 천식을 진정시키는 살구/피부미용에 그만 망고/몸에 활력을 주는 자두/전립선 치료에 효과적인 파파야/젊음을 유지시켜 주는 아보카도

☑ 수박생즙

재료 ; 수박 꼭지가 마른 것은 피하고 속살이 꽉 찬 것을 고른다.

만드는 법 ; 속살을 긁어내 삼베 헝겊에 짜면 된다.

마시는 법 ; 수박 생즙에다 딸기나 사과 생즙을 3/1 타서 마시면 효과가 좋다.

효능 ; 이뇨제

불포화지방산 풍부한 검은콩두유/원기 회복에 수삼냉두유/씨눈의 영양이 살아 있는 현미우유/활력 충전 현미인삼드링크/예민한 사람에게 좋은 대추우유드링크/갈증이 심할 때 배즙대추냉차/고소하게 즐기는 미숫가루/건강을 지키는 아침 대용식 냉선식차/미네랄 풍부한 곡물 음료 시리얼 우유/고단백 영양 음료 바나나 두유

2. 녹즙의 복용 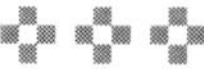

2-1. 녹즙의 장점

녹즙은 인체가 영양소를 흡수하기 좋도록 생야채에서 섬유소를 완전히 제거한 즙이며 야채에 열을 가하거나 특별한 조리를 하지 않기 때문에 많은 양의 비타민, 미네랄, 칼슘 등을 농축해 섭취할 수 있는 장점이 있다. 녹즙을 꾸준히 복용하면 잘못된 식생활로 인해 쇠약해진 체질을 개선하고 정상화하는데 큰 도움이 되고 인체의 전반적인 면역기능을 향상시켜 암, 고혈압, 당뇨병과 같은 성인병의 예방에 도움이 되며 비만과 스트레스 해소, 피부미용에도 효과가 있다. 녹즙에 있는 엽록소는 헤모글로빈 성분과 유사해 피를 맑게 하고 면역기능을 강화해 암과 성인병의 발생을 억제한다.

2-1. 녹즙의 복용법

녹황색채소를 그냥 먹으면 체내 흡수율이 17%에 불과하고 소화에 3시간 이상 걸린다. 반면 녹즙의 체내 흡수율은 67%나 되며 15분 정도면 소화가 된다. 좋은 녹즙을 만들려면 제철에 나는 신선한 무농약 야채를 골라야 한다. 녹즙은 마시는 방법에 따라 효과 면에서 큰 차이가 있다. 식전 공복 상태에서 즉시 마셔야 하며 물에 섞거나 냉장고에 보관하는 것은 금물이다. 녹즙에 있는 비타민이나 미네랄성분은 산소에 노출되는 시간이 길수록 많이 파괴되므로 즉시 마시는 게 좋다. 녹즙의 하루 섭취량은 대체로 500~800cc가 적당하며 특별한 치료목적이 아니라면 당근과 케일 70~80% 정도에 신선초, 양상추, 민들레, 아스파라거스, 쑥갓 등을 20~30% 섞는 게 좋으며 야채만 넣으면 입맛이 텁텁한 경우엔 과일을 섞어 만드는 것도 좋은 음용법이다.

✓ 주의사항

녹즙은 간염·간경변 등 만성간질환을 앓는 사람은 특히 녹즙복용에 주의를 요한다. 간이 나쁜 사람이 녹즙을 과용해 간기능 수치가 급증하는 경우도 발견된다. 또한 야채 속에 많이 들어있는 칼륨성분은 콩팥에 적지 않은 부담을 주므로 신부전증환자도 녹즙 복용에 특히 신중을 기해야 한다. 몸이 냉한 사람이 녹즙을 마시면 소화장애가 오기 쉬우므로 녹즙을 입안에 머금었다가 천천히 침액을 섞은 후에 마시는 게 좋다.

제2절   자연식품 정화요법

현대인은 각종 공해와 유해한 환경에 노출되어 있고 대량생산과정과 유통으로 만든 가공식품의 심각한 피해로 인해 해독의 중요성이 점차 대두되고 있다. 최근에는 일반적으로 해독요법으로 잘 알려진 단식과 함께 자연 식품을 먹는 체계적인 정화 프로그램들이 속속 개발되고 있다.

1. 정화요법에 유익한 자연식품   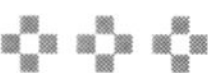

1-1. 제독을 위한 정화요법

우리 몸은 일 년에 한두 번 정도 일상적인 식습관에서 벗어나 몸의 기능을 재충전하는 정화과정을 필요로 한다. 정화의 목적은 몸에 축적되어 있는 독소를 제거하고 세포를 성장시켜 몸의 자연적인 재생 능력을 높이기 위한 제독이 주목적이라고 할 수 있다. 제독을 위한정화요법의 시행 시기는 계절이 바뀌는 때에 시작하는 것이 이상적이다. 정화 기간 중에는 배출되는 독소가 혈류 속을 돌아다녀 피부발진, 두통, 피로 등의 정화반응이 나타나는데 심할 경우에는 포기하지 말고 채소를 더 많이 섭취하는 것이 좋다. 다음은 내 몸을 아기의 몸처럼 깨끗하고 맑게 만드는 정화 요법으로 알려진 영양학자 소피아 샤츠 박사가 제안한 독소 빼는 3단계 정화요법과 단계별 추천 요리들이다.

1-2. 정화에 유익한 식품 리스트

☑ 채소

채소는 몸의 독소를 빼는데 가장 중요한 역할을 한다. 채소는 녹말이 함유되지 않은 것이나, 녹말 함유가 적은 것, 녹말이 함유된 것으로 나뉘는데 보통 여러 가지 채소를 함께 섞어 먹는 것이 좋다.

☑ 과일

채소와 함께 몸의 독소를 배출한다. 가장 쉽고 빠르게 소화되므로 단백질, 곡물, 채소와 함께 먹지 않는 게 좋다.

☑ 곡물

정화 기간 중 에너지원이 되는 식품이다. 곡물은 단백질이나 녹말이 함유된 채소와 함께 먹지 않는 게 좋다. 또 한 끼 식사에서 가급적 밀과 쌀을 섞어 먹지 말아야 한다.

☑ 단백질

세포의 재생능력을 높이는 역할을 한다. 단백질은 단독으로 섭취하거나 녹말 함유 여부와도 관계없이 모든 채소와 함께 먹을 수 있다. 단, 한 끼 식사에는 가능한 한 가지 단백질만 섭취하는 것이 바람직하다.

☑ 녹즙

녹즙은 간에 축적된 독소를 빼주는 역할 등을 한다.

☑ 비피더스 요구르트

소화기관에 건강한 박테리아를 증진시키는 비피더스균이 장을 깨끗하게 한다. 유산균이 위산에 죽지 않고 내장으로 살아가도록 캡슐형 제품이 좋다.

☑ 올리브유

일반적으로 정화는 몸을 차갑게 만드는데 소화가 잘 되려면 내장의 열을 유지해야 한다. 따라서 내장을 따뜻하게 하는 기름을 소량 섭취하는 것이 좋다.

☑ 따뜻한 물

정화 기간 중에는 최대한 음식을 잘 소화시키고 영양분을 잘 흡수해야 하는데 이 활동들은 모두 소화기관이 따뜻해야 잘 이루어진다. 따라서 정화할 때는 여름에도 반드시 따뜻한 차나 물을 마셔야 하며 찬물은 금한다.

2. 정화요법의 단계 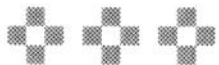

2-1. 정화 준비 기간 - 1~2주

정화에 대비하도록 우리 몸을 준비시키는 과정인 동시에 정화 과정에서 갑자기 혈류 속으로 방출될지도 모르는 독소에 우리 몸을 적응시키는 과정. 이 기간에는 가공 식품, 정제된 밀가루 제품, 설탕, 붉은 고기, 우유, 커피, 탄산음료 등 독성을 유발하는 식품을 먹지 않거나 최대한 그 양을 줄이는 것이 필요하다.

● 준비기간

| 아침식사 |

신선한 채소 주스 또는 포도 주스를 마시면서 하루를 가볍게 시작한다. 주스를 마신 뒤 20분 동안은 휴식을 취하면서 어떤 식품이 현재 자신에게 가장 좋을지 생각한다. 그런 다음에 제철 과일이나 요구르트, 따뜻한 우유를 넣은 시리얼, 달걀을 먹는다.

| 점심식사 |

싱싱한 채소 요리, 수프에 단백질(두부, 생선, 닭고기, 콩) 또는 잡곡밥을 곁들여 먹는다.

ㅣ 저녁식사 ㅣ

점심과 비슷하게 싱싱한 채소요리, 영양가 있는 수프, 볶은 채소를 많이 먹고 단백질 또는 잡곡밥을 곁들인다.

ㅣ 간식 ㅣ

조리한 채소 또는 생 채소, 다양한 견과류, 쌀로 빚은 떡, 요구르트, 생과일 또는 말린 과일 등을 먹는다.

ㅣ 수분 ㅣ

허브차나 생수를 따뜻하게 데워 하루에 8잔 ~10잔을 마신다.

2-2. 정화 1단계 - 채소와 과일 주간(2~7일)

소화가 잘 되고 배설을 돕는 채소와 과일을 섭취함으로써 독성물질, 박테리아 등 몸에 나쁜 찌꺼기들을 체외로 배출한다. 특히 엽록소가 많은 채소, 뿌리 채소, 해초 등이 필수 식품이다. 단, 채소는 맘껏 먹어도 되지만 과일은 하루에 섭취하는 음식양의 20% 정도로 제한해야 한다.

● 첫째 단계(1 Step Schedule)

ㅣ 기상 후 ㅣ

물을 약 230g정도 마셔 대장을 청소하고 비피더스 요구르트를 먹은 다음 다시 약 230g의 물이나 신선한 채소주스를 마신다.

ㅣ 아침식사 ㅣ

아침에는 살짝 익힌 채소나 과일을 가볍게 먹고 녹즙을 한잔 마신다.

ㅣ 점심& 저녁식사 ㅣ

채소 수프, 싱싱한 샐러드와 여러 가지 채소 요리를 먹는다. 채소는 생으로 먹거나 쪄서먹을 수도 있고, 살짝 튀기거나 굽거나 또는 볶아서 먹을 수도 있다. 여기에 녹즙 한잔을 곁들인다.

| 간식 |

조리한 채소나 생채소, 해초, 신선한 과일 또는 말린 과일을 먹고, 경우에 따라서는
쌀로 빚은 떡을 먹는다.

| 수분 |

허브차, 생수 등을 약간 뜨겁거나 미지근한 상태로 하루에 8~10잔씩 마신다.

▷ 표고버섯 맑은 수프

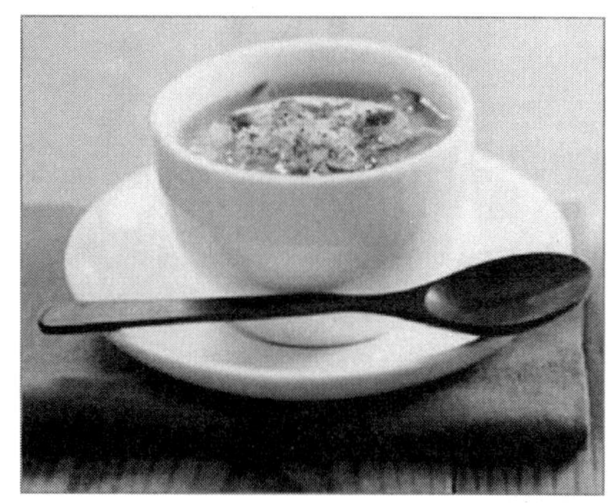

● 재료

표고버섯 10개, 양파 1개, 미역가루 2 작은술, 레몬즙 2 작은술, 엑스트라 버진
올리브유 1 작은술, 소금 1/2 작은술, 후춧가루 약간, 물 4컵

● 만드는 법

1. 표고버섯은 기둥을 자른 뒤 얇게 저며 썰고 양파는 잘게 다진다.

2. 미역가루는 마른 미역을 면보로 닦아 불순물을 없앤 뒤 작게 잘라 분쇄기에
   넣고 곱게 갈아 만든다.

3. 냄비에 올리브유를 두르고 중불에서 달군 뒤 양파와 표고버섯을 넣어 살짝
   볶다가 소금으로 간한다.

4. ③에 끓는 물을 붓고 중불에서 5분간 끓이다가 불을 끄고 레몬즙, 미역가루,
   후춧가루를 넣는다.

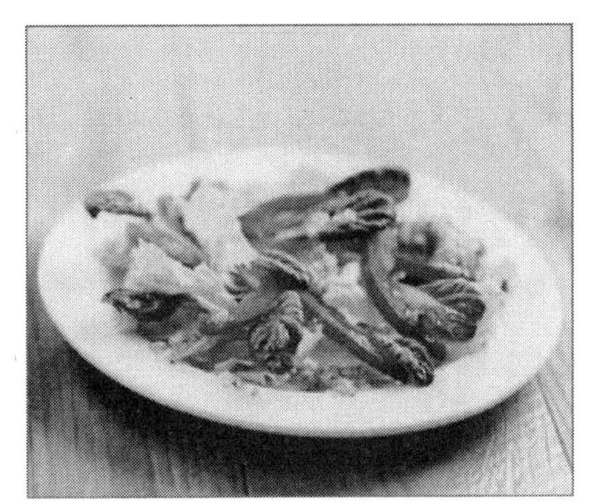

▷ 비타민 무즙샐러드

● 재료

비타민 150g, 붉은 피망 1개, 양상추 5장, 무즙 드레싱(무 간 것 1/4컵, 레몬즙 1/2컵, 엑스트라버진 올리브유 2 작은술, 미역가루 1/2 작은술, 소금 1/4 작은술)

● 만드는 법

1. 비타민은 깨끗이 씻은 뒤 꼭지를 잘라내고 잎이 넓은 것은 2~3번 작게 자른다.

2. 붉은 피망은 반 갈라 씨 부분을 제거하고 0.2cm 두께로 채 썬다.

3. 양상추는 깨끗이 씻은 뒤 한입크기로 작게 뜯는다.

4. 준비한 야채는 찬물에 담갔다가 싱싱해지면 건져 물기를 제거한다.

5. 무는 껍질을 벗기고 강판에 간 뒤 레몬즙, 엑스트라 버진 올리브유, 미역가루, 소금을 섞어 무즙 드레싱을 만든다.

6. 그릇에 비타민, 양상추, 피망을 담고 먹기 전에 드레싱을 뿌려 낸다.

2-3. 정화 2단계 - 곡물과 견과류 주간(2~7일)

전 단계에서 매일 섭취했던 채소와 과일은 계속 먹고 가공하지 않은 약간의 곡물과 견과류를 곁들이는 시기. 탄수화물과 단백질이 풍부한 이들 식품은 일상생활을 유지하는 데 도움을 준다. 단, 채소와 곡물, 채소와 견과류는 함께 먹어도 되지만 곡물과 견과류는 따로 섭취한다.

● 둘째 단계(2 Step Schedule)

| 기상 후 |

먼저 물 약 225g을 마셔 대장을 세척하고 비피더스 요구르트를 먹은 다음 다시 물이나 채소 주스 약 225g을 마신다.

| 아침식사 |

살짝 데친 채소나 요리한 곡물 또는 과일 그리고 녹즙을 한잔 마신다.

| 점심&저녁식사 |

곡물 또는 구운 채소, 찐 채소, 채소 수프, 신선한 샐러드를 먹고 녹즙 한잔을 마신다.

| 취침 전(선택 가능) |

물 약 225g을 마셔 대장을 세척하고 이어서 물 약 225g을 더 마신다.

| 간식 |

요리한 채소 또는 생채소, 해초, 쌀떡, 견과류, 생과일 또는 말린 과일을 먹는다.

| 수분 |

허브차, 생수 등을 뜨겁거나 미지근한 상태로 하루에 8~10잔 정도 마신다.

▷ 너트를 곁들인 브로콜리

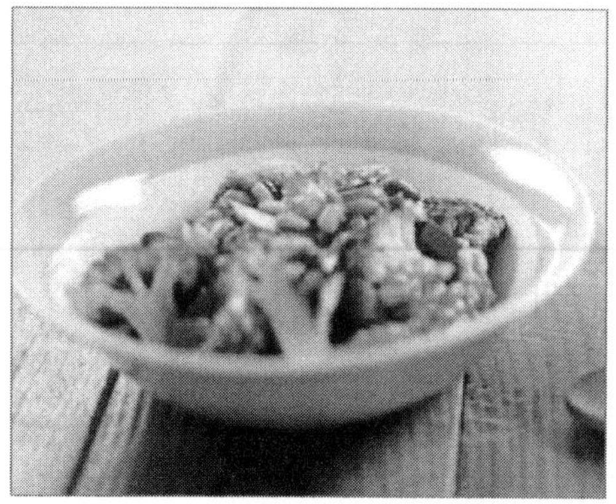

● 재료

브로콜리 200g, 붉은 피망 1/2개, 호두 1/2컵, 잣·슬라이스 아몬드 2큰술씩, 올리브유 약간, 마늘 드레싱(다진 마늘·엑스트라 버진 올리브기름 2작은술씩, 레몬 즙 1/2컵, 소금·후춧가루 약간씩)

● 만드는 법

1. 브로콜리는 긴대를 자르고 4cm길이로 먹기 좋게 자른다.

2. 붉은 피망은 씨 부분을 제거하고 사방 1cm크기로 썬다.

3. 찜통에 물을 조금 부어 끓인 뒤 불을 줄이고 브로콜리를 넣어 3~5분간 찐다. 색이 변하기 전에 꺼내어 차게 식힌다.

4. 팬에 올리브유를 두르고 호두를 넣어 중간불에서 볶는다. 호두가 색이 노르스름해지면 잣을 넣고 볶은 뒤 그릇에 쏟아 식힌다.

5. 볼에 분량의 재료를 넣고 잘 섞어 마늘 드레싱을 만든다.

6. 그릇에 브로콜리, 붉은 피망, 호두, 잣, 슬라이스 아몬드를 담고 먹기 전에 드레싱을 뿌려 낸다.

▷ 버섯을 곁들인 현미밥

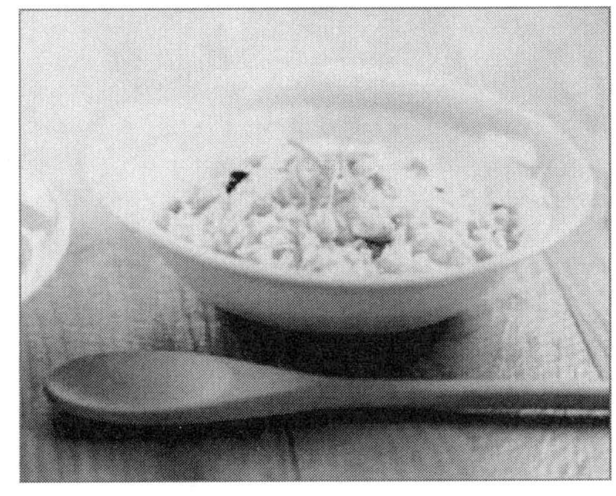

● 재료

현미 1컵, 표고버섯 5개, 완두콩 1/2컵, 대파 5cm길이 1쪽, 마늘 2개, 생강 1/2개,

물 2와 3/4컵, 엑스트라 버진 올리브유 1 작은술, 맛술 2 큰술, 소금·후춧가루 약간 씩을 준비한다.

● 만드는 법

1. 현미는 물에 씻은 뒤 체에 건져 놓는다.

2. 표고버섯은 기둥을 잘라내고 사방 0.5cm 크기로 썬다.

3. 완두콩은 끓는 소금물에 반 정도 익도록 데친 뒤 체에 건진다.

4. 대파, 마늘, 생강은 얇게 채 썬다.

5. 냄비에 현미와 물 2와1/2컵을 넣고 뚜껑을 연 채로 중불에서 끓인다. 보글 보글 끓으면 불을 약하게 줄이고 뚜껑을 덮어 40분간 익힌 뒤 불을 끄고 5분간 뜸을 들인다.

6. 다른 냄비에 올리브유를 두르고 마늘채, 생강채, 표고버섯을 넣어 볶다가 맛술을 붓고 뚜껑을 덮어 3분 정도 익힌다. 여기에 대파채를 넣고 뚜껑을 덮은 채로 2분간 더 조리한다.

7. 익힌 현미, 완두콩, 물 1/4컵을 넣고 소금, 후춧가루로 간을 맞춘 뒤 국물이 거의 없어질 때까지 천천히 젓는다.

2-4. 정화 3단계 - 단백질 주간(2~7일)

전 단계 식단에 단백질을 추가하면 보다 영양이 풍부한 식단이 된다. 마지막 3단계는 일상적인 식단과 비슷하므로 몸에 무리가 느껴지지 않는다면 원하는 만큼 지속해도 좋다. 단, 단백질을 채소와 함께 먹는 것은 좋지만, 곡물과 견과류와는 같이 섭취하지 않는다.

● 셋째 단계 (3 Step Schedule)

| 기상 후 |

물 약 225g을 마셔 대장을 세척하고 비피더스 요구르트를 먹은 다음 물 또는 신선한 채소 주스 약 225g을 더 마신다.

| 아침식사 |

살짝 데친 채소를 먹거나 밥을 먹는다. 또는 단백질 요리를 먹거나 과일을 먹는다. 그리고 녹즙 한잔을 마신다.

| 점심&저녁식사 |

곡물 또는 두부를 먹거나, 생선 또는 콩, 찌거나 볶은 채소를 먹는다. 그리고 채소 수프, 신선한 샐러드, 녹즙 한잔을 곁들인다.

| 취침 전(선택 가능) |

물 약 225g을 마셔 대장을 세척하고 이어서 물 약 225g을 더 마신다.

| 간식 |

조리한 채소 또는 생채소, 해초, 쌀떡, 씨, 나무 열매, 신선한 과일 또는 말린 과일을 먹는다.

| 수분 |

허브차, 물 등을 뜨겁거나 미지근한 상태로 하루에 8~10잔 마신다.

▷ 청경채를 곁들여 삶은 대구

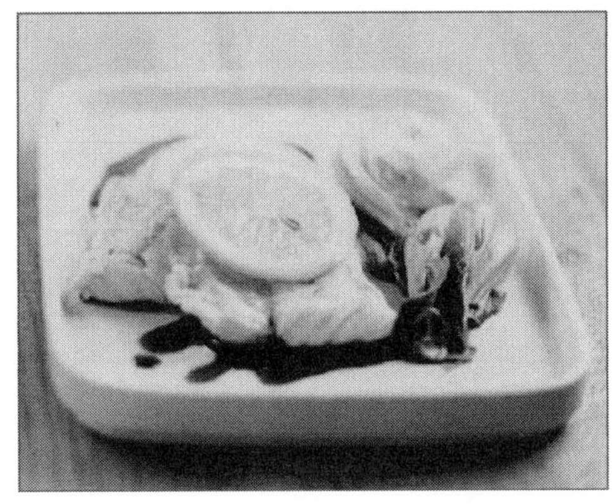

● 재료

대구살 900g, 청경채 6포기, 마늘 2개, 생강 1/2개, 대파 1/3대, 물 1컵, 레몬즙 1/4컵, 소금 약간, 스테이크 소스 2큰술, 레몬 1/4개

● 만드는 법

1. 대구살은 잔가시를 제거하고 키친타월로 물기를 없앤 뒤 소금을 살짝 뿌린다.

2. 청경채는 작은 것은 그대로, 포기가 큰 것은 2~3번 길게 가른다.

3. 마늘, 생강은 얇게 저며 썰고 대파는 어슷 썬다.

4. 냄비에 물을 붓고 마늘, 생강, 대파, 레몬즙을 넣어 팔팔 끓인다.

5. ④가 끓으면 대구살을 넣고 불을 줄인 뒤 뚜껑을 덮은 채로 7~8분정도 익힌다.

6. ⑤의 대구살 위에 청경채를 올린 뒤 뚜껑을 덮고 1~2분간 더 익힌다.

7. 대구살과 청경채를 접시에 담고 스테이크 소스와 슬라이스한 레몬을 곁들여 낸다. 스테이크 소스 대신 간장에 맛술을 섞은 양념장을 곁들여도 좋다.

▷ 토마토소스에 조린 두부

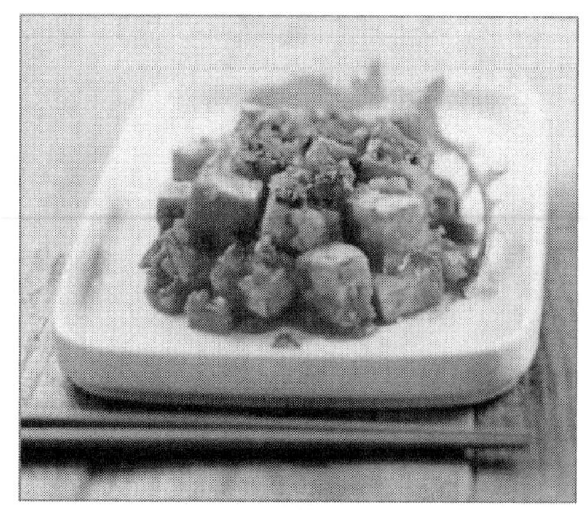

● 재료

두부 1모(450g), 양파 2개, 셀러리 2줄기, 파슬리 약간, 다진 마늘 1/2 큰술, 엑스트라 버진 올리브유 3 작은술, 토마토 페이스트 1/2 컵, 다진 생강 1작은술, 현미식초 2 작은술, 소금 약간, 물 1컵

● 만드는 법

1. 두부는 1.3cm 폭으로 썰어 면보로 물기를 없앤 뒤 1.3cm 크기로 깍둑썰기한다.

2. 양파는 잘게 다지고 셀러리는 겉의 얇은 막을 벗긴 뒤 잘게 다진다. 파슬리는 잎만 곱게 다진다.

3. 팬에 올리브유 2 작은술을 두르고 ①의 두부를 넣어 중불에서 노릇노릇하게 익힌 뒤 그릇에 쏟아둔다.

4. 팬에 다시 올리브유 1작은술을 두르고 양파, 셀러리, 다진 마늘을 넣어 5분간 볶다가 토마토 페이스트, 다진 생강, 현미식초, 소금, 물을 넣어 끓인다.

5. ④에 익힌 두부를 넣고 소스가 반으로 줄어들 때까지 조린 뒤 접시에 담고 다진 파슬리를 뿌려낸다

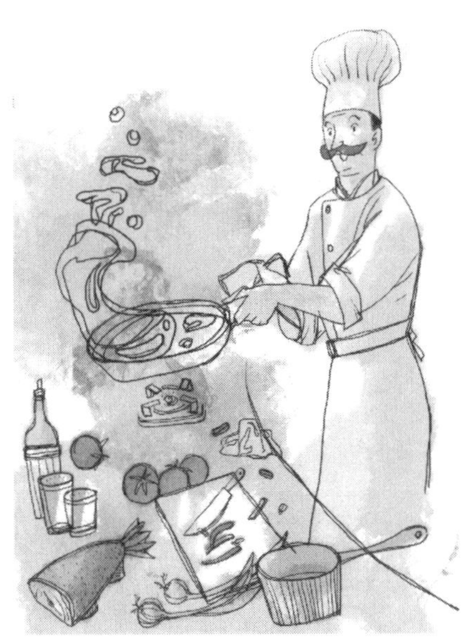

제3절 약용식물차 응용

단방으로도 좋은 약용차가 많다. 각자 체질과 응용방법에 따라 효과를 볼 수 있는 다양한 차를 만들 수 있다. 종류에 따라서는 찌고 덖어 주어야 하는 차가 더러 있는데 뽕잎차, 감잎차, 국화차, 모과차 등이 바로 그것이다.

1. 피부미용에 좋은 감잎   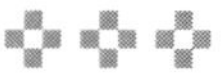

<東醫寶鑑, 동의보감>에서는 감나무의 멋을 일곱 가지로 나누어 서술하고 있다. 수명이 길고, 잎이 무성하며, 까마귀가 집을 짓지 않고, 벌레가 먹지 않으며, 단풍이 들면 보고 즐길만하고, 과일이 보기 좋고, 낙엽이 진 뒤 감만 주렁주렁 매달려 크게 자라니 멋지다는 것이다. 우리나라에서도 폭 넓게 재배되고 있는 감은 옛날부터 건강에 아주 좋은 과일이라고 알려져 왔다.
<동의보감>에서는 '홍시는 맛이 달고 심장과 폐를 튼튼하게 하고 갈증을 없애며 소화기능을 좋게 하고 숙취를 풀어 준다. 곶감은 몸을 따뜻하게 하고 보하며 위와 장을 튼튼하게 하고 비위장 소화기기능을 촉진한다. 이 밖에 얼굴의 기미를 없애고 목소리를 맑게 한다'라고 하였다.

실제로 감은 위장기능을 활발하게 하고 장을 튼튼하게 하는 작용을 한다. 설사나 배탈이 났을 때 감 한 개에 우유 한 컵을 부은 뒤 꿀을 한 숟가락 넣고 감이 흐믈거릴 때까지 푹 달인 다음 마시면 잘 낫는다.

끓이는 것도 귀찮다면 감을 믹서에 간 뒤 우유 한 컵과 섞고 꿀을 타서 빈속에 마셔도 마찬가지로 좋은 효과를 얻을 수 있다. 장이 약한 사람은 곶감을 쌀가루와 함께 갈아 죽을 쑨 뒤 먹으면 좋다. 밤에 잠을 못 이루는 불면증에 시달릴 때는 곶감 세 개에 물 세 홉을 붓고 약한 불에서 20~30분 가량 끓인 다음 먹으면 신경이 안정되고 편히 잠을 잘 수 있다. 곶감은 신경을 안정시키는 작용을 하기 때문이다.

중풍을 미리 막으려면 감을 갈아 즙을 낸 뒤 같은 양의 무즙과 섞어 두고 하루 두세 번에 걸쳐 소주잔으로 한잔씩 빈속에 마시면 좋다. 특히 5~6 월경에 수확한 어린잎에는 비타민과 칼슘이 가장 많이 들어있어 태아의 골격형성이 필요한 임산부와 어린이는 음식에 넣어 먹어도 효과를 볼 수 있다.

감잎차는 녹차와는 달리 약산성이므로 많이 마셔도 장을 상하게 하거나 불면증에 걸리는 염려가 없다. 피부를 아름답게 가꾸려는 사람에게, 특히 여성의 피부미용에 효과가 있으며, 이뇨 성분이 있어 신진대사를 촉진시키고 몸에 부기를 빼주는 기능이 있어 냉장고에 넣고 음료수처럼 마셔도 좋다. 그러나 변비가 심한 사람은 감잎차 이용을 삼가는 것이 좋다. 또 감꼭지 말린 것을 묵은 생강과 함께 각 5g씩 20㎖의 물에 넣고 달여 마시면 딸꾹질이 멈춘다는 민간요법도 있다.

1. 감꼭지차

감꼭지를 말리면 시체(枾蔕)라는 한방약이 되며 기침에 매우 효과적이다.

【효능】

천식과 만성 기관기염. 딸꾹질에 좋다.

【끓이는 법】

재료-감꼭지 말린 것 3개 끓는 물 1잔

① 찻잔에 감꼭지를 넣고 끓는 물을 붓는다.

② 1~2분 정도 엑기스를 우려낸 후 건더기는 건져 내고 꿀을 타서 마신다.

2. 감잎차

감나무는 매우 유익한 과실수로서 감잎에는 많은 영양분이 들어있어 옛 조상들의 기호와 영양을 겸한 건강차로 손꼽혀 왔다.

【효능】

감잎에는 여러 영양소가 많지만 그 중에서도 비타민 C의 함유량이 100g중 100mg이나 된다. 비타민C 가 많다고 알려진 레몬의 약 20배 분량이다. 괴혈병(壞血病), 빈혈, 고혈압에 뚜렷한 효과가 있다고 한다. 특히 5~6월경에 수확한 어린잎에 비타민이 가장 많이 있으며 칼슘 또한 많아 임산부와 어린이에게 매우 효과적이다.

【재료 만드는 법】

① 5~6월경에 어린잎을 따서 깨끗이 물에 씻은 후 물기를 뺀다.

46

② 폭 5mm 정도로 얇게 썰어 천으로 만든 포대에 넣고 끈으로 입구를 묶은 후 찜통에서 몇 분간 찐다.

③ 김이 두어 번 나온 후 불을 끄고 따뜻한 기운이 남아 있을 때 포대를 손으로 잘 주무른다. 그래야 나중에 엑기스가 잘 우러나온다.

④ 포대에서 재료를 꺼내 바람이 잘 통하는 그늘에서 채반에 널어 2~3 일간 바싹 말린다.

⑤ 습기와 곰팡이를 막기 위해 방습제를 넣어 통에 보관한다.

【끓이는 법】

① 차관에 재료를 넣고 끓는 물을 붓는다.

② 5~10분 정도 엑기스를 우려낸 후 하루 1~2회 마신다.

【주의할 점】

약산성이므로 알칼리성 음료와 함께 마시지 않도록 한다.

2. 여드름치료에 좋은 쇠비름

쇠비름은 쇠비름이란 이름 뿐 만 아니라 색이나 모양에서 유래된 다른 이름들이 많다. 잎은 푸르고, 줄기는 붉고, 꽃은 노랗고, 뿌리는 희고, 씨는 검어서 다섯 가지 오행의 색을 다 갖추었다 하여 오행초(五行草)라 하며, 쇠비름 가운데 잎이 작은 것은 말의 이빨 같다하여 마치현이라고 한다. 많이 먹으면 오래 살 수 있다는 뜻으로 장명채라는 이름으로도 불린다.

지금은 쇠비름을 약재로 많이 이용하고 있지만 예전에는 식용으로도 즐겼다. 꽃이 피기 전인 7월쯤 쇠비름을 채취하여 뿌리를 다듬고 삶은 다음 물에 불려 양념해 먹거나, 데쳐서 말려 두었다가 물에 불린 다음 소금과 기름에 무쳐 먹기도 했다.

<본초비요, 本草秘要>에는 '쇠비름은 여러 종기를 다스리고 소변을 수월케 하며 갈증을 없애주고 기생충을 죽이는 작용을 한다. 쇠비름의 씨앗을 가루로 내어 물에 타 마시면 눈이 밝아지고 눈병을 치료할 수 있다'는 기록이 있다. 여름철에 채취해 뿌리를 다듬어 낸 뒤 말렸다가 달여서 약으로 쓰면 되는데 줄기나 잎은 수분이 많고 두꺼우므로 잘게 썰어서 말리는 것이 좋다.
세균성 설사에는 하루 30~60g을 달여 두고 복용하거나, 가루 내어 두고 아침, 점심, 저녁으로 5~6g씩 따뜻한 물로 복용하면 좋다.

쇠비름은 익히지 않은 생것을 짓찧어 즙을 낸 다음 복용해도 설사가 멎고 입맛이 도는 마찬가지 효과를 얻을 수 있다. 습진이나 종기에도 이런 방법으로 복용하면 잘 아문다. 삶은 줄기나 잎은 간장병, 임질, 신장병, 여드름 등을. 익히지 않은 줄기와 잎은 치질, 사마귀, 버짐 등을 치료하는 효과가 있다고 알려져 있다.

3. 몸무게를 줄여주는 뽕나무 가지　◆◆◆

　뽕나무가지를 상지라 하며 자명심이라고도 한다. 쓰이는 용도가 아주 많아 피부가 메말라 거칠어졌거나 부종이 있을 때, 소화가 잘 안되고 기침이 날 때, 소변이 원활하지 않고 눈이 침침할 때 두루 약으로 사용할 수 있다. 그런데 이

48

런 여러 증상 중에서도 특히 운동신경 마비나 비만이 있을 때 뛰어난 효과를 발휘한다.

살이 많이 쪄 몸무게가 정상보다 많이 나가는 사람은 뽕나무가지로 차를 끓여 마시면 체중 감량에 도움이 된다. 어린 뽕나무가지 20g을 얇게 썰어 찻잔에 넣은 다음 끓는 물을 붓고 우려내어 마시면 되는데 두세 달 정도는 계속 복용 해야 된다. 뽕나무 가지 차는 약효가 아주 뛰어나기 때문에 오래 복용하면 살 이 많이 쪘던 사람이라도 나중에는 야위어 보이기까지 한다.

4. 산모의 피를 맑게 해주는 잇꽃 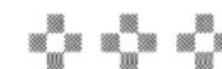

잇꽃은 여름철에 엉겅퀴를 닮은 꽃이 노랗게 피었다가 차츰 붉은 색으로 변 한다. 이 꽃을 따서 붉은 색을 내는 염료로 쓰는데 해가 없어 음식물이나 화장 품 등에 폭 넓게 이용할 수 있다.

월경이 아예 없거나 월경을 할 때 통증이 심할 때는 하루에 잇꽃 4~6g을 달여 마시면 좋다. 다른 부인병에도 마찬가지다. 잇꽃은 부인들에게 좋은 약재인데 특히 아기를 낳고 난 산모의 피를 맑게 해주고 월경을 고르게 해 주는 작용이 뛰어나다. <본초비요>에서는 잇꽃은 고여 있는 피의 원활한 순환을 도와주고 종기와 통증을 없애는 작용을 한다고 기록되어 있다.

혈액이 원활히 순환되지 않고 몸 안에 고여 협심통이나 관상동맥 순환에 이상 을 일으켰을 때는 잇꽃과 천궁을 15g씩 섞어 알약을 열두 알 빚어 두고, 하루 세 번에 걸쳐 한 번에 네 알씩 복용하면 좋다. 그런데 잇꽃을 적당히 쓰면 혈액순환을 촉진하고 조혈 작용을 도와주지만 지나치게 많이 쓰면 오히려 해가 되니 조심해야 한다.

잇꽃의 씨에서는 기름을 얻을 수 있는데 이 기름에는 콜레스테롤을 감소시키는 리놀산이 들어 있어 동맥경화를 예방하는 효과를 얻을 수 있다. 다만 리놀산을 비롯한 불포화지방산은 빛이나 열, 공기 등에 닿으면 유해물질로 변하기 쉬우므로 될 수 있는 대로 빨리 쓰는 것이 좋고 보관에도 주의를 기울여야 한다. 동물성 지방이 많은 요리에 이 기름을 넣으면 생리통이 낫고, 아기를 낳고 난 산모의 질이 빨리 수축된다.

5. 산모의 젖을 잘 돌게 하는 천화분 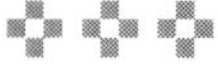

천화분은 익히지 않는 과루근(瓜蔞根)을 짓찧어 보자기로 꼭 짠 다음, 그 생즙을 말려 얻은 가루를 말한다. 가루의 색이 하얗기 때문에 백약이나 서설이라고 한다.

과루근은 하늘타리 뿌리인데 하늘타리는 황해도 이남의 산이나 들에서 자생한다. 브리오닌을 비롯하여 많은 전분과 당분을 함유하고 있으며 성질은 차고, 진액(생물체 안에서 생겨나는 액체로 생리기능이 정상으로 유지되도록 돕는다)을 보충하여 갈증을 풀어 주기 때문에 소갈증인 당뇨병에 아주 효과가 좋은 약이 된다. 당뇨병 때문에 생기는 심한 갈증에는 물론이고 합병증인 염증, 종양 등에도 가루 내어 한 번에 3~4g씩 따뜻한 물로 아침, 점심, 저녁으로 복용하면 좋다.

천화분은 고름을 없애고 기운을 북돋는 작용이 있어 각종 염증성 질환을 다스리며, 새로 생긴 몸의 여러 조직을 활성화시키는데 좋은 효과를 나타낸다. 특히 유선염(유선의 염증성 질환으로 종창, 발적이 생기고 젖 같은 혼탁액이 분비되어 나오며 몹시 아프다. 초산한 부인의 수유기에 자주 발병한다)에 효력이 대단하다.

아직 유선염까지 일으키지는 않았지만 젖이 잘 돌지 않고 젖몸살을 앓는 듯한 느낌이 들 때도 효과가 좋다. 젖이 잘 분비되도록 촉진하고 유선염을 미리 막아주기 때문이다

6. 임신이 되도록 돕는 향부자

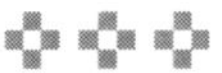

향부자(香附子)는 따뜻한 바닷가나 냇가에서 나는 여러해살이풀로서 예로부터 '부인병의 선약'으로 일컬어 온 약재다. 명성에 걸맞게 향부자는 월경을 원활하게 하고 피를 맑게 하는 작용이 뛰어나서 월경불순이나 임신을 촉진하는 약에는 향부자가 대부분 들어간다.

월경을 고르게 하는 데 향부자를 쓰려면 하루쯤 쌀뜨물에 담가 놓았다가 말린 다음 불에 볶아 사용 하는 것이 좋다.

이것을 하루에 20g 가량씩 끓여 두고 차처럼 마시면 월경이 고르게 되고 손발에 힘이 없고 저린 증상이 있는 사람에게도 약이 된다.

향부자는 날카로운 신경을 가라앉히고 허약한 체력을 보강하며 만성적인 위기능 쇠약이나 신경성 소화불량을 고치는 작용도 있다. 식욕이 떨어지는 데도

효과가 있어 밥맛이 떨어지는 여름철이나 환절기에 이용하면 좋다.

이처럼 향부자에는 신경을 안정시키고 피를 맑게 하는 효능도 있으므로 여성뿐 아니라 남성에게도 매우 좋은 약이 될 수 있다.

7. 변비 치료와 자양강장에는 호마(참깨) 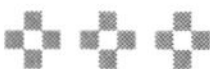

참깨는 흔히 볶아서 먹거나 기름을 짜서 요리에 사용한다. <本草綱目, 본초강목>에서는 '기름을 짜는 데는 흰 참깨가 우수하나 먹을 때는 검은 참깨를 쓰는 것이 좋다'고 기록되어 있다.

검은 참깨로 죽을 쑤어 먹으면 병으로 쇠약해진 몸을 튼튼하게 하고 정력을 강하게 하며 아기를 낳고 난 산모에게는 젖이 잘 돌게 만드는 작용이 있다.

강장제로 널리 알려진 참깨는 혈액순환을 좋게 하고 피부를 윤택하게 하며 머리카락을 검게 한다. 나이가 들면서 피부가 약해지고 메마르기 쉬운데 이때 볶은 참깨를 가루 낸 다음 먹으면 피부병에 대한 저항력이 길러지고 피부에 탄력이 생긴다. 그리고 내장의 기능을 활발히 해서 대소변을 원활히 할 뿐만 아니라 뇌를 보호하기도 한다. 그래서 한방에서는 오래전부터 참깨를 변비 치료제와 자양강장제로 써왔다.

8. 소변을 잘 보게 하는 복분자 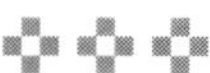

복분자는 장미과에 속하는 복분자 딸기의 덜 익은 열매를 말린 것으로, 복분자를 먹고 나서 소변을 보았는데 화분이 엎어졌다는 유래에서 엎어질 복과 화분 분자가 합쳐져서 복분자가 되었다고 전한다. 이 복분자는 신장의 기능을 보강하고 정력을 도우며, 소변을 잘 보게 하는 효능이 있다. 노인이나 몸이 허약한 사람의 정력 감퇴, 기운이 없어서 현기증이 나고 시력이 밝지 못한 증상, 소변을 보아도 시원하지 않고 자주 화장실에 가는 증상을 치료한다.

동의보감(東醫寶監)에도 "복분자는 성질은 평(平)하며 맛은 달고 시며 독이 없다. 남자의 신기(腎氣)가 허하고 정(精)이 고갈된 것과 여자가 임신되지 않는 것을 치료한다. 또한 간을 보하며 눈을 밝게 하고 기운을 도와 몸을 가뿐하게 하며 머리털이 희어지지 않게 한다."라고 기록되어 있다.

복분자 30g 정도에 물 1000ml을 넣고 30분가량 끓인 후 건더기는 걸러 내고 국물만 차로 마시면 과로나 몸이 허약해지면서 생기는 빈뇨증에 효과가 있다. 또 피를 맑게 하여 기운을 돕고 몸을 가볍게 만들며 성인병 예방에 효과가 있으며, 피부를 곱게 하고 흰머리가 생기지 않게 하며 눈을 밝게 한다. 또한 양위, 소변빈삭(小便頻數), 성선쇄약(性腺衰弱)으로 인한 불임증에 효과가 있다.

9. 정력을 보강하는 엉겅퀴 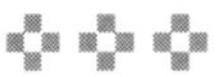

엉겅퀴는 꽃 모양이 닭 벼슬 같다 하여 귀계나 묘계라고도 한다. 가을에 자홍색을 띤 작은 꽃들이 한데 모여 피는데 야홍화(野紅花)라고 부르기도 한다. 엉겅퀴는 독은 없으며 맛은 달고 이뇨, 해독, 소염작용이 있으며 지혈 작용이 있어 각종 출혈, 예를 들면 코피, 토혈, 잇몸출혈, 대변출혈, 소변출혈, 자궁출혈 등에 응용된다.

또 혈액 순환이 제대로 되지 못하고 굳어 버려 통증과 응어리를 일으킬 때 혈액이 잘 순환될 수 있도록 돕고, 쌓인 응어리를 깨끗이 제거해 주는 역할을 한다. 따라서 타박상이나 부스럼, 종기 등을 비롯한 악성 종양에도 효과가 아주 좋다.

엉겅퀴는 남성의 스태미나를 강화하는 익정작용과 사람을 살찌워 건강하게 하고 혈액을 보충하는 작용도 있다. 엉겅퀴 생즙을 '마시는 정력제'라고들 말하는데 나이가 들어 정력이 눈에 띄게 떨어진 노인이라도 30g씩 생즙을 내 마시면 잃었던 정력이 다시 샘솟는 효험을 볼 수 있을 정도다. 따라서 조양이라고 하는 아침 발기 현상이 이루어지지 않거나, 아침에 잠자리에서 일어나려면 허리가 아파서 꼼짝 못하거나, 소변이 시원치 않고 소변을 보고 싶어도 금방 배뇨가 이루어지지 않는 증상이 있는 남성들에게 적합하다. 엉겅퀴는 물론 달인 다음 마셔도 약효를 볼 수 있지만 오래 끓일수록 약효는 떨어진다.

엉겅퀴는 보통 산이나 들에서 쉽게 눈에 띄며 건재상에서도 싼값으로 어렵지 않게 구입할 수 있다. 하루 20g 정도씩 차로 끓인 다음 여러 차례 나누어 마시면 된다.

10. 몽정과 조루증을 다스리는 원지 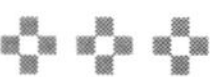

원지는 양기를 북돋고 정력을 길러주는 작용이 뛰어나 남자의 조루, 몽정과 여자의 불임증을 다스린다.

소초라고 하는 원지의 어린잎을 끓인 다음 차처럼 마셔도 좋고 원지 뿌리를 구입하여 하루에 20g씩 끓여 먹어도 좋다.

걸핏하면 눈이 충혈 되고 코가 막히며 가슴이 답답해지는 증상이 있는 성신경 쇠약증에 좋다. 성신경쇠약증에 걸리면 성욕은 평소보다 높아지지만 질이 떨어지고, 쉽게 발기가 되지만 조루증을 나타내는 경우가 많다.

또 원지는 신경을 가라앉히는 작용도 뛰어나다. 그러므로 가슴이 몹시 뛰면서 잘 놀라고 잠을 못 이루거나 꿈이 많이 사람은 원지로 차를 끓여 두고 마시면 효과를 볼 수 있다.

11. 몸이 허하고 추위를 탈 때 땀을 내주는 계피 ◆◆◆

계피는 계수나무의 속껍질로 독특한 향기가 있어 음식의 향기를 내는 재료로 많이 사용한다. 약의 맛은 맵고 단맛이 나며 약성은 열성이다. 효능은 비위장의 기능을 활성화시키므로 소화기가 차서 소화 장애가 있거나 복부가 차서 일어나는 복통 설사 등에 널리 이용된다. 뿐만 아니라 배가 차서 일어나는 구토에도 신속한 반응을 일으킨다. 그리고 풍습성(風濕性)으로 인한 사지마비와 동통을 그치게 하고, 허리나 무릎이 차고 시리면서 아픈 신경통과 관절 질환에도 널리 응용된다. 또한 산후에 출혈이 계속되거나 오래된 이질과 대변 시에 출혈되는 증상을 개선시키기도 한다. 이외에도 콩팥기능 감퇴증상에도 효력이 높고 하복부가 차면서 방광염이 자주 발생하는 질환에도 활용되고 있다. 계피는 장거리 운전 시 졸음을 쫓는데 효과가 있으며 피로감을 덜어주고 각성제로도 효과가 있다. 동물실험 결과에서는 실험관 내에서 피부진균을 억제시키고 있는데 이것은 끓여서 사용할 때보다 냉침한 것이 효력이 보다 우수하였다. 계피는 충치를 일으키는 치아부식 원인균의 성장을 80%이상 억제하며 항균효과가 뛰어나다. 1회 용량은 4~8g 정도이며 1일 3회 복용할 수 있다. 약으로도 사용되지만 식품으로도 널리 쓰이는 자원 식물이다.

【효능】

자양 강장 흥분 발한 해열 진통 건위 정장 작용이 있으며 특히 몸이 허하여 추위를 타는 경우 땀을 내주는 효능이 있다.

【끓이는 법】

재료-통 계피 10g, 생강20g, 꿀 약간, 물 800ml, 잣. 대추채 약간

① 통 계피와 생강을 깨끗이 씻어 물기를 뺀다.

② 차관에 통 계피와 생강을 넣고 물을 부어 끓인다. 물이 끓으면 약한 불로 줄여 은근하게 오랫동안 끓인다.

③ 건더기는 체로 걸러 내고 꿀과 잣 대추채를 띄워 마신다.

【주의사항】

혈압이 높거나 염증 초기 증상에는 피하는 것이 좋다.

12. 정액분비촉진 및 심장을 튼튼하게 하는 음양곽　◆◆◆

매자나무과에 들어가며, 선령비, 삼지구엽초라고도 하며 방장초라고도 한다. 무엇보다 정력을 강하게 하는 약으로 유명한데 남성의 정액양을 늘려주는 작

용을 한다.

<동의보감>에는 이 약초에 얽힌 재미있는 이야기가 나온다. 옛 중국 사천 북부지방에 하루에 백번도 넘게 교미를 하는 색정이 강한 양이 있었는데, 이 양은 교미를 끝내면 콩잎 같은 풀을 뜯어먹고 정력을 회복한 뒤 다시 교미를 거듭하였다. 그래서 이 풀을 음양곽이라고 부르게 되었다고 한다.

음양곽은 신장과 관련해서는 이뇨작용을 하고 과다한 성생활로 얻게 된 요통을 치유하는 효력이 있으며 불임증을 고치는 작용도 있다. 특히 쉽게 피로해지고 아침에 일어나기 어렵거나 꿈이 많고 머리카락이 빠지고 다리에 힘이 없어지며 정력이 떨어지는데 효과가 좋다. <동의보감>을 보면 음양곽이 허리와 무릎이 쑤시는 것을 보하며 양기가 부족하여 일어나지 않는 남자, 음기가 부족하여 아기를 낳지 못하는 여자, 망령한 노인, 건망증과 음위증이 있는 중년들에게 좋다는 기록이 있다. 그래서 아이가 없는 집에서 남자가 오랫동안 복용하면 아이를 낳을 수 있다고 되어 있다. 또 성기 발육부전에 의한 여성의 불임증에도 효과가 있다. 심장과 관련해서는 높은 혈압을 떨어뜨리고 말초혈관을 확대하며, 억울형 신경쇠약을 치료하고 떨어진 기억력을 정상으로 돌려주는 작용이 있다. 그러므로 갱년기성 고혈압, 신경성 고혈압, 신성 고혈압 등에 약으로 쓰면 좋다. 음양곽과 선모를 10~20g씩 끓여 마시면 된다. 음양곽에 정향, 초결명 등 10여 종의 약재를 섞어 만든 차는 맛과 향, 그리고 색이 일품이고 변비, 소화불량, 신경쇠약 등에도 효과가 있다.

이 차는 기침과 가래가 심하고 손발이 차고 저린데, 근육과 뼈가 약한데, 건망증이 심하고 치매증이 있을 때도 좋다.

13. 졸음을 쫓고 집중력을 높여주는 오미자차 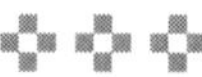

공부를 할 때 중요한 것이 맑은 정신력과 집중력, 그리고 체력과 건강일 것이다. 이런 것들을 도와줄 약재로 오미자차가 있다. 오미자에는 사람의 뇌파를 자극하는 성분이 있어 졸음을 쫓아 주고 과로로 생기는 시력 감퇴나 기억력 감퇴를 개선해 준다. 그래서 밤에 수험 준비나 정밀한 작업을 해야 하는 경우나 꼭 밤에 일을 해야 하는 경우가 아니더라도 과로 때문에 사고력이 떨어지고 기억력과 주의력이 감퇴되며, 시력 저하와 눈동자 피로가 심할 경우에 오미자차를 복용하면 상당히 좋은 효과를 볼 수 있다.

오미자차는 먼저 물에 살짝 흔들어 씻어 오미자를 채에 받쳐 물기를 뺀 다음 작은 숟가락으로 넷 정도 되는 오미자에 물 네 컵을 붓고 끓인 뒤 물을 조금 타서 하루에 3~10g 정도 마시면 된다. 오미자차는 기운을 북돋워 주고 장을 튼튼하게 하는 작용을 하며 피로를 풀어주는 효과도 뛰어난데 간장의 기능을 튼튼히 하므로 만성 간염에 시달리는 사람이 마시기에도 좋은 차다.

피로가 너무 심할 때는 여기에 인삼과 맥문동을 함께 넣은 다음 차를 끓여 마시면 더 좋다.

14. 충치를 예방해 주는 가지 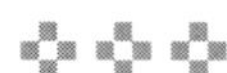

밥상에 반찬으로 많이 오르는 가지는 여름철 채소로 알려져 있지만, 살이 많이 오르고 씨가 적은 가을철에 나는 것이 가장 맛있다. 가지의 보랏빛이 짙을수록 햇볕을 많이 받은 좋은 가지다.

가지는 한방에서는 차가운 성질을 가진 약재로 분류되는데 주로 출혈을 멈추게 하고 종기를 가라앉히며 고혈압 증상을 완화시켜 주는 작용을 한다. 그리고 무엇보다 동맥경화 같은 순환기 계통의 질병을 예방하는 효과가 아주 뛰어나다고 알려져 있다.

가정에서는 가지를 구강 계통의 여러 질병을 치료하는 약으로 이용하면 좋다. 구내염에는 그늘에 말린 가지 꼭지를 진하게 달인 뒤 굵은 소금을 넣고 하루에 두세 번 가량 양치질을 하면 잘 가라앉는다. 알루미늄 은박지에 싸서 까맣게 될 때까지 구워 가루로 만든 다음 꿀을 섞어 구내염 환부에 발라도 효과를 얻을 수 있다.

특히, 단것을 좋아하는 어린이나 열다섯 살이 안 된 청소년들은 충치를 조심해야 하는데, 충치 때문에 이가 썩고 통증이 있을 때는 가지 뿌리에서 생즙을 내어 충치 부위에 바르거나 가지 뿌리를 태운 재를 발라주면 효과를 볼 수 있다. 가지 꼭지를 진하게 달인 물로 양치질을 하거나 햇볕에 바싹 말린 가지꼭지를 가루로 내어 충치 부위에 발라도 된다.

통증이 아주 심할 때는 가지 꼭지를 알루미늄 은박지에 싸서 까맣게 될 때까지 구운 다음 아픈 치아로 꼭 물고 있으면 통증이 가라앉고 증세가 더 나빠지지 않도록 막아준다. 가지는 치주 조직에서 고름이나 피고름이 나며 이가 흔들리다 아주 빠져 버리는 치주농루를 치료하는 효과가 아주 뛰어나다. 이런 증상이 있을 때는 무엇보다 이를 깨끗이 닦아야 하고 치석이나 치태를 정기적으로 없애 주어야 한다.

그러나 앞에서 언급한 것과 같이 가지가 차가운 성질을 가지고 있으므로 냉증이 있는 사람이나 임신부는 먹지 않는 것이 좋으며 기침이 많은 사람도 피하는 것이 좋다.

15. 성장을 촉진하고 마른기침을 가라앉히는 녹용 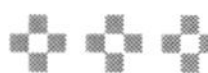

막 돋아난 사슴의 뿔은 혈액으로 가득 차 있다고 하여 혈용이라 한다. 갓 자란 뿔은 아직 딱딱한 각질이 되지 않아서 조직이 연하고 털이 고루 덮여 있는데 이때의 뿔은 혈관과 신경이 가득 차 있어 성장이 아주 빠르다. 뿔은 점차 부채 모양으로 우람하게 자라난다. 이 신선한 뿔이 바로 한약재로 대표적인 녹용이다.

녹용은 강력한 진통 억제효과, 근육피로 예방효과, 신경불안 진정작용 등이 있으며 부신 아르코르빈산 함량과 척추신성 효소활성 증가작용이 있는 보혈강장제로 신체의 활력을 증강시키는 효력이 뚜렷하다. 따라서 녹용은 어린이에게 매우 유용한 약재 가운데 하나다.

발육이 늦고 식욕이 없고 걸핏하면 배가 아프다고 하는 어린이나 땀이 유달리 많고, 잘 먹지 않을 뿐 아니라 먹어도 제대로 소화를 못 시키는 어린이에게 효과가 아주 좋다. 단, 열이 높은 어린이에게 녹용을 먹이면 뇌압이 올라가 뇌세포에 영향을 미쳐서 좋지 않으니 유명한 한약재라고 하여 함부로 남용하여서는 절대로 안 된다.

16. 고혈압, 당뇨병, 신경통 치료제인 두릅나무 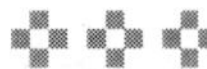

이른 봄에 난 두릅나무의 어린순은 겉껍질을 살짝 벗기고 삶아 나물로 무쳐 먹거나 튀겨 먹으며, 날것을 볶아 양념장을 곁들어 먹어도 좋다. 칼슘, 인, 철분, 비타민 B_1 과 비타민 C등 영양 성분이 골고루 들어 있고 향기가 강해 입맛을 돋우는 영양식으로 좋다.

한방에서는 고혈압, 당뇨병, 신경통 등의 치료제로 처방하며 총목이라는 이름으로 불리며, 약으로 주로 쓰이는 부분은 뿌리껍질과 나무껍질, 그리고 가시 등이다. 해열, 익기, 거담작용이 있어 옛 부터 민간에서는 열을 내리고 기운을 돋우며 가래를 없애는 약으로도 많이 이용해 왔을 뿐만 아니라 혈당을 떨어뜨리는 작용을 하여 당뇨병처럼 고치기 어려운 병에도 약으로 쓰였다.

가시가 많이 붙어 있는 나뭇가지를 이른 봄이나 가을에 칼로 잘게 썬 다음 그늘에 말리고, 이것을 두 줌 정도 달여서 차 마시듯 꾸준히 복용하면 된다.

당뇨병, 위장병, 신경통 등이 있을 때는 두릅나무의 가지나 뿌리껍질을 약으로 쓸 수 있는데, 위궤양이 있는 사람은 뿌리껍질 12g에 감초 6g을 넣고 물 세 대접을 부은 다음 물이 반으로 졸 때까지 달여 두고 하루 네 번씩 빈속에 마시면 된다. 당뇨병이나 신경통 등에는 두릅나무에서 벗긴 껍질을 그늘에 말린 다음 하루에 15~20g 가량씩 강한 불에 달여 두고 식후에 마시면 된다.

또는 싹이 나기 전에 캐낸 뿌리껍질 50g에 물 3컵을 붓고 끓여 둔 뒤 복용해도 마찬가지 효과를 얻을 수 있다.

17. 당뇨병 치료제 가시오가피 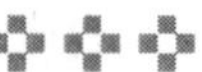

　가시오갈피는 두릅나무과에 들어가는 낙엽활엽 관목으로 가시가 있으며 손바닥처럼 생긴 잎이 달려 있다. 한방에서는 당뇨병을 소갈증이라고 하는데 <동의보감>에서도 소갈증, 즉 당뇨병을 상세히 구분해 놓고 그 후유증의 무서움을 밝히고 있는데, 당뇨병에 걸리면 그 후유증으로 신장과 신경이 나빠지며 눈에 이상이 생긴다고 하였다.

가시오갈피의 줄기껍질은 중추신경을 흥분시키는 작용을 해서 피로를 푸는 데 도움이 되고 특히 면역 능력을 키워 준다. 그리고 방사선으로부터 인체를 방어하고 백혈구를 증가시키는 작용도 뛰어나다. 이 밖에 혈당을 떨어뜨리고 기운을 북돋아 주고 염증과 가래를 가라앉히는 작용도 한다.

당뇨병은 물론 동맥경화증이 있거나 몸이 피로하고 관절통, 신경통이 있는 사람은 가시오갈피 15g에 물 3대접을 부은 뒤 물이 반으로 졸 때까지 달여 두고 차처럼 마시면 상당한 효과를 볼 수 있다.

18. 기적의 항암제, 백화사설초 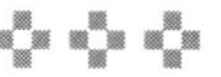

백화사설초는 꼭두서니과에 들어가는 풀로 아주 연약한 대궁에 길이가 1~3㎝, 넓이는 3㎜ 가량 되고 뱀 혓바닥처럼 생긴 잎이 난다. 백화사설초는 청열해독에 좋은 약이다.

'청열'이란 약의 성질이 차서 몸속의 좋지 않은 열을 내린다는 뜻이며, '해독'

이란 어떤 독에 감염되어 열이 나거나 병리적인 변화가 일어난 것을 풀어 준다는 뜻이다. 즉 차가운 성질로 몸속의 열을 떨어뜨려 주고 또 몸속에 뭉쳐 있는 응어리를 풀며 독소를 해소하는 뜻이다. 백화사설초의 맛은 엷은 단맛이며, 일곱 가지의 결정성 물질이 함유되어 있다.

간염, 인후염, 장염, 요도염, 급성 충수염 등에는 백화사설초만 60~100g 달인 뒤 그 약물을 하루 2~3번에 나누어 복용하면 좋다. 황달에는 백화사설초 40~80g을 짓찧어 즙을 낸 뒤 꿀을 타서 마시면 되고 요도염이나 방광염에는 금은화, 차전자, 황백 등과 섞어서 달여 마시면 된다.

한편 각종 암질환을 치료하는 효과도 뛰어나 간암, 위암, 직장암, 방광암, 자궁경부암 등을 치료하는 처방에 백화사설초 30~60g을 함께 넣거나 백화사설초만 75~100g 가량 달인 다음 마셔도 좋다고 한다.

19. 항체 생산력과 면역력을 키워주는 동충하초 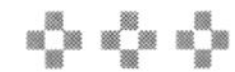

중국 사천성의 특산인 동충하초는 동충초 또는 충초라고도 하며, 거미나 매미 등에 붙어 기생하는 균류이다.

동충하초라는 이름은 '겨울에 유충에 기생하며 양분을 모두 흡수해 유충을 고사시킨 뒤 여름철에 벌레의 머리 부분에서 발아하여 균핵을 형성하며 풀로 자란다'하여 이름 붙여졌다.

불로장생을 이뤄준다고 전해 오는 동충하초는 무엇보다 사람의 항체 생산 능력을 높이며 면역이 떨어져 올 수 있는 각종 감염증을 방지하는 효과가 크기 때문에 각종 암이나 에이즈 등에 이를 음용할 수 있다.

이렇게 동충하초는 면역기능을 높이면서 종양과 바이러스 감염에 대한 저항력을 길러 준다. 저항력이 생기면 좀처럼 질병에 걸리지 않으며 질병에 걸린다 하더라도 회복이 빠르다.

동충하초의 자양강장의 효과도 빼놓을 수 없다. 음위(陰痿)라 하여 발기불능 상태일 때 동충하초를 전복과 함께 달여 마시면 웬만한 음위증 정도는 쉽게 고칠 수 있다. 동충하초 12~20g에 잘 손질한 전복 40g을 얇게 채 썰어 넣고 물 다섯 사발을 부은 뒤 물이 반으로 줄 때까지 졸인 다음 이틀에 걸쳐 차처럼 마시면 된다.

20. 깜짝깜짝 놀라는 어린이를 진정시키는 조구등 ❖❖❖

조구등은 꼭두서니과에 속하는 덩굴풀로 끝이 뾰족한 달걀 모양의 잎이 두개의 가시로 다른 물건에 붙어서 덩굴을 뻗는데 길이가 3~4㎝, 크기가 3~5㎝에 이른다. 바로 이 가시가 낚싯바늘처럼 생겼다 하여 조구(釣鉤)라고 불렀다. 조구등은 가시에 약효가 있기 때문에 가시가 많이 돋은 줄기일수록 약으로 알맞다. 조구등을 달여 만든 차는 중추신경을 억제하며 혈압을 떨어뜨리고, 말초혈관을 확장시키는 작용을 하는데, 혈압 강하제로 효과가 아주 뛰어나다. 게다가 부작용이 거의 없어 어린아이에게도 약으로 쓸 수 있다. 어린아이들에게는 혈압을 떨어뜨리기 위해서가 아니라 경련과 경간(驚癎, 예를 들면 어린아이들이 자다가 깜짝깜짝 놀라거나 입에 거품을 물고 경련을 일으키는 경우)을 가라앉히는 처방에 많이 이용한다. 조구등을 끓여 차처럼 마시는 아주 단순한 요법이지만 무시하지 못할 만큼 효력은 엄청나다. 하루에 12~20g을 달여 마시면 된다. 다만 오래 끓이면 혈압을 떨어뜨리는 유효성분이 파괴되므로 20분 이상은 끓이지 않는 게 좋다. 증상이 심한 경우에는 조구등의 양을 조금 늘려 준다.

21. 잔병을 막아주고 자양강장 효과가 있는 구기자 ❖❖❖

구기자는 예로부터 자양 강장의 묘약으로 널리 사용되어 왔다 야산에 자생하는 낙엽 저목인 구기자나무의 열매가 구기자이다. 구기자는 수 천 년 전부터 다양한 용도로 면역증강, 간 기능개선, 정력증강에 이용되어 왔다. 여름에 엷은 보라색 꽃이 피고 가을에 작고 길쭉한 붉은 열매가 익는다. 구기차는 잎을 이용한 차와 열매를 이용한 차가 있는데 효능은 비슷하다.

【효능】

어린잎에는 단백질이 비교적 많으므로 자양 강장 피로 회복에 이용하는 것이 가장 효과적인 사용법이다. 잎에는 모세혈관 등의 혈관벽을 튼튼하게 하여 동맥 경화를 예방하는 비타민 C가 들어 있고 열매에는 혈액 순환을 원활하게 하는 성분이 들어 있다. 민간요법으로 위궤양, 눈 질환, 황달 및 해열제로 이용되었으며 암치료에도 사용된다.

【재료 만드는 법】

① 봄에 어린잎을 따서 물로 깨끗이 씻은 후 물기를 뺀다.
② 잘게 썰어 햇빛에 완전히 말린다.

③ 약한 불에 살짝 볶아 습기가 차지 않는 통에 보관한다.

22. 골다공증을 막아주는 미역 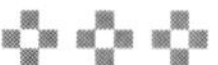

미역은 해초류 가운데서도 가장 훌륭한 만병통치약이다. 소문난 약효에 걸맞게 버섯 중독을 해독하고, 몸에 열이 몹시 나고 가슴속이 답답하여 괴로운 번열증을 없애며, 변비를 낫게 하고 머리카락이 빠지지 않도록 막는다. 미역 속에 든 알긴산이 혈압을 떨어뜨리는데도 뛰어난 효과를 나타내므로 동맥경화와 고혈압에 좋다. 게다가 요오드와, 철분, 칼슘의 함량이 많아 발육이 왕성한 어린이에게 좋으며, 임산부의 영양제로도 아주 제격이다. 중년이 넘은 여성은 칼슘이 몸 안에서 빠져나가 골다공증을 일으키기 쉽다. 골다공증에 걸리면 반갑지 않은 골절이 찾아오고 요통이 생기며 허리도 굽어진다. 이때 미역은 훌륭한 칼슘 보충 식품이 된다. 미역은 국을 끓이거나 식초에 무쳐 먹어도 좋고 무침이나 볶음, 지짐 등 여러 방법으로 요리할 수 있다. 미역을 끼니 때 마다 자주 먹으면 입맛을 돋워 주는 것은 말할 것도 없고 비정상으로 높은 혈압이 떨어지고, 심장이 튼튼해지는 효과까지 얻을 수 있다.

23. 불면증에 좋은 영지버섯 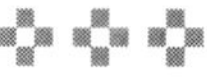

영지버섯은 심신을 양호하고 안정시키며 기혈을 보하는 효능이 있으며, 또한 폐를 양호하고 비장을 튼튼하게 하면서 자양강장을 하는 효과가 있다. 특히 천식과 기침을 멎게 하고 허약체질을 보강하기에 많이 사용되는 자양강장제이다. 신경 쇠약에도 특별한 효능이 있고 노화 예방에도 효과가 있다.

이러한 영지버섯을 인삼과 배합하면 허약에 의한 기침과 천식을 다스리고 백혈구 감소증과 가슴앓이 등에도 효과가 있다. 영지버섯과 인삼을 얇게 썰어서 함께 솥에 넣고 물을 부어 달여서 그 즙을 걸러내어 벌꿀을 조금 넣어서 꾸준하게 마시면 일시적인 불면증에 효과가 있다.

이 약차는 정기(精氣)를 복돋아 주고 근육과 뼈를 강화하며 관절을 유연하게 하며 특히 기침에 가래가 많고 숨이 가쁘며 소화가 잘 안되면서 잠을 잘 못 이루는 불면증 치료에 좋은 효과가 있다.

☞ 각종 약차의 효능

기억력을 높여 주는 오미자차/ 잔병을 막아 주는 구기자차/ 비타민 C 풍부한 건강차 유자차/ 기침을 멎게 하는 모과차/ 몸에 활력을 주는 매실차/ 과음 후 숙취 해소에 칡차/ 혈액순환을 좋게 하는 솔잎차/ 아로마테라피 효과, 허브차/ 성질 급한 사람에게 좋은 대추차/몸을 덥혀 주는 생강차/ 자양 강장에 좋은 산수유차/ 강력한 스태미나 효과 산딸기차/가래를 삭혀 주는 귤껍질차(진피차)/ 비타민 C 저장소 감잎차/ 심혈관질환이 걱정된다면 당귀차/ 몸을 튼튼하게 해주는 두충차 /머리를 맑게 해주는 계피차/ 부인병에 효과 높은 쑥차/ 두통·현기증 치료제 국화차/ 피부질환에 효과 있는 삼백초차/ 골다공증 개선에 오가피차/ 물처럼 마시는 허약체질 개선제 둥글레차/ 혈압을 낮춰 주는 뽕잎차/ 신경증 치료에 좋은 차조기

☞ 약차의 주요성분

1. 탄닌 (tanin) ; 차의 수확시기 등에 따라 다소의 함량 차이가 있다. 탄닌은 여러 종류의 카테킨이 있으나 좋은 녹차에는 쓴맛, 떫은맛을 내는 에스테르형, 카테킨이 많이 함유되어 있어 부드러우며 온화한 맛을 낸다.

2. 데아닌(Theanine); 2%~1.8%. 채취 시기에 따라 다소의 함량 차이가 있다. 녹차에만 존재하고 있는 데아닌이란 아미노산이 카페인의 생리 작용을 억제하므로 녹차의 카페인은 커피의 카페인에 비해 활성이 감소된다.

3. 카페인 ; 녹차에 함유된 카페인은 대뇌를 자극하여 머리를 맑게 하기 때문에 정신적 안정에 도움을 준다. 대체로 2.3%~1.5%이나 채취시기에 따라 다소 차이가 있다. 녹차의 카페인에는 녹차 특유의 폴리페놀이 함유되어 있는데 이것은 카페인과 쉽게 결합하여 침전물을 형성한다. 이 침전물은 낮은 온도에서는 잘 녹지 않는다. 체내에서의 동화속도가 낮아 차에 함유되어 있는 카페인으로 인한 부작용은 거의 없다.

4. 비타민C ; 피로를 회복시킨다. 568mg% ~ 246mg%. 비타민C는 저온에서도 쉽게 용해되므로 맨 처음 우려내는 찻물에서 거의 우러난다고 본다.

5. 비타민A ; 녹차에 풍부하게 함유되어 있는 카로틴 성분은 잎차로 마실 경우에는 흡수가 안 되는 지용성이다. 가루차로 만들어서 섭취할 경우 항상 윤택한 피부를 유지한다.

6. 기타 각종 무기질(mineral); 칼슘, 인산, 나트륨, 칼륨, 불소 등과 피를 만드는 데 필요한 철, 망간 등이 함유되어 있으며 단맛을 내는 유리당은 탄수화물로 칼로리가 극히 적다.

각종 증상별 약차 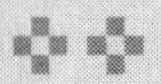

순서	증상	약차
1	정력부진(양위/음위)	음양곽차(3종), 복분자차, 백출차, 산약차, 금앵자차, 구기자차, 하수오차, 산수유차, 두충차
2	식욕부진(비위허증)	생맥산차, 산약차, 용안육차
3	무기력증(피로감)	생맥산차, 오가피차, 쌍화차, 솔잎가루차, 오미자차
4	우울증(탄식)	울금차, 치자차
5	소화불량(배 앓이)	향부자차, 산조인차, 곽향차, 산사육차, 감부리차
6	수쥐(주독)	갈화차, 갈근사, 구기자차, 인삼차, 유자차, 녹차
7	다한증(자궁하수)	황기차(4종)
8	불면증(신경쇠약)	상추차, 대추차, 원육차, 합환피차, 영지차, 인숙보심차
9	기억감퇴(뇌 노화)	원지차(총명차), 용안육차
10	건망증(노망, 치매)	석창포차, 원육차, 성향정기산차, 황련해독차
11	신경질(히스테리)	산조인차(3종), 대추차
12	감기(풍한열)	들국화차(2종), 은행차, 사삼차, 갈근차
13	천식(기침)	오미자차(3종), 행인차, 감잎차, 솔잎차
14	편도선염(인후종통)	길경차(3종), 생지황차
15	구내염(입냄새)	생지황차(2종), 오배자차, 고백반연고
16	시력저하(눈병)	감국차(3종), 결명자차

17	비염(축농증)	신이화차(2종), 금은화차
18	요통, 좌골신경통	토사자차(2종), 속단차, 상기생차
19	슬관절통	우슬차, 골쇄포차, 상기생차, 솔잎차
20	설사(이질)	곽향차, 모과차, 생강차, 마늘차, 보리차
21	변비	육종용차, 흑축차, 도인차
22	오줌소태(빈뇨)	기구자차(2종), 산수유차
23	오줌불통(소변불리)	지부자차, 차전자차, 옥발차
24	부종(간신실증)	호박차(2종), 적소두차, 덩굴차
25	비만(비위실증)	의이인차(2종), 메밀차, 운지차
26	냉증(어혈)	소회향차(2종), 계피차, 오가피차
27	대하증(하수)	금앵자차, 용안육차, 토복령차, 면화자차, 두충차
28	월경불순(경도통)	생지황차(2종), 애엽차, 천궁차, 당귀미차, 당귀차, 알로에차
29	산후통(임신통)	궁귀차, 상황차
30	당뇨병	누예집차, 누예차, 천화분차
31	고혈압	회첨차(2종), 상지차, 다시마차, 황정차
32	두통	견통두담차
33	피부미용(여드름,기미, 주근깨, 검버섯, 주름살)	미용식품(9종),미용즙(11종), 미용탕/죽(8종), 미용세안수(11종), 미용팩(16종)
34	각종 암(癌)	무청죽, 현미차, 목천삼차, 신약차(3), 쑥뜸

◆ (생수2.0ℓ를 달여 1.8ℓ를 3일분 기준으로 일3회 0.3ℓ씩 복용한다.)

각종 약차 재료와 만드는 법

증 상	종 류	재 료	차 만 들 기
1) 정력부진 (양위/음위 치료, 간신 보, 소화기능촉진, 잔주름 제거)	음양곽차	① 음양곽　　70g 　인 삼　　40g 　육종용　　20g	① 물 2ℓ에 음양곽 넣고 끓인후 10시간 울겨냄(찌꺼기 제거) ② 인삼+육종용 넣고 15분 끓임
		② 음양곽　　100g 　두충(볶은것) 40g	① 물 2ℓ에 음양곽 넣고 끓인후 10시간 울겨냄(찌꺼기 제거) ② 두충 넣고 15분 끓임 (찌꺼기 제거)
		③ 음양곽　　30g 　계 피　　5g	① 물 2ℓ에 2재 넣고 20분 끓임
	복분자차 (산딸기)	복분자　　30g 두 충　　30g 황정(둥글레) 20g	① 물 3ℓ에 복분자+두충 넣고 15분 끓임(찌꺼기 제거) ② 황정 넣고 15분 끓임
	백출차 (삼출뿌리)	백 출　　20g 산약(산바) 40g 인 삼　　20g	① 물 2ℓ에 백출+산약 15분 끓임(찌꺼기 제거) ② 인삼 넣고 10시간 울겨냄 ③ 물 조금 넣고 10분 끓임(〃)
	산 약 차	산 약　　20g 감 인　　15g 건지황　　20g	① 물 2ℓ에 3재 넣고 15분 끓임(〃)
	금앵자차	금앵자　　30g 오미자　　10g	① 물 2ℓ에 금앵자 넣고 5분 끓인후 3시간 울겨냄(〃) ② 오미자 넣고 15분 끓임(〃)
	구기자차	구기자(볶은것) 40g	① 물 2ℓ에 볶은 구기자 넣고 15분 끓임(〃)
	하수오차	하수오 (할미쪽박뿌리) 20g	① 물 2ℓ에 하수오 넣고 15분 끓임(〃)
	산수유차	산수유(씨제거)40g 당 귀　　7g 감 초　　5g	① 물 2ℓ에 3재 넣고 15분 끓임(〃)
	두 충 차	두충(볶은것) 40g 계 피　　7g	① 물 2ℓ에 3재 넣고 15분 끓임(〃)
	개 금 환	삼향(심, 유, 목향) 몰약, 토사자, 복숭아씨속	가루내어 꿀에 개어 환을 만들어 수시로 복용
	노 봉 분	말벌집	백일 건조후 볶아 흰재 만들어 술에 타 마시거나 침으로 바름

증 상	종 류	재 료	차 만 들 기
2) 무기력증 (피로 회복, 신기 보충)	생맥산차	오미자 10g 인삼(건) 40g 맥문동 40g	① 끓인 물 2ℓ에 오미자 넣고 10시간 울겨냄(찌꺼기 제거) ② 인삼+맥문동 넣고 20분 끓임
	오가피차	오가피 40g 인삼(건) 30g 산조인(대추씨) 40g (또는 대추 5알, 계피 7g)	① 물 2에 오가피 넣고 5분 끓인후 3시간 울겨냄 (찌꺼기 제거) ② 인삼+산조인(또는 대추+ 계피) 넣고 20분 끓임
	쌍화차	백작약 50g 숙지황, 황기, 청궁 각 20g 계피, 감초 각 7g 생 강 3쪽 대 추 2알	① 물 2ℓ에 8재 넣고 20분 끓임(찌꺼기 제거)
	솔 잎 가 루 차	솔잎(4-5월) 600g 밤,호도,현미 각 50g 땅 콩 100g 검정콩 2홉	① 생으로 가루를 내어 섞음 ② 따뜻한 물에 소량 타서 마심
	오미자차	오미자 20알	① 끓인물 2ℓ에 오미자 넣고 10시간 울겨냄(찌꺼기 제거)
3) 우울증 (탄식 멈춤, 음허화동 조절 혈청 촉진)	울금차	울금 15g 향부자 20g 지각 20g	① 끓는 물 2ℓ에 울금 넣고 5시간 울겨냄(찌꺼기 제거) ② 향부자+지각 넣고 15분 끓임
	치자차	치 자 20g 생지황 40g	① 끓는 물 2ℓ에 치자 넣고 3시간 울겨냄(찌꺼기 제거) ② 생지황 넣고 15분 끓임
4) 식욕부진 (위 분비촉진 보혈,피로제거 설사 멈춤)	생맥산차	오미자 10g 맥문동 40g 인삼(건삼) 20g	① 끓는 물 2ℓ에 오미자 넣고 10시간 울겨냄(찌꺼기 제거) ② 맥문동+인삼 넣고 15분 끓임
	산약차 (산마)	산약(산마) 40g 생강(건강) 30g 당귀 7g	① 물 2ℓ에 산약+건강 10분 끓임(〃) ② 당귀 넣고 10분 끓임)
	용안육차	용안육 20g 복령 30g 백출 20g	① 물 2ℓ에 3재 넣고 15분 끓임

증 상	종 류	재 료		차 만 들 기
5) 배아리 (소화불량, 비위 보강 갈증 해소)	향부자차	향부자 목 향 후 박	20g 15g 20g	① 물 2ℓ에 3재 넣고 15분 끓임 (찌꺼기 제거)
	산조인차	산조인(볶은것) 용안육 합환피	30g 20g 15g	① 물 3ℓ에 산조인 넣고 15분 끓임(〃) ② 용안육+합환피 넣고 15분 끓임
	곽 향 차	곽 향 후 박 진 피	30g 20g 40g	① 물 2ℓ에 곽향+후박 넣고 끓인후 3시간 울겨냄(〃) ② 진피 넣고 15분 끓임(〃)
	산사육차 (아가위)	산사육(아가위) 모과(건) 계 피	20g 30g 10g	① 물 2ℓ에 산사육 넣고 끓인후 2시간 울겨냄(〃) ② 모과+계피 넣고 15분 끓임
	대 추 차	대 추 생강(생)	20개 15쪽	① 물 2ℓ에 2재 넣고 15분 끓임 (〃)
6) 주취 (주독제거, 간신 보, 소화 촉진)	갈화차	갈화(칡꽃) 생강(마른것)	70g 20g	① 끓인 물 2ℓ에 갈화 넣고 1시간 울겨냄(〃) ② 생강 넣고 15분 끓임(〃)
		갈화(칡꽃) 인삼(마른 것)	70g 20g	① 끓인 물 2ℓ에 갈화 넣고 1시간 울겨냄(〃) ② 인삼 넣고 15분 끓임(〃)
	갈근차	갈근(칡뿌리)	50g	① 물2ℓ에 갈근 넣고 15분 끓임
	구기자차	구기자 20g 갈근(마른것) 30g		① 구기자를 물에 씻어 볶음 ② 물 2ℓ에 2재 넣고 15분 끓임
	인삼차	인삼 40g 생강(마른 것) 20g 후박 20g		① 물 2ℓ에 인삼 넣고 5분 끓임 ② 건강+후박 넣고 15분 끓임 (〃)
	유자차	유 자	소량	① 유자+설탕 15-30일간 저장 ② 따뜻한 물에 소량 넣어 마심
	녹 차	차잎(청명전후) 소량		① 시루에 찌어서 말린 후 가루냄 ② 물한잔에 소량(1g) 넣어 마심
	갈근해주차	갈근, 갈화 각 12g, 양강, 산사, 향부자, 지실 각 3g, 백출, 모과, 고삼 각 4g, 진피 3, 봉출 2g		

증 상	종 류	재 료	차 만 들 기
7) 다한증 (땀구멍 조절, 신기 보강, 자궁하수 치료)	황기차	황 기 150g 오미자 15g 계 피 7g	① 끓인물 2ℓ에 오미자+계피 넣고 10시간 울겨냄 (찌꺼기 제거) ② 황기 넣고 15분 끓임
		황 기 100g 구기자 40g	① 물 2ℓ에 황기 넣고 15분 끓임(찌꺼기 제거) ② 구기자 넣고 15분 끓임
		황 기 40g 마황근 50g 당 귀 10g 오미자 5알	① 물 2ℓ에 마황근 넣고 5분 끓인후 3시간 울겨냄(〃) ② 황기+당귀+오미자 넣고 15분 끓임(〃)
		황 기 25g 백 출 20g 방 풍 15g	① 물 2ℓ에 3재 넣고 15분 끓임(찌꺼기 제거)
8) 불면증 (신경쇠약, 우울증 치료, 건망증 조절)	상추차	상추(생즙) 1컵 산조인(볶은 것) 150g	① 물 2ℓ에 상추즙+산조인 넣고 15분 끓임(찌꺼기 제거)
	대추차	대 추 30개 감 초 15g 소 맥 1홉	① 끓인물 2ℓ에 감초 넣어 10시간 울겨냄(찌꺼기 제거) ② 대추+소맥 넣고 15분 끓임(〃)
	원육차	원 육 100g 산조인 70g 대 추 15개	① 끓인물 2ℓ에 원육 넣어 10시간 울겨냄(찌꺼기 제거) ② 산조인+대추 넣고 15분 끓임(〃)
	합환피차 (자귀나무)	합환피 50g	① 물 2ℓ에 합환피 넣고 15분 끓임(찌꺼기 제거)
	영지차	영 지 15g	① 물에 영지 넣어 1시간 담가둠 (쓴맛 제거) ② 물 2ℓ영지 넣고 15분 끓임(〃)
	인숙보심차	산조인 18.75g, 향부자 9g, 진피 4.5g, 숙지황, 당귀, 용안육 각 3.75g, 반하, 지실, 죽여 각 3g, 산약, 백복신, 원지, 맥문동 각2.5g, 감초 2g, 생강 3조각	

74

증 상	종 류	재 료	차 만 들 기
9) 기억감퇴 (뇌노화 방지, 뇌세포 활동 촉진)	원지차 (총명차)	원 지　　　20g 석창포　　　20g 백복신　　　50g	① 물 2ℓ에 원지+석창포 넣고 끓인후 10시간 울겨냄 (찌꺼기 제거) ② 백복신 넣고 10분 끓임
	용안육차	용안육70g	① 물 2ℓ에 용안육 넣고 15분 끓임(〃)
10) 건망증 (노망·치매 방지 및 치료, 심기 회복, 신경 보강)	석창포차	석창포　　　20g 원 지　　　20g 감 초　　　20g 인삼(건)　　20g	① 끓인물 2ℓ에 3재 넣고 10시간 울겨냄(찌꺼기 제거) ② 인삼 넣고 15분 끓임
	원육차	원 육　　　70g 맥문동　　　30g 산조인(대추씨) 40g	① 끓인 물 2ℓ에 원육 넣고 10시간 울겨냄(〃) ② 맥문동+볶은 산도인 넣고 10분 끓임(〃)
	성향 정기산	곽향 6g, 소엽, 남성, 목향, 백지, 대복피, 백복령, 후박, 백 출, 진피, 반하 각 4g, 길경, 감초 각 2.5g, 대추 2개, 생강 3조각	
11) 신경질 (히스테리, 노이로제 해소, 신경 안정, 정신분열증 치료)	산조인차 (대추씨)	산조인(대추씨)100g 생지황　　　70g 원 지　　　20g 당 귀　　　7g	① 끓인 물 2ℓ에 원지+당귀 넣고 10시간 울겨냄(〃) ② 볶은 산조인+생지황 넣고 15분 끓임(〃)
		산조인(대추씨)100g 백복신　　　70g 인삼(건)　　20g 감 초　　　10g	① 물 2ℓ에 볶은 산조인+백복신 넣고 10분 끓임 ② 인삼+감초 넣고 15분 끓임 (〃)
		산조인(대추씨)100g 당 귀　　　15g 삭창포　　　20g 원 지　　　20g	① 끓인 물 2ℓ에 석창포+원지 넣고 10시간 울겨냄(〃) ② 볶은 산조인+당귀 넣고 15분 끓임(〃)
	대추차	대 추　　　70g	① 물2ℓ에 대추 넣고 15분 끓임 (변비 유의)
	사향소합원 차(중기증)	백출, 목향, 침향, 사향, 안식향, 정향, 서각, 가자피, 향부자, 백단향, 필발 각 7.5g, 소합유, 유향, 오약, 용뇌 각 3.75g	
	황련해독차 (정신분열)	황련, 황금, 황박, 치자 각 5.6g, 반하, 죽엽 각 3.75g	

증 상	종 류	재 료	차 만 들 기
14) 편도선염 (인후종통, 염증 제거, 담열하강)	길경차 (도라지)	길경(도라지) 50g 감 초 40g	① 물 2ℓ에 2재 넣고 15분 끓임(찌꺼기 제거)
		길경(도라지) 40g 금은화(인동덩굴꽃) 100g 오미자 5g	① 끓는 물 2ℓ에 금은화 넣고 10시간 울겨냄(찌꺼기 제거) ② 길경+오미자 넣고 15분 끓임 (〃)
	생지황차	생지황 100g 맥문동(심제거) 40g 오미자 15g	① 끓는 물 2ℓ에 오미자 넣고 10시간 울겨냄(찌꺼기 제거) ② 생지항+맥문동 넣고 10분 끓임
15) 구내염 (입안 종통, 해열 해소, 입냄새제거)	생지황차	생지황(즙) 3컵 당 귀 20g 감 초 10g	① 물 2ℓ에 3재 넣고 15분 끓임(〃)
		생지황(즙) 2컵 곽 향 30g 맥문동 40g	① 물 2ℓ에 곽향 넣고 15분 끓임(〃) ② 생지황(즙)+맥문동 넣고 15분 끓임(〃)
	오배자차 (복나무 열매)	오배자(복나무열매) 3개	① 물 2ℓ에 오배자 넣고 15분 끓임(〃) ② 입에 넣었다가 뱉음(복용 금 지)
	고백반 (연고)	고백반 소량 벌 꿀 소량	① 백반을 볶아 가루냄(고백반) ② 벌꿀에 개어서 입안에 바름
16) 시력저하 (눈병 치료, 간신 보강, 해열, 소화 촉진)	감국차 (국화)	감국(국화) 70g 구기자 20g 당 귀 7g	① 물 2ℓ에 감국 넣고 15분 끓임(찌꺼기 제거) ② 구기자+당귀 넣고 15분 끓임
		감국(국화) 70g 생지황 50g 결명자 10g	① 물 2ℓ에 감국 넣고 15분 끓임(찌꺼기 제거) ② 생지황+결명자 넣고 15분 끓임(〃)
		감국(국화) 20g 구기자 20g 결명자 10g	① 물2ℓ에 감국 넣고 5분 끓인 후 3시간 울겨냄(찌꺼기 제거) ② 구기자+결명자 넣고 15분 끓임(〃)
	결명자차	결명자 10g 구기자 40g 감 초 4g	① 물 2ℓ에 볶은 결명자+구기자 넣고 10분 끓임 ② 감초 넣고 10분 더 끓임(〃)
	죽염수	죽염 소량	① 죽염을 생수(2배)에 넣고 3번 끓여 콧속에 넣어 씻는다

76

증 상	종 류	재 료	차 만 들 기
17) 비염 (축농증, 염증 제거, 부종, 경련, 풍습 조절)	신이화차 (목련)	산이화(목련)　70g 방 풍　　　40g 백 지　　　20g	① 물 2ℓ에 산이화 넣고 5분 끓인후 5시간 울겨냄(〃) ② 방풍+백지 넣고 15분 끓임
		산이화(목련)　70g 감국(국화)　　40g 방 풍　　　20g	① 끓는 물 2ℓ에 산이화+감국 넣고 10시간 울겨냄(〃) ② 방풍 넣고 15분 끓임(〃)
	금은화차 (인동덩굴꽃)	금은화　　　50g 갈근(칡뿌리)　30g 방풍　　　　20g	① 물 2ℓ에 금은화 넣고 10분 끓인후 5시간 울겨냄(〃) ② 갈근+방풍 넣고 15분 끓임
	죽염수	죽염　　　　소량	① 죽염을 생수(2배)에 넣고 3번 끓여 콧속에 넣어 씻는다
18) 허리아리 (요통, 습 제거 좌골신경조절, 신,간 보강)	토사자차	토사자(새삼씨) 30g 파고지(볶은것) 20g 두 충(볶은것) 20g	① 끓는 물 2ℓ에 파고지 넣고 5시간 울겨냄(〃) ② 토사자+두충 넣고 15분 끓임 (〃)
		토사자(새삼씨) 20g 복분자(산딸기) 20g 금모구척　　　40g	① 물 2ℓ에 토사자+복분자 넣고 15분 끓임(〃) ② 금모구척 넣고 15분 끓임(〃)
	속단차	속 단　　　20g 산수유　　　15g 오가피　　　30g	① 물 2ℓ에 속단+산수유 넣고 5분 끓인후 3시간 울겨냄(〃) ② 오가피 넣고 15분 끓임(〃)
	상기생차 (겨울살이)	상기생(겨울살이)30g 두 충(볶은것) 20g 생지황　　　30g	① 물 2ℓ에 상기생+두충 넣고 5분 끓인후 3시간 울겨냄(〃) ② 생지황 넣고 15분 끓임(〃).
19)슬관절염치 료, 간신 보강)	우슬차	우 슬　　　30g 오가피　　　50g 감 초　소량(두쪽)	① 물 2ℓ에 씻은 우슬+오가피 넣고 끓기 시작하면 ② 감초 넣고 15분 끓임(〃)
	골쇄포차 (식혜)	골쇄포　　　10g 골담초　　　40g 옛길금　　　4g 밥　　　　두줌	① 물 4ℓ에 골쇄포 넣고 15분 끓임(〃) ② 골담초+옛길금+밥 넣고 10시간 삭힘(〃)
	상기생차 (겨울살이)	상기생(겨울살이)50g 두 충(볶은것) 30g	① 물 2ℓ에 마른 상기생 넣고 10시간 울겨냄(〃) ② 볶은 두충 넣고 15분 끓임(〃)
	솔잎차	솔 잎　　　100g 감 초　　　7g	① 물 2ℓ에 2재 넣고 15분 끓임(찌꺼기 제거)

증 상	종 류	재 료		차 만 들 기
20) 설사 (이질, 대장염 치료)	곽향차	곽 향	50g	① 물 2ℓ에 곽향 넣고 15분 끊임(〃)
	모과차	모 과 계 피	40g 5g	① 물 2ℓ에 2재 넣고 15분 끊임(〃)
	생강차	건 강	30g	① 물 2ℓ에 볶은 건강 넣고 15분 끊임(〃) * 토혈, 하혈에 효과
	마늘차	마 늘	소량	① 시루에 쪄서 반쪽 갈라 말린 후 가루 냄 ② 따뜻한 물에 소량 타서 마심
	보리차	겉보리(볶은것)	소량	① 겉보리를 볶아 둠 ② 소량 넣고 끊여 마심
21) 변비 (소장기능 조절)	육종용차	육종용 당 귀 생지황	40g 15g 70g	① 물 2ℓ에 육종용+당귀 넣고 10분 끊임(〃) ② 생지황 넣고 10분 끊임(〃)
	흑축차 (나팔꽃씨)	흑축(나팔꽃씨) 당 귀 계 피	70g 15g 5g	① 물 2ℓ에 흑축 넣고 15분 끊임(〃) ② 당귀+계피 넣고 5분 끊임(〃)
	도인차 (복숭아씨)	도인(복숭아씨) 대 황 계 지	70g 30g 15g	① 물 2ℓ에 도인(가루) 넣고 10분 끊임(〃) ② 대황+계지 넣고 6분 끊임(〃)
22) 오줌소태 (빈뇨, 유뇨, 실정 치료, 간신 보강)	기구자차 (푸추씨)	기구자(푸추씨) 건 강	75g 40g	① 물 2ℓ에 볶은 기구자+건강 넣고 10분 끊임(〃)
		기구자(푸추씨) 산약(산마) 구기자	75g 30g 30g	① 끊인 물 3ℓ에 볶은 기구자 넣고 10시간 울겨냄(〃) ② 산약+볶은 구기자 넣고 10분 끊임(〃)
	산수유차	산수유 산약(산마) 인 삼	20g 40g 30g	① 물 2ℓ에 산수유+산약 넣고 5분 끊인후 3시간 울겨냄(〃) ② 인삼 넣고 10분 끊임(〃)

증 상	종 류	재 료	차 만 들 기
23) 오줌불통 (소변불리치료, 방광열 제거, 간신 보강)	지부자차 (대싸리씨)	지부자(대싸리씨) 75g 결명자 15g	① 물 2ℓ지부자 넣고 10분 끓임 (〃) ② 결명자 넣고 5분 끓임(〃)
	차전자차 (질경이씨)	차전자(질경이씨)75g 구지자 40g	① 물 2ℓ에 차전자 넣고 6분 끓임(〃) ② 살짝 뽂은 구기자 넣고 10분 끓임(〃)
	옥발차 (옥수수수염)	옥발(옥수수수염)70g 진피(귤껍질) 50g	① 물 2ℓ에 옥발 넣고 6분 끓임(〃) ② 진피 넣고 10분 끓임(〃)
24) 부종 (살붓기 치료, 신간 조절)	호박차	호박(생즙) 1컵 영 지 10g	① 영지 준비(뜨거운 물속에 1시간 정도 담가둠) ② 물 2ℓ에 호박+영지 넣고 10분 끓임(〃)
		호박(생즙) 1컵 방 기 40g 결명자 10g	① 물 2ℓ에 방기 넣고 10분 끓임(〃) ② 호박즙+결명자 넣고 10분 끓임(〃)
	적소두차 (단팥)	적소두(단팥) 20g 당 귀 15g 계 피 5g	① 물 2ℓ에 적소두 넣고 5분 끓임(〃) ② 당귀+계피 넣고 10분 끓임(〃)
	덩굴차	덩 굴 소량 (제주도, 울릉도산)	① 덩굴을 건조시켜 가루를 냄 ② 소량을 뜨거운 물에 타서 마심
	가미수첩차 (안홍통증)	초과, 현호색 각15g 오영지, 몰약 각 8g	① 물 2ℓ에 모두 넣고 15분 끓인 뒤 1시간 조림(〃)
25) 비만 (비위실증 조절, 지방 분해, 당뇨, 고혈압 치료)	의이인차 (율무)	의이인(율무) 150g 영 지 10g	① 물 2ℓ에 의이인 넣고 15분 끓임(〃) ② 영지 넣고 10분 끓임(〃)
		의이인(율무) 70g 메 밀 40g	① 의이인과 메밀을 혼합하여 가루내어 둠 ② 더운물에 소량씩 타서 마심
	메밀차	메 밀 250g 영 지 30g 당 귀 7g	① 끓인 물 2ℓ에 메밀 넣고 6시간 울겨냄(〃) ② 영지+당귀 넣고 끓임(끓기 시작하면 불끔)
	운지차 (버섯)	운지(버섯) 30g 녹 차 소량	① 물 2ℓ에 운지 넣고 10분 끓임(〃) ② 녹차 넣고 1시간 울겨냄(〃)

증 상	종 류	재 료		차 만 들 기
26) 냉증 (어혈 해소, 량습 제거, 소화 조절)	소회향차	소회향 생강(건)	70g 20g	① 물 2ℓ에 2재 넣고 끓인 후 4시간 울겨냄(〃)
		소회향 백출(삼출뿌리) 인삼(건)	50g 20g 30g	① 물 2ℓ에 소회향+백출 넣고 끓인후 5시간 울겨냄(〃) ② 인삼 넣고 10분 끓임(〃)
	계피차	계 피 건 강 인삼(건)	10g 20g 30g	① 물 2ℓ에 계피+건강 넣고 10시간 울겨냄(〃) ② 인삼 넣고 10분 끓임(〃)
	오가피차	오가피 황정(둥글레)	50g 20g	① 물 2ℓ에 오가피 넣고 끓인후 5시간 울겨냄(〃) ② 황정 넣고 10분 끓임(〃)
27) 대하증 (자궁하수, 습, 염증 제거, 신,비장 보강, 소화 촉진)	금앵자차 (황대하증)	금앵자 감 인 산 약	30g 20g 20g	① 끓인 물 2ℓ에 금앵자 넣고 10시간 울겨냄(〃) ② 감인+산약 넣고 15분 끓임(〃)
	용안육차 (신경성, 석녀증)	용안육 산조인(볶은것) 금앵자	60g 30g 20g	① 끓인 물 2ℓ에 용안육 넣고 6시간 울겨냄(〃) ② 산조인+금앵자 넣고 15분 끓임(〃)
	토복령차 (적백대하, 장엽증)	토복령 의이인(율무)	30g 40g	① 물 2ℓ에 토복령 넣고 10분 끓임(〃) ② 의이인 넣고 10분 끓임(〃)
	면화자차 (악취제거, 자궁병증)	면화자(목화씨) 목단피 소회향	30g 20g 20g	① 물 2ℓ에 면화자 넣고 10분 끓임(〃) ② 목단피+소회향 넣고 10분 끓임(〃)
	두충차 (자궁출혈증상)	두 충(볶은 것) 계 피	40g 7g	① 물 2ℓ에 2재 넣고 15분 끓임(〃)

증 상	종 류	재 료		차 만 들 기
28) 월경불순 (경도통 치료, 어혈 해소)	생지황차	생지황 맥문동 당 귀	30g 20g 30g	① 물 2ℓ에 3재 넣고 15분 끊임(″)
		생지황 우 슬 현호색	40g 15g 30g	① 끊인 물 2ℓ에 우슬+현호색 넣고 10분 끊임(″) ② 생지황 넣고 10분 끊임(″)
	애엽차 (쑥)	애엽(쑥) 소회향 당 귀	15g 30g 20g	① 물 3ℓ에 애엽+소회향 넣고 10분 끊임(″) ② 당귀 넣고 10분 끊임
	천궁차	천 궁 백 지 목 향	20g 25g 15g	① 물 2ℓ에 3재 넣고 15분 끊임
	당귀차	당귀(몸통) 계 피	40g 7g	① 물 2ℓ에 2재 넣고 15분 끊임
	당귀미차	당귀미 목단피 향부자	20g 15g 20g	① 물 2ℓ에 3재 넣고 15분 끊임
	알로에차	알로에	소량	① 물 2ℓ에 알로에 넣고 15분 끊임(임산부, 비위약체질 금지)
29) 산후통 (임신통제거, 자궁 확장)	궁귀차	토천궁 당 귀	40g 40g	① 물 2ℓ에 2재 넣고 15분 끊임 (찌꺼기 제거) * 부인에 필수차
	상황차 (뽕나무 버섯)	상황(뽕나무버섯) 계 피	20g 10g	① 물 2ℓ에 2재 넣고 15분 끊임 (″) * 하혈, 대하증에도 효과

증 상	종 류	재 료	차 만 들 기
30) 당뇨병, 소갈치료, 인슐린촉진, 비위보강, 혈당강화	누예집차	누예집　　　100g 참빗살나무　70g 계 피　　　　10g	① 물 2ℓ 참빗+계피 넣고 10분 끓임(〃) ② 누예집 넣고 5분 끓임(〃) * 인슐린 촉진
	누예차	누예(4번잠)　300g 산 약　　　　200g 서목태(길금태콩)　　　　200g	① 4번 잠잔 누예를 시루에 쪄 건조시킨 후 산약+서목태 넣어 가루를 냄 ② 소량을 뜨거운 물에 타서 마심 * 비위 촉진
	천화분차	천화분　　　70g 맥문동　　　100g 생지황　　　200g	① 물 2ℓ에 천화분+맥문동 넣고 10분 끓임(〃) ② 물 2ℓ에 생지황 넣고 10분 끓임(〃) ③ 각 2ℓ 물을 섞어 잠시 끓임 * 합병증에 효과
31) 고혈압	회첨차 (진득이풀)	회첨차 (진득이풀)　　　　150g 의이인(율무)　70g 방 풍　　　　20g	① 물 2ℓ에 회첨 넣고 5분 끓인후 10간 울겨냄(〃) ② 의이인+방풍 넣고 10분 끓임(〃)
		회첨차 (진득이풀)　　　　150g 옥발(옥수수 수염)　　　　70g 계 피　　　　20g	① 물 2ℓ에 3재 넣고 15분 끓임(〃)
	상지차 (뽕나무 가지)	상지(뽕나부가지) 150g 연자육(연꽃씨)　30g 원 육　　　　70g	① 물 2ℓ에 상지 넣고 15분 끓임(〃) ② 연자육+원육 넣고 10분 끓임(〃)
	다시마차	다시매(마른것) 소량	① 다시마를 시루에 찌어 건조시켜 가루를 냄 ② 소량을 뜨거운 물에 타서 마심 * 갑산성에 효과, 임산부 금지
	황정차 (둥글레)	황정(둥글레)　40g	① 물 2ℓ에 황정 넣고 15분 끓임(〃)
32) 두통	견통 두담차	반하 7.5g, 황금, 강활, 도활, 방풍, 창출, 당귀, 천궁, 백지, 맥문동, 남성, 진피, 적복령, 지각, 산사, 신곡, 맥아, 각3.75g, 감국, 반향자, 세신, 감초 각2g, 생강 3조각	

증 상	종 류	재 료	효 험
33) 피부염 (피부탁, 여드름, 주름살, 기미, 주근깨, 검버섯)	미용식품	현미, 배추, 양배추, 고추, 후추, 가지, 토란, 멸치, 포고버섯	피부 윤택
		콩나물, 호박씨, 율무, 산사, 호피, 홍화, 백합 상백피, 연꽃잎, 녹두, 비파잎, 부평초, 바나나	여드름 예방/완화
		양파, 마늘, 부추, 파, 시금치, 감자, 피망, 순무, 냉이, 톳나물, 미역, 다시마, 은행잎, 포도, 산약,	주름살 예방/완화
		호박, 양파, 연근, 쑥갓, 참깨, 매실, 앵두, 미역, 다시마, 굴, 조개(고막, 재첩), 요구르트	기미, 주근깨, 검버섯 예방/ 완화
	미용즙 (음료수)	무우즙(흰무우 500g, 끓인 우유 1컵, 계란 1개) 오이즙(오이즙, 벌꿀 소량) 당근즙(당근 500g, 계란탕 2개, 벌꿀/참기름 소량) 피망즙(피망 500g, 도마토 500g, 벌꿀 소량) 미나리즙(데친 미나리 250g, 덥힌 우유 2컵) 귤즙(귤살/껍질즙, 벌꿀 소량) 딸기즙(딸기즙, 벌꿀 소량) 사과즙(사과즙, 벌꿀 소량) 레몬즙(레몬즙 2스푼, 우유 2컵 포도즙(포도즙, 벌꿀 소량) 토마토즙(도마토 500g, 피망 500g, 벌꿀 소량)	
	미용탕 (미용죽)	생강탕(생강5, 대추2.5, 회향/정향/침향2, 감초1.5, 　　소금1 가루냄) 삼련분탕(연꽃3.5. 연근4, 연실4.5 쪄서 가루냄) 의이인탕(의이인3, 닭살3, 늙은호박5, 표고버섯1, 　　파/생강/마늘 소량 넣고 끓임) 둥글레탕(둥글레 1.5, 생선살5, 두부5, 표고버섯/ 　　파/마늘 소량 넣고 끓임) 지골피탕(지골피1.5, 계란1개, 시금치/버섯/생강 소량) 산약죽(산약5, 멥쌀10, 대추10개 넣고 끓임) 선복화탕(선복화1, 쌀5 넣고 끓임) 맥반석탕(맥반석에 넣어 둔 물로 탕/죽 끓임)	

증 상	종 류	재 료	효 험
<피부염 계속>	여드름수 (탕/죽)	마치현수(마치현즙 물에 타서 마심/바름) 토사자수(토사자즙, 오이즙으로 세안후 바름) 부평초수(부평초가루, 꿀에 타서 마심) 비파잎탕(비파잎1, 상백피1, 왕련/황백5, 인삼/생감초0.2, 넣고 끓임) 연꽃잎탕(연꽃잎10, 산사15 넣고 끓임) 산사탕(산사20, 맥아20, 호피1개 넣고 끓임) 호박씨탕(호박씨2, 산사2, 벌꿀 소량) 바나나탕(바나나2개, 삿사30, 흑설탕20 넣고 끓임) 홍화죽(홍화5, 의이인30, 쌀50 넣고 끓임) 의이인죽(의이인4, 쌀5 넣고 끓임) 녹두죽(녹두3, 백합3, 쌀3 넣고 끓임)	
	미용주 (약초술)	도화주(복숭화꽃 50송이, 소주 400g, 7일후마심) 당귀주(당귀6, 원육6, 소주50, 3주후) 의이인주(의이인가루10, 소주 30, 10일후) 숙지황주(숙지황5, 구기자5, 소주50, 10일후) 맥문동주(맥문동3, 구기자3, 소주50, 1개월후)	
	미용팩	계란팩(흰자위, 소금/벌꿀 소량) 　　　(노란자위, 흑설탕 또는 벌꿀 소량) 벌꿀팩(벌꿀2, 우유4스푼) 무우팩(흰무우즙00g, 우유 1컵, 계란흰자 1개, 벌꿀 소량) 오이팩(오이즙, 계란흰자, 벌꿀) 당근팩(당근즙, 계란흰자, 벌꿀/참기름 소량) 미나리팩(데친 미나리, 덥힌 우유, 계란흰자) 귤팩(귤살/껍질즙, 계란흰자) 딸기팩(딸기즙, 요그르트, 계란흰자) 사과팩(사과즙, 벌꿀 소량, 계란흰자) 레몬팩(레몬즙, 벌꿀 소량, 계란흰자) 유자팩(유자꽃, 참기름 소량 넣고 찜) 앵두팩(앵두즙, 계란흰자) 쥐참외뿌리팩(쥐참외뿌리가루, 벌꿀 넣고 찜) 산사팩(삶은 산사즙, 계란흰자 바르고 잠) 미강팩(미강6, 밀가루4, 계란흰자) 꽃가루팩(호박씨, 복사꽃씨, 백양나무피분, 계란흰자)	

증 상	종 류	재료 및 차만들기
34)암 (반위, 간암, 폐암, 신장암, 뇌종양, 백혈병, 근무력증, 류머티즘, 알스- 하이머)	무청차	① 무청($\frac{1}{4}$)+무우($\frac{1}{4}$개)+당근($\frac{1}{2}$개)+우엉(소$\frac{1}{2}$개)+표고버섯 (1장)을 껍질채 듬성잘라 생수(전체3배)에 넣고 끓인다. (유리, 알루미늄, 스텐냄비를 사용) ② 10분 끓이고 약한 불로 1시간가량 조린 후 유리병에 보관한다. ③ 1회 180cc, 1일 600cc씩 덥혀 복용한다.
	현미차	① 현미(1홉)를 갈색이 될 때까지 볶는다. ② 생수(1.5리터)를 팔팔 끓인뒤 현미를 넣고 불끈 뒤 15분후 채로 걸러 낸다.(1번차) ③ 현미찌꺼기를 생수(1.5리터)에 넣고 팔팔 끓이고 약한불 10분후 채로 걸러낸다.(2번차) ④ 1번차와 2번차를 함께 섞어 유리병에 보관한다. ⑤ 1회 180cc, 1일 600cc썍 미지근하게 복용한다. ※ 무우청차는 식전 1시간, 현미차는 식전 30분에 복용 ※ 다른약, 유제품(우유, 치즈), 육류 복용을 금한다. ※ 신장암/통풍환자는 금지하고 목천삼차를 복용한다.
	목천삼차	① 목천삼(개다리나무, 15g) + 감초(15g)를 생수 (2리터)에 넣고 끓인다. ② 5분간 끓이고 약한 불로 15분간 조린후 걸러 낸다. ③ 재탕하여 함께 섞어 유리병에 보관한다. ④ 1회 200cc, 1일 600cc썍 덥혀 복용한다. ※ 목천삼은 작고 둥근 모양이 좋다
	신약차 및 쑥뜸	① 마른명태(동해산 북어)+민물고동+마늘+대 파 +생강+죽염을 끓여 식사시 국으로 복용한다. ※ 신약(명태국) : 개스중독에 특효 ② 생강(25g)+원감초(25g)를 생수(1리터)에 넣고 15분 끓인 뒤 약한 불로 30분 조린 후 이 차로 죽염을 갈증날 때마다 조금씩 복용한다. ※ 신약(죽염) : 공해독, 음식독, 눈병에 특효 ③ 초과(12g)+현호색(12g)+오영지(6g)+ 몰약(6g)을 생수(1.8리터)에 넣고 15분 끓인 뒤 약한 불로 1시간 조린다(1.2리터) ※ 신약(가미수첩산) : 부종, 심장통증, 안홍에 특효 ④ 쑥뜸을 15분짜리 9장씩 매주 2-3회 뜬다. ※ 신약(강화쑥뜸, 관원, 중완, 족삼리혈) : 위암, 자궁암, 유암, 심부전증, 꼽추,하반신마비에 특효 ※ 강화쑥, 인진쑥을 달여 마시거나 목욕한다.
		※ 상기 한약차들을 암 종류와 증상에 따라 선별, 3개월 단위적용

제4절 과일류

과일은 비타민을 비롯하여 각종 식물성 영양소의 보고이며 이들 영양소에는 식물들이 자신의 생명을 유지하기 위해 만들어 낸 식물성 호르몬, 식물성 스테로이드를 비롯한 여러 물질들과 이들을 포함한 화합물들이 존재한다. 식물들이 유독한 산소로부터 자신을 보호하기 위한 방법으로 산화방지제를 만들게 되었는데 인간도 산화방지제가 없으면 핵산(DNA)이 햇빛을 포함한 각종 유리기로부터 해를 입어 생명유지를 할 수 없다. 특히 중량의 10~32%를 차지하는 과일 껍질에는 만성질환을 예방할 수 있는 페놀 화합물 등 영양성분을 많이 함유하고 있다. 그중에서도 사과 껍질을 붉게 만드는 플라보노이드와 안토시아닌 성분은 만성질병을 예방할 수 있는 항산화성분이며, 포도 껍질에는 치매 예방, 감 껍질에는 항암제 성분이 들어있다. 또한 과일류에 포함된 각종 폴리페놀, 플라보노이드, 카로틴, 펙틴 등 식물성 영양소의 효능을 계속 밝혀지고 있으며 보건식품처방에 있어서도 과일류는 다음에 설명되는 것과 같이 다양하게 이용되고 있다.

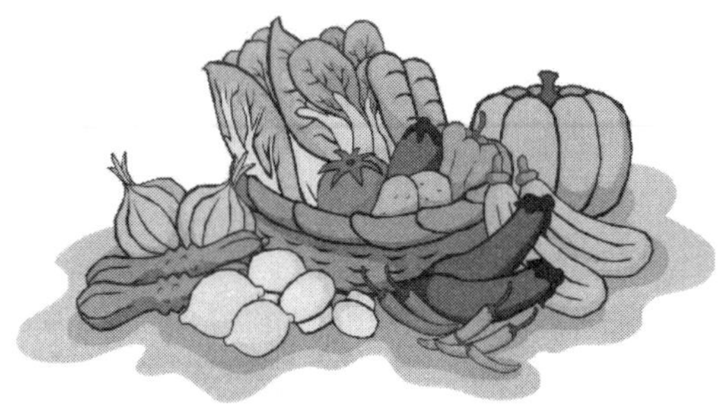

1. 배 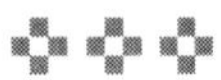

이명 - 옥유(玉乳), 감당(甘棠)

성미 - 성질은 차고 맛은 달고 약간 시다.

효능 - 열과 화를 내리고 폐를 윤택하게 하고 가래를 없애고 기침을 멈추게 하고 건조 한 것을 없애고 습관성 변비, 급성간염, 고혈압, 숙취해소에 도움을 준다.

보건식품 궁합 - 패모, 살구씨, 꿀, 대파, 표고버섯, 구기자, 오가피, 맥문동 등

보건식품처방 - 패모가루를 섞어 차가해서 먹으면 기침에 좋다.

　　　　　　 - 마황과 섞어 찌고 꿀을 첨가하면 어린이 백일해 기침에 좋다.

주의사항 - 변이 묽은 사람, 만성장염, 생리통 있는 자는 생것은 삼가며 당뇨환자 도 적게 복용한다.

2. 감 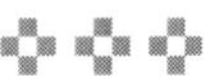

이명 - 미과(米果), 홍시(紅柿)

성미 - 성질이 차고 맛은 달다 (곶감은 성질이 평하고 달다)

효능 - 폐를 윤택하게 하고 진액을 만들고 해독작용을 한다.

보건식품궁합 - 등심초, 배(곶감),

보건식품처방 - 곶감2개, 쌀100g으로 죽으로 먹으면 구토증상에 좋다.

주의사항 - 고단백식품(낙지, 방게 등)은 복통, 설사를 유발한다. 우렁이, 해삼, 고구마, 술, 감자와 같이 섭취하는 것을 피한다.

3. 사과 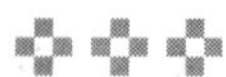

이명 - 내자(柰子), 빈과(頻果)

성미 - 성질은 차고 맛은 달고 시다.

효능 - 위를 편하게 하며 폐를 좋게 하며 소화를 도와 설사를 멈추게 하고 갈증과 심장의 열을 내리며 숙취해소에 좋다.

보건식품궁합 - 패모, 산약, 꿀

보건식품처방 - 우유250ml와 사과1개를 배합하면 갈증해소에 좋다.

주의사항 - 닭고기, 녹두와 배합을 금한다.

4. 귤 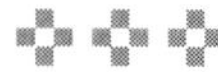

이명 - 진피(껍질 말린 것), 귤자(橘子)

성미 - 성질은 시원하고 맛은 달고 시다.

효능 - 폐를 좋게 하고 기침을 멈추며 소화를 돕고 기를 조절하며 울체된 간을 풀어 준다.

보건식품궁합 - 뽕나무뿌리껍질, 깻잎, 생강 등

보건식품처방 - 귤을 잘게 썰어 설탕에 재워 뜨거운 물에 타서 먹으면 기를 조절하고 건강해진다.

주의사항 - 무, 배, 사과, 파인애플 등은 같이 섭취하면 갑상선을 붓게 한다.
- 동물 간, 토끼고기, 자라, 방게, 바지락, 조개 등은 부작용이 있다.

5. 살구 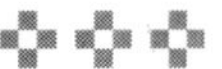

이명 - 행실(杏實), 행인(杏仁)

성미 - 성질은 따뜻하고 맛은 달고 시다.

효능 - 폐를 윤택하게 하고 갈증을 멈추게 한다. 방사선 치료 후에 도움을 준다.

보건식품궁합 - 산마, 배, 양고기, 국화잎

보건식품처방 - 행인10g, 밤50g, 깨15g, 삼씨10g으로 중탕하면 변비에 좋다.

주의사항 - 돼지고기, 개고기, 조와 같이 섭취하지 않는 것이 좋다.

6. 포도 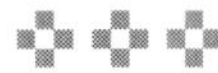

이명 - 포도(浦挑), 초롱주(草龍珠)

성미 - 성질은 평하고 맛은 달고 시다.

효능 - 혈액을 보하며 진액을 만들고 비위를 건강하게 하며 소변을 잘 내린다. 혈변, 손가락마비 증상을 개선한다.

보건식품궁합 - 꿀, 연근, 생지황, 율무, 복령 등

보건식품처방 - 포도30g, 복령10g, 율무20g, 쌀60g으로 죽으로 들면 얼굴, 손발 부종, 소변불리에 좋다.

주의사항 - 당뇨병환자, 비만인자는 주의한다.

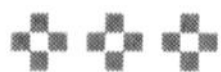

7. 바나나

이명 - 향초(香草), 감초(甘蕉)

성미 - 성질은 차고 맛은 달다.

효능 - 폐를 윤택하게 하고 열을 내리고 변을 잘 통하게 하고 혈압강하와 숙취해소에 도움을 준다. 방사선 치료 후나 소화불량에도 좋다.

보건식품궁합 - 꿀, 차 잎, 우유, 호박

보건식품처방 - 변비에 바나나150g, 쌀200g, 흑설탕이나 꿀을 넣고 죽으로 들면 효과를 본다.

주의사항 - 풍한으로 인한 감기환자, 몸이 차서 나타나는 생리통, 복통설사, 위산과다, 묽은 변을 보는 자는 주의한다.

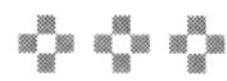

8. 상심자

이명 - 오심(烏椹)

성미 - 성질은 차고 맛은 달고 시다.

효능 - 이명, 신경쇠약, 불면증에 효과가 있으며 머리가 희어지거나 탈모 예방에 효과가 있다.

보건식품궁합 - 구기자, 하수오, 산조인

보건식품처방 - 고를 만들어 물에 타 음용한다.

주의사항 - 과다 복용 시 소화기 중독 현상이 나타날 수 있다.

9. 복분자 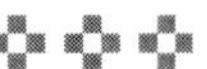

이명 - 소탁반(小托盤)

성미 - 성질은 평하고 맛은 달고 시다.

효능 - 고정축뇨지대의 대표적 보건식품이다. 보신고정(補身固情),양위, 유정, 소변빈삭(頻數), 대하에 효과

보건식품궁합 - 구기자, 토사자, 오미자, 사상자, 여정자, 차전자, 상심자, 상표초, 파고지, 익지인, 산마

보건식품처방 - 신장을 보하고자 할 때 숙지황30g, 복분자15g, 구기자15g, 토사자 15g, 대추10g, 택사12g으로 중탕한다.

주의사항 - 성기능항진증이나 소변이 잘 나오지 않는 사람에게는 주의한다.

10. 여지 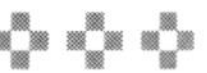

이명 - 리지(离支)

성미 - 성질은 따뜻하고 맛은 달고 시다.

효능 - 혈액을 보하며 비장을 허약하여 설사를 자주하거나 식욕이 부진하거나 갈증, 구취에도 효과가 있다.

보건식품궁합 - 인삼, 연자육, 산마, 회향

보건식품처방 - 냉대하가 심할 시는 여지육, 연자육을 배합하여 쪄서 복용한다. 오경설사 특히 노인설사에는 산약, 연자육, 여지, 쌀로 죽을 끓여 먹는다. 팔보차에도 넣는다.

주의사항 - 음허화왕(陰虛火旺)한 자는 주의한다.

11. 무화과 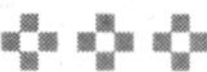

이명 - 밀과(蜜果)

성미 - 성질은 시원하고 맛은 달다.

효능 - 소화불량이나 식욕부진에 좋으며 열을 내리며 만성변비, 인후통에 좋
다. 고혈압, 고지혈증, 동맥경화, 협심증 등 현대성인병에 효과가 있으
며 항암작용이 있다.

보건식품궁합 - 인동꽃, 꿀, 검실

보건식품처방 - 인후통에 무화과, 금은화를 중탕한다. 금은화대신 생강을 넣
어도 무방하며 무화과를 말려서 중탕하고 빙탕을 넣어 음용
하면 폐열로 인한 목이 센 사람에게 유용하다. (생강에 빙탕
중탕도 가능하다)변비에 효과를 보려면 무화과를 꿀에 재서
공복에 따뜻한 물을 타서 마신다.

주의사항 - 당뇨환자는 주의한다.

12. 딸기 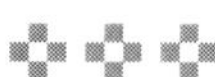

이명 - 초매(草苺)

성미 - 성질은 차고 맛은 달며 약간 시다.

효능 - 식욕이 없으며 소화불량이나 폐열로 인한 마른기침, 갈증이 나고 입이
마른 사람에도 좋다.

보건식품궁합 - 딸기, 구기자, 패모

보건식품처방 - 인후통에 딸기100g, 천패모9g, 빙탕50g을 쪄서 먹는다.

주의사항 - 위가 차거나 당뇨환자에게 좋지 않다.

✓ 체질에 따른 상생식품

구 분	태양	소양	태음	소음
인삼			○	○
홍삼	○	○		
녹용			○	○
동충하초	○	○		
감초				○
구기자	○	○		
오미자	○	○		
황기	○	○	○	○
저령		○		
오가피	○			
하수오	○			
백하수오				○
숙지황		○		
갈근(칡뿌리)			○	
갈화(칡꽃)	○	○		
우슬	○			
부채선인장	○	○		
백년초	○	○		
알로에	○	○		
사포나리아	○	○	○	○
어성초	○	○	○	○
삼백초잎			○	○
삼백초줄기	○	○		
삼백초뿌리	○	○		
소리쟁이줄기			○	○
소리쟁이뿌리	○	○		
질경이		○		
질경이씨		○		
뽕나무(상지)	○	○		
뿌리(상백피)	○	○		
뽕잎			○	
오디(뽕열매, 상심자)	○			

구 분	태양	소양	태음	소음
쑥			○	○
인진쑥	○	○		
죽엽(대잎)				
죽순, 대나무				
솔잎			○	○
솔순	○			
송화가루	○			
소나무(송절)			○	
솔뿌리		○		
복령		○		
송진	○			
초콜릿	○	○		
포도당	○	○		
(주사약)				
구연산	○	○	○	○
클로레라	○	○	○	○
스피룰리나	○	○	○	○
아스파탐			○	○
꿀			○	○
로열제리			○	○
화분(꽃가루)	○	○		
프로폴리스				○
봉독	○	○	○	○
올리고당	○	○		
백설탕				
황설탕	○	○	○	○
흑설탕	○	○	○	○
녹차, 우롱차	○	○		
커피, 홍차, 자스민차			○	○
천일염	○	○	○	○
정제염				
비단(명주)			○	○
목화씨	○			
양모(털)/삼베	○	○		
모시			○	○
면(솜)	○	○	○	○

각종 자연식품 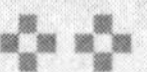

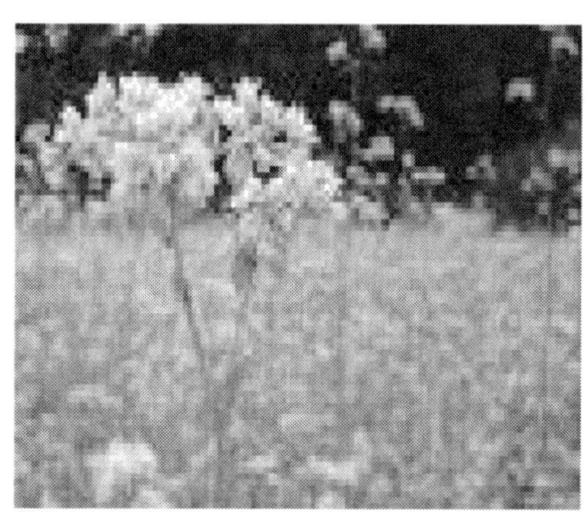

☑ 녹두

녹두는 아시아 지역 전역에 걸쳐 고루 재배되는 약성식품으로, 비타민A가 120 IU나 들어 있어, 항암식품으로도 애용되어진다. 비타민A는 카로틴이라는 이름 으로도 불리는데, 이 베타카로틴이 근래 항암제로 부각되고 있는 비타민이다. 녹두의 색깔은 녹색이어서 간장에 약효가 있다는 표시이며, 시력을 좋게 해 줄 뿐 아니라 민간요법에서는 발광이 날 때, 녹두죽이 특효의 약으로 쓰이고 신경 안정제라고 할 수 있다. 구역질이 심할 때에는 녹두가루와 마늘을 찧어서 발바 닥에 찜질을 하면 좋다고 하니 이 역시 신경안정 작용이다. 부종 환자의 이뇨제 로도 사용되고, 소염제로도 사용이 된다. 그리고 당뇨병 환자의 소갈증을 없애 준다고 하여, 당뇨병 환자들은 녹두죽을 즐긴다. 녹두에는 콩과 비슷한 탄수화 물, 지방, 단백질, 비타민, 미네랄, 섬유질이 들어 있다.

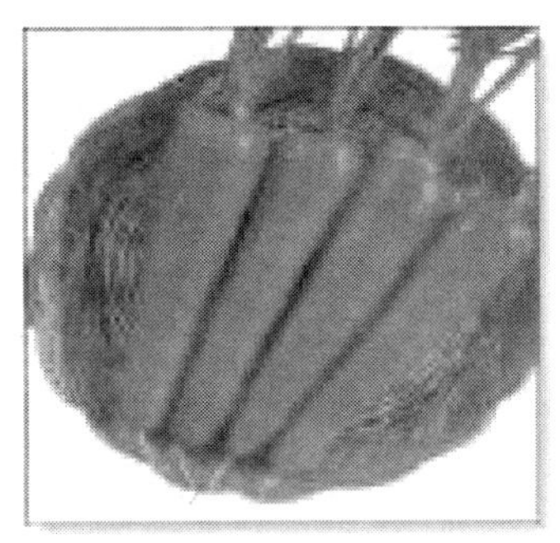

☑ 당근

당근에 들어 있는 약성 물질은 주로 비타민A 비타민B군, 비타민 C를 위시하여, 전체 회분의 37%가 칼륨(K^+)이라는 알칼리성 미네랄이다. 이 칼륨이라는 미네랄 때문에 당근이 알칼리성 식품이 된다. 당근이 제암(除癌)식품으로 각광을 받게 된 것은 붉은 색과 누런색의 카로틴이라는 색소 때문이다. 카로틴은 비타민 A 두 개가 붙어 있는 구조식을 가지며, 이것이 바로 항암작용은 물론, 제암 작용까지 있다하여 유명해진 것이며 당근을 먹는다는 것은 카로틴을 섭취하는 것이되며, 제암 식품을 먹는 것이 되어, 암 환자의 급증시대 속에서는 필수적인 식품이라 할 수 있다. 동양의학에서는 당근의 색이 붉은색이기 때문에 심장, 혈관, 소장의 기능 항진에 도움을 주는 식품이며, 조혈제로서의 기능이 탁월한 식품으로 인정되고 있다. 자연의 약성을 가진 모든 식품이 그러하듯, 한 가지 또는 특정한 약효만 있는 것이 아니라, 복합적이고도 종합적인 효능을 나타낸다는 것이 일반적 합성의약품과 다른 점이다. 당근의 색이 붉은색이라 해서 심장이나, 혈관, 소장에만 약효를 주는 것이 아니라, 당근 특유의 이뇨작용 때문에 도움을 주며, 진해거담 작용 때문에 기관지를 보호하여 목이 심하게 쉰 사람들에게도 애용될 수 있는 약성 식품이다.

☑ 마늘

마늘 속에는 수분 77%, 당질 20%, 단백질 1.3%, 칼륨, 유황, 규산, 염소, 소다, 인 등 생리물질이 들어 있고, 비타민A, B, C, E가 들어 있으며, 생체 내에서 산소

이용률을 증가시키는 게르마늄이 754PPM이나 들어 있다. 역시 생강과 더불어 항암식품이며, 제암 식품이 된다. 마늘 속에는 성을 자극시켜, 성기의 발기를 왕성 하게 하는 알리신 성분과 성기능을 촉진시키는 스코르지닌이라는 성분이 있어, 불가에서는 금기 식품이기도 하다. 알리신이라는 성분은 비타민B_1과 결합하여, 체내에 활력을 넣어주는 활성 비타민, 알리지아민이 된다. 동양의학에서는 마늘이 태양, 양명에 속하며, 기는 오장을 통하여, 한과 습을 없애주고, 사악을 물리치며, 육류식품을 소화시키는 힘이 크다고 가르쳐준다. 또한 마늘은 민간요법으로도 널리 이용되고 있는데 마늘 대는 치질에 쓰이고, 부인과의 음부소양증, 이질, 설사, 비출혈, 악성 변비, 어린이 백일해, 지네나 뱀에 물렸을 때, 충치, 파상풍, 위장통증 등에 폭넓게 약용으로도 쓰이는 식품이다.

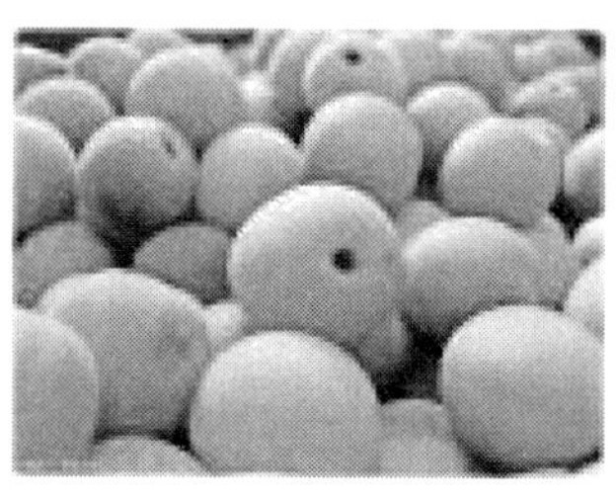

☑ 매실

매실 속에 들어있는 성분은 호박산, 구연산, 능금산, 주석산 등 각종 유기산이며, 시토스테롤, 레아놀산, 세칠 알코올을 위시하여, 각종 비타민과 미네랄이 들어있는 청량수렴제이며, 장내 기생충을 잡는 구충작용도 있고, 경구 전염병균에 대한 살균 작용도 증명되고 있다. 콜레라라는 급성 전염병 유행 시 매실 엑기스를 물에 타서 마시면, 예방이 가능하다는 설도 있다고 하며 매실은 청산배당체인 아미그다린이 풍부하게 들어 있는 약성 식품이다. 매실의 신맛은 타액선이 자극되어 타액의 분비를 왕성하게 하여, 소화를 돕고, 체내 신진대사를 왕성하게 해준다. 덜 익은 매실의 씨를 빼고, 불을 때어 연기에 그슬려 말린 것을 오매(烏梅)라 하여 기생충 구제약으로 쓰고 있다. 동의보감에는"오매는 담을 제거하고, 구역질을 멈추게 하며, 갈증과 이질과 열과 뼈가 쑤시는 것을 다스리며, 주독을 풀고, 상한과 곽란, 소갈증을 다스린다."라고 기록되어 있다.

일본에서는 매실을 소금에 저여 백매(白梅)라 하여 식용으로 쓰는가 하면, 자선 잎으로 빨갛게 만든 것을 '우매보시'라 하여, 일본인들의 보건식으로 사용하고 있다. 이러한 매실의 가공 식품을 역시 암 환자가 식사 후 후식으로 하면, 대단히 좋다고 알려져 있다.

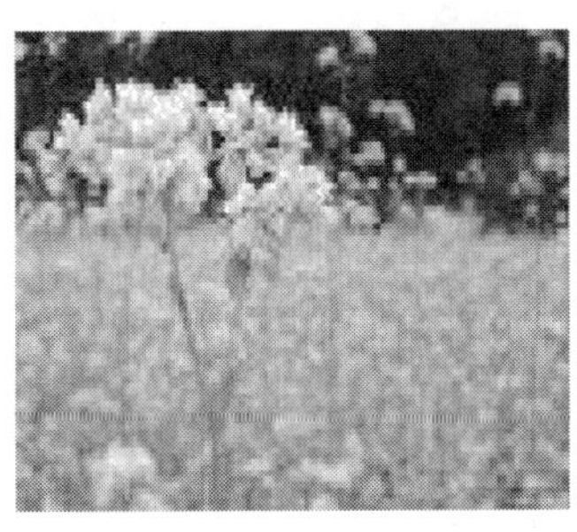

☑ 메밀

겨울철에 냉면을 즐겨 먹는 이유는 메밀 특유의 온성(따뜻한 성질)때문이며 이 온성 때문에 엄동설한 속에서 메밀 냉면을 먹고도 탈이 없다. 메밀 성분은 단백질 13.1%, 지방 2.7%, 탄수화물 68.6%, 섬유질 1.1%, 회분 1.4%, 열량은 100g당 233칼로리로 분석되고 있다. 또한 메밀 속에는 혈압조정 미네랄인 칼륨이 풍부하여, 고혈압 환자들에게 인기가 있고, 인, 비타민B_1, B_6 비타민D, 비타민P(루틴) 등이 들어있다. 칼륨이 혈압조정에 관계하며, 비타민P(루틴), 또는 싸이트린이라고 하는 이 비타민은 혈관벽을 강화시키면서 이뇨작용까지 있어, 동맥경화증이나 고혈압 환자에게는 절대로 필요한 자연의 성분들이다. 메밀을 선조들은 베개 속으로 넣어 사용했는데 메밀 베개는 혈압이 높은 사람에게는 혈압 강하작용을 하지만, 혈압이 높지 않은 사람에게는 두풍열을 제거하여, 뇌를 맑게 해주고, 눈을 맑게 해준다. 메밀이 가지고 있는 전분질의 입자도가 아주 적어서 끓이면, 빨리 익고, 소화가 잘되고, 흡수도 정상적으로 된다. 섬유질 또한 입자도가 적을 뿐 아니라, 이용성 섬유질이 풍부하여, 피를 맑게 해주기 때문에 모든 만성병 환자들이 즐겨 먹을 수 있는 곡식이다. 메밀 속에 들어 있는 단백질은 대부분 필수 아미노산이다. 메밀은 위장을 이롭게 하며, 기력을 돕고, 독소를 풀어주고, 창종을 제거하며, 이질과 같은 설사병도 해결할 수 있는 약성의 곡물이지만, 돼지고기나 양고기 또는 조기 등의 생선과 같이 먹으면, 풍을 일으키기도 하며, 눈썹이나 모발이 빠지는 일도 있을 수 있다. 이 메밀 역시 그 생명력이 있는 씨눈이 중요하며, 씨눈까지 먹어야 메밀의 약성이 극대화될 수 있다. 메밀은 우리 선조들은 민간약으로 많이 활용했던 곡식이다. 적백이질에는 메밀가루 7.5g을 진한 흑설탕물로 타서 1일 3회 식전에 복용하면, 효과가 있고 창독이나 종통에는 메밀가루 75g과 유황 75g을 함께 가루로 만들어 물에 개어서 바르면 효과가 있다.

☑ 무

무에는 단백질 1.32%, 지방 0.83%, 섬유질 0.83%, 회분 1.46%, 인 0.15%, 석회 0.02%, 포도당, 전분질, 그리고 92.14%의 수분이 들어있다. 디아스타제, 구르코다제, 가락타제라는 소화 효소들이 들어있다. 무의 소화 흡수율은 단백질의 경우 68.4%, 지방질 6.5%, 탄수화물 97.1%에 이르러, 소화도 잘되고, 흡수율도 좋은 우수한 약성 식품이다. 무에 들어 있는 비타민은 주로 비타민C, 무 잎에 들어 있는 비타민A, B, C, 미네랄을 감안하다면, 무만을 먹을 것이 아니라, 무 잎까지 먹는 것이 현명하다.

선조들은 무씨를 볶아서 세말하여, 꿀물에 타서 기침이나, 황달에 사용해 왔다. 무즙은 니코틴 해독제로 상용하여, 담배로 인한 공해문제를 해결하려고 했고, 무즙을 담석증에도 민간약으로 사용해 왔는데 이는 무즙이 담즙과 함께 협동작용을 일으켜, 담석을 용해하는 작용이 있기 때문이다. 무즙에 물엿을 타서, 먹으면, 두통에도 효과가 있고, 진해거담 작용도 있으며, 위산과다증, 복통, 대하증, 치통, 적리에도 효능이 있다. 생무즙은 이산화탄소(연탄가스) 중독에 해독작용이 있다 하여, 연탄가스 중독에 동치미국을 마신다. 백색식품은 기관지와 폐, 그리고 대장의 기능을 활성화시킨다는 동양의학적 접근 방법이 입증되고 있다.

☑ 밀

.밀의 씨눈 속에는 다량의 비타민 E(토코페롤)가 제일 많이 들어 있으며 탄수화물, 지방, 단백질은 물론, 비타민A, 비타민E, 비타민B군, 글리아신, 글루테린, 칼슘, 철분, 인, 망간, 섬유질 등 유효한 생리물질들로 가득 채워져 있다. 우리가 비타민B군이라 함은 B_1 B_2 B_3 B_5 B_6 B_{15} B_{17} 등 주로 수용성 비타민을 의미하는데 이들 모두가 자연의 곡식 등에서 얻어진다. 여러 가지 곡식의 차이는 그 균형상 함량의 차이와 색상이라는 차이점이 있으며 색상 따라서 각기 약효가 다른 점으로 보아서 우리는 가능한 한 여러 종류의 곡식을 먹어야 한다. 미국의 암연구소에서는 통밀가루 처방을 암 환자들에게 내리고 있다. 밀은 민간요법에서는 파상풍의 치료에 쓰이며, 식은땀이 날 때, 유방의 종기, 신경통, 타박상, 삐었을 때, 이질이나 설사에 사용되고 있다.

○ 식은땀이 날 때에는 물위에 뜨는 밀을 볶아서 가루로 만들어, 10g 정도를 밥물로 매일 식간에 복용하면, 효과가 있다. 밀 껍질을 노랗게 볶아, 물이나 밥물로 10g 정도씩 복용해도 좋다.

○ 신경통, 삐었을 때, 타박상에는 식초에 밀 껍질을 넣어서 볶은 다음, 뜨거울 때 거즈에 싸서 환부에 대주면 효과가 있다.

○ 이질, 설사에는 밀을 노랗게 볶아서 가루로 만들고 7.5g 정도씩 복용하면 좋다. 식전이 좋다.

○ 유방의 종기에는 밀 한 줌과 볶은 소금 한 줌을 섞어, 가루로 만들어 물에 개어서 환부에 바르면 효과가 있다.

○ 파상풍에는 밀 한 줌과 볶은 소금 한 줌을 섞어 가루로 만들어 물에 개어서 환부에 바르면, 효과가 있다.

○ 황달에는 밀 싹으로 즙을 내어 1일 3회 식간에 복용하면 좋다.

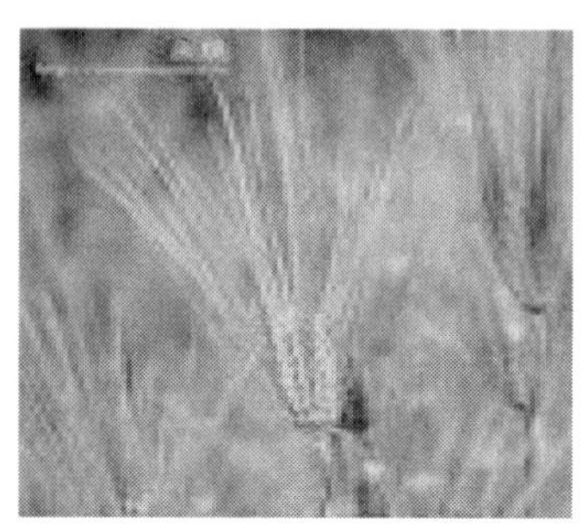

☑ 보리

보리밥은 당뇨병 환자의 가정에는 꼭 필요한데 보리 중앙에 파인 홈에 갈색의 색깔을 띤 선 안에 질 좋은 섬유질이 있기 때문이다. 현미를 도정하면, 흰쌀, 즉 백미가 되지만, 보리는 도정을 해도, 섬유질은 남아 있다. 이 식품 섬유질 때문에 당뇨병 환자들의 혈당을 조절해 줄 수 있어 인기가 높다. 흰 쌀밥을 먹을 때 간장에 축적되는 지방의 양을 보리밥으로 대신함으로써 2 ~3배 정도 낮출 수 있다. 쌀밥에는 비타민 B_1이 결핍되어 있어, 전분질의 연소를 방해하여, 젖산 이나 포도산과 같은 피로 물질을 생성하지만, 보리밥에서는 비타민 B_1이 충분하 여, 피로 물질의 생성을 방지한다. 납작 보리쌀이나, 쌀보리쌀을 만드는 과정에 서 식품 섬유질이 모두 깎여 나가기 때문에 아무리 보리밥을 상식해도 혈당의 조절이 잘 이루어지지 않으나 통보리 밥을 상식하는 당뇨병 환자들의 혈당은 조절된다. 보리에는 탄수화물, 지방, 단백질을 위시한 3대 영양 물질과 비타민B_1, B_3, B_5, B_6, B_{15}, B_{17}들이 고루 들어 있다. 보리밥은 장내 세균 활동을 왕성하게 하여, 자체 내에서 합성되는 비타민의 양을 증가시키고 있다. 특히 비타민 B_5, B_6를 많이 합성시켜 혈압 조정을 위시하여 혈당의 강하, 변비의 해소, 충치를 예방하는가 하면 임파구의 생성을 촉진시켜 면역기능을 왕성하게 함으로써 질 병에 대한 저항력을 길러주며 이상세포(암 세포 포함) 파괴에 일익을 담당하고 있다.

동물들의 생존기간 실험에서 백미식의 경우보다 보리 혼식의 경우가 수명이 길 었다. 보리밥은 백미식보다 점성이 적어서 위장에 주는 부담이 적고 소금기를 덜 먹게 되어 신장이나 심장에 주는 영향이 적다. 백미는 산성식품이어서 산도가 높지만, 보리는 알칼리성 식품인 관계로 체질의 산성화를 막을 수 있다.

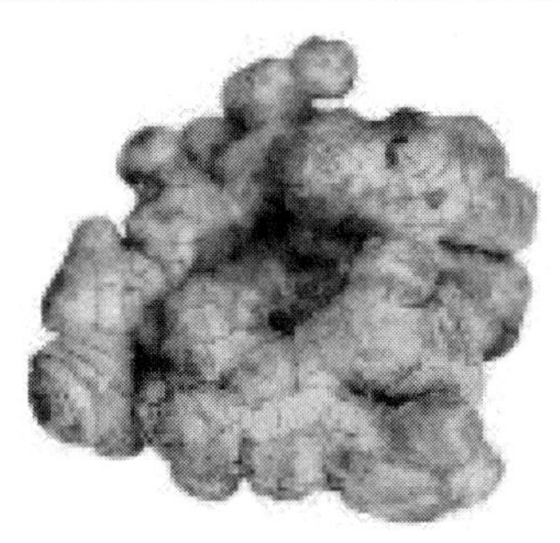

☑ 생강

생강(zingiberis rhizoma)은 대한 약전에 올라 있는 법률적인 의약품이지만 한국인의 음식 속에는 주로 조미료로 사용한다. 생강 속에는 "징게론,""징기베론,""징기베렌,""시네온,""쇼가올,""시트랄,""필란트렌,""메칠헵테론,""캄펜,""게르마늄"이라는 약용 성분들이 풍부히 들어 있어 감초 다음으로 많이 애용되는 생약이다. 그러나 감초가 주로 약용으로 쓰이며, 생강이 약용과 식용으로 쓰이는 것으로 보아서, 실제 효용도는 생강이 상위에 있다.

생강의 약효는 방향성 건위제의 기능이며, 식욕증진제로도 처방되고 있다. 위장을 보호해주고, 따뜻하게 해주기 때문에 헛구역, 설사에도 민간약으로 쓰이고 있다. 감기 몸살의 해열제로 생강차를 마시고, 두통과 신경통, 그리고 기침이나 해소병에도 약효가 있다. 게르마늄이 생체 내의 산소 이용률을 높여 줌으로 생강이 암 환자의 기호식품으로도 애용된다. 생명체 내에 들어 있는 유기 게르마늄은 산소 대용 물질로 효능이 있기 때문에 고혈압, 암 환자의 치료에 응용된다. 게르마늄은 지표수에도 가끔 미량으로 들어있는 것이 확인되지만, 생강, 마늘, 파, 인삼, 클로렐라 등에 이들의 함량이 높아, 의약품이나 건강보조 식품으로 사용되고 있다. 천연의 조미료인 생강, 마늘, 파속에는 항암성분인 게르마늄과 같은 원소가 들어 있어서 몸에 이로우나, 만성병의 예방과 치유를 위해서는 해로운 화학조미료는 사용을 자제해야 한다.

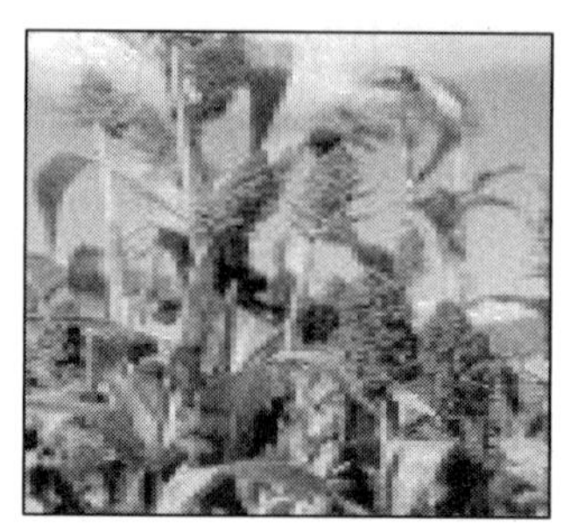

☑ 수수

수수는 빈혈 치료, 조혈, 청혈제다. 청혈이란 결국 피를 맑게 해주므로 면역기능을 항진시키는 곡물이다. 성서에서는"피는 곧 생명이다."고 가르친다. 수수라는 곡식은 원래 붉은 색이므로, 이 붉은색과 심장, 혈관, 소장이 깊은 연관관계를 가지고 있어, 수수가 조혈제, 또는 빈혈치료제임을 쉽게 알 수 있다. 수수 속에 아미그다린이 많이 들어 있기 때문에 수수는 곧 항암식품이며 탄수화물, 지방, 단백질, 비타민, 미네랄이 특유의 비율로 함유되어 있다.

수수 속에는 생체 내의 산소 이용률을 극대화시키는 비타민 B_{15} 즉, 판가민산이 함께 들어있다. 세계적으로 유명한 장수국 훈자의 국민들은 좀처럼 암과 같은 만성병에 걸리지 않는데, 이들은 육식을 하지 않는 대신 아미그다린의 보고인 살구를 즐겨 먹되, 씨까지 모두 먹고 있으며, 곡식 중에는 바로 이 수수를 즐겨 먹고 있다.

수수의 민간요법으로는 위장이 아플 때- 수수쌀뜨물을 따뜻하게 데워서 수시로 마시면, 좋은 효과가 있다. 동창(凍瘡)에는 수수가루를 검게 볶아 계란 흰자위에 개어서 붙인다.

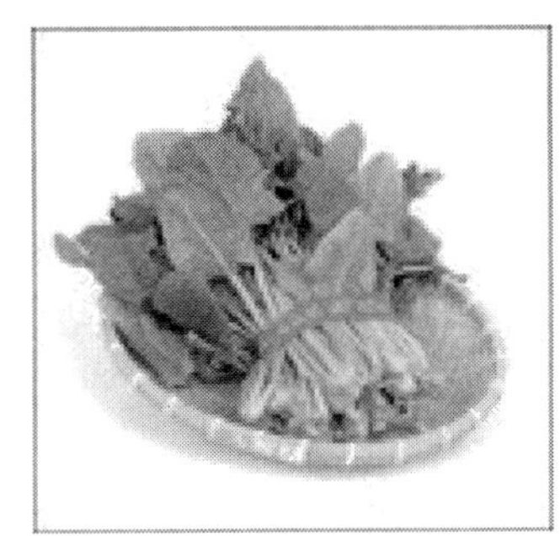

☑ 시금치

시금치 속에는 비타민 A · B · C · D가 고르게 분포되어 있다. 시금치 100g 중에는 비타민 B_1, B_2가 각각 0.12mg, 0.30mg 들어 있으며, 비타민 A는 국제단위로 8,000IU가 들어 있는데, 성인의 경우 1일 비타민 A 권장량은 5,000IU이다. 권장하는 1일 필요량보다 훨씬 많은 양이 들어 있다. 비타민 A는 베타카로틴이라는 성분에서 출발하여, 생성되는 것인데, 이 베타카로틴은 항암물질로 확인되고 있다.

노벨상을 두 번 수상한 라이너스 폴링 박사는 비타민A의 1일 권장량이 5,000IU 이지만, 암 환자들에게는 1일 25,000IU ‑35,000IU까지 투약할 때 항암 효과를 기대할 수 있다고 한다. 이는 시금치 1일 500g 섭취로 항암 효과를 기대할 수 있다는 것과 같다. 시금치에는 100g당 100mg의 비타민C가 들어있고, 항빈혈인자인 엽산이 들어있어, 빈혈 환자들에게 크게 도움을 주는 채소이다.

☑ 양배추

일명"캐비지"라는 양배추는 세계 여러 나라에서 재배되며, 서구적 식단에는 거의 등장하는 약성 식품이다. 서양의 3대 건강식품으로 꼽히는 양배추 속에 들어 있는 성분은 단백질, 탄수화물, 지방은 물론 회분, 유황, 인, 철분 등 미네랄과 주로 녹색 부위에 비타민A, 황색 부위에 비타민B군, 그리고 비타민U가 들어 있어, 비타민의 창고라고 불릴 만큼 풍부한 비타민을 함유하고 있다. 비타민U는 위산과다증이나 위궤양에 치료 효과가 있는 비타민U이다. 그래서 양배추를 원료로 하여, 비타민U를 추출, 제제화시켜, 위장병 치료제로 시판되고 있다. 오방색에서 노란색의 식품이 위장병에 약효를 준다는 동양의학적 소견이 현대 의학적으로 입증된 것이다. 물론 비타민U라는 위장병을 치료하는 생리물질들이 양배추 속에 풍부하게 들어있다 해도, 양배추를 먹는 것만으로는 위장병을 치유시킬 수 있는 충분한 용량이 아니기 때문에, 단기일 내에 위장병 그 자체를 용이하게 치료하지는 못할망정, 발병의 예방에는 필수적이라 할 수 있을 것이다. 위장병 환자식에는 양배추나 노란색의 좁쌀이 들어가야 한다는 것이 바로 식이요법의 핵심이 된다.

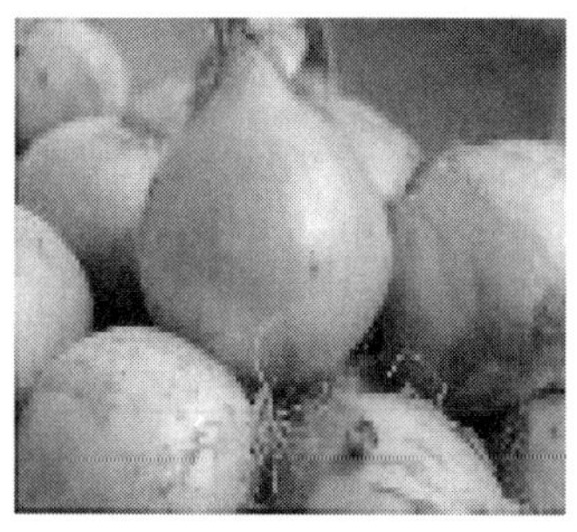

☑ 양파

6000년 전 고대 이집트에서는 양파를 위대한 약이라고 불렀다는 기록이 있다. 양파에는 인산소다, 석회, 알리신, 비타민A, 비타민B군 비타민C, 이눌린, 겔세친 등 생리물질이 들어있다. 알리신이라는 성분은 성기능을 자극하기 때문에 정력제로 쓰여 진다는 사실은 앞에서 마늘을 설명할 때 언급한 바 있다. 주목해야 할 성분은 양파 속에 들어있는 겔세친이라는 성분이다. 이 겔세친은 혈관을 강화시키는 작용 때문에, 고혈압, 동맥경화증 환자들이 즐겨 먹어야 할 성분이다. 중국인들이 기름진 음식을 즐겨 먹지만, 고혈압이나, 뇌졸중, 또는 동맥경화증과 같은 혈관성 질병이 적은 것은 양파나 마늘을 즐겨 먹고 있어 그 속에 들어 있는 겔세친과 같은 성분에 의해서 발병을 억제했기 때문이다. 겔세친의 또 다른 효과는 알레르기 현상을 억제한다는 것이며 알레르기 현상을 억제한다면, 이는 결국 면역기능을 정상화시킨다는 것과 같아서, 근래에 급증하는 혈관성 질병이나, 암성, 또는 만성간염 환자들 모두가 효과를 기대 할 수 있다. 겔세친 함량이 높은 붉은색의 양파 껍데기를 차 마시듯, 달여서 마시면, 혈압강하 작용을 기대할 수 있으며 동양 의학에서는 양파가 감기에도 좋고, 만성 폐렴에도 좋다고 한다. 독충에 물렸을 때에도, 양파즙을 바르면, 효과가 좋으며 화상에도 역시 진통작용이 탁월하다.

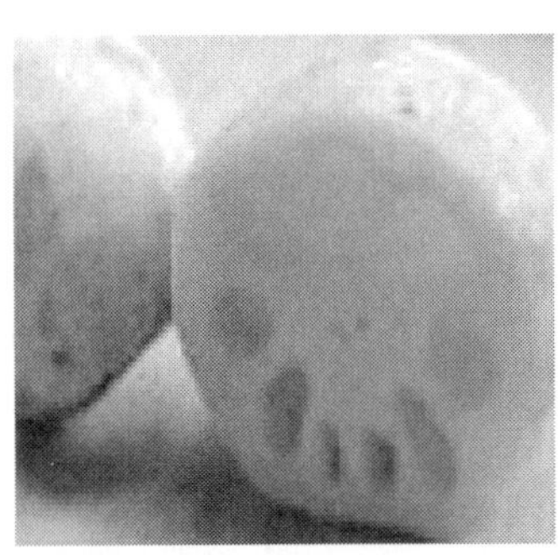

☑ 연근

불교에서는 극락세계를 연꽃으로 둘러싸인 평화의 동산이라고 하여 연화세계(蓮花世界)라고 부르며, 연사(蓮寺)는 불교의 사원을 말한다. 그래서 이 연근 요리를 고급 요리로 분류한다. 연근 속에 들어 있는 성분은 주로 당질이고, 각종 아미노산이라는 영양물질이 농축되어있다. 아미노산으로는 알기닌, 아스파라긴산, 타이로신, 티록신, 레시틴, 펙틴이며, 비타민C도 풍부히 들어있다. 아스파라긴산은 니코틴의 해독작용을 하며, 각종 독성물질에 대한 해독작용을 하는 물질로, 이 물질이 결핍되면, 몸이 허약해지고, 천식이나, 두드러기 같은 알레르기성 질환에 잘 걸리며, 정도가 심하면, 위궤양을 일으키기도 한다. 알기닌과 타이로

신은 성장과 발육을 관장하고, 레시틴은 강장, 강간의 작용이 있으며, 두뇌를 좋게 하고, 혈중에 지방이 많이 축적되는 것을 예방해 준다.

본초강목에는 "연씨는 기력을 기르고, 백병을 없앤다. 오장을 보호하고, 갈증을 없애주며, 이질을 달랜다. 심신을 편하게 하며, 충분히 먹으면, 기분이 상쾌해진다. 날것으로 먹으면, 헛배가 불러지므로 익혀서 먹어야한다. 연즙은 토혈을 멈추게 하며, 어혈을 풀어준다. 생식하면, 토사관란 후의 허갈을 다스리고, 쪄서 먹으면, 오장을 크게 보호한다."고 하며 민간요법에서는 야뇨증에 특효가 있다 하며 노인성 양기 부족에도 좋다.

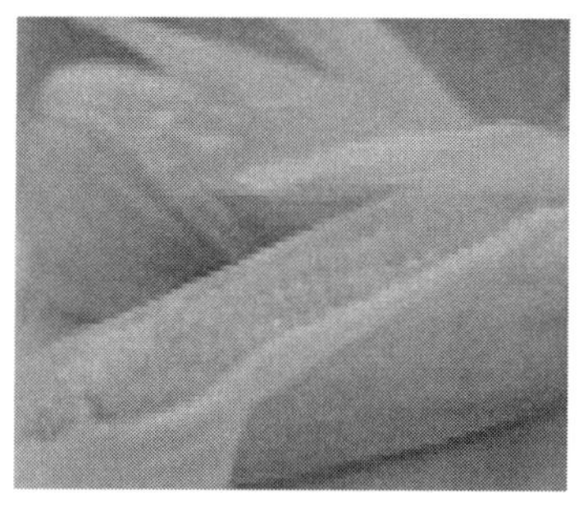

☑ 옥수수

곡식 중에 비타민E가 많이 들어 있는 것이 밀과 옥수수이다. 비타민 E라는 토코페롤은 혈관벽의 유연성을 유지시켜 주며, 항산화제로서 세포의 변성을 막아주기 때문에 항암성까지 인정받고 있는 비타민이다. 여성들의 경우 이 토코페롤이 필요한 이유는 임신에 관계하는 비타민이기 때문이며 토코페롤이 결핍되면, 불임증 현상이 올 수 있기 때문에 여성에게 필수비타민이다.

옥수수는 위장과 신장, 특히 정력식품으로 인기가 좋으며, 옥수수수염은 특유의 이뇨작용에 의하여 부종, 소변불통, 당뇨병, 고혈압, 신결석, 방광결석, 각혈, 토혈 등에 처방되는 한약이다. 옥수수는 영양의 가치도 높아, 탄수화물 중에는 포도당, 자당, 호정의 분포도가 높으며, 비타민 A, D, E, F, B군 등 다양한 비타민이 함유되어 있으나, 콩과 같이 비타민 C가 들어 있지는 않다. 옥수수에 들어있는 단백질은 주로 필수 아미노산이 주종을 이루고 있으나, 성장에 관계하는 트

106

립토판, 글리신, 리진 등 필수 아미노산이 들어 있지 않지만 리놀산, 리놀에인산 등 필수지방산이 들어 있다. 옥수수의 체내 결석형성 제어작용은 비타민 F라는 필수 지방산 때문이며 비타민 F는 혈관벽을 유연하고 튼튼하게 해주며, 동맥경화증, 고혈압을 예방할 수 있는데다 세포의 노화를 방지해 주기도 하며, 머리털이 희어지고, 빠지는 것도 예방할 수 있다.

☑ 율무

율무 차, 율무 엑기스, 율무 죽 등 율무를 원료로 한 제품 들이 범람하고 있어, 이제 율무를 모르는 사람은 거의 없다. 율무는 본래 야성이었으나, 약효가 입증되어 이제는 약용식물로서 재배되고 있다. 율무는 포아풀과에 속하는 일년생 초본식물의 종자이다.

율무는 의이인이라고도 하는데, 이는 잡초와 같이 강인한 생명력을 갖고 있어, 아무 땅에서나 잘 자라, 열매를 맺는다. 알려진 율무의 약효 성분은 "코익세놀라이드"를 위시해서 전분 51.9%, 단백질 17.6%, 지방 7.2%, 수분 10%, 그리고 각종 지방산이 함유되어 있다. 이 중에서"코익세놀라이드"라는 성분은 복수 암의 증식을 억제한다는 발표도 있으며 약리 실험에서 혈압강하, 혈당강하 작용이 있다고 알려져 있다. 이 외에도 율무를 상식하면 위가 순화되고 장을 도와주며 폐를 맑게 해주는 효능도 있다. 맹장염, 신장염, 고혈압, 소화불량, 기관지염, 천식 등에도 이 율무를 처방하고 있으며, 물사마귀가 몸에서 떨어져 나간다고 알려져 있다.

율무의 항암작용을 기대하며 애용 할 정도로 탁월한 약성을 가지고 있으나 아직 항암작용 기전이 밝혀지지 않아 민간약의 굴레를 벗어나지 못하고 있다. 한방에서는 이 율무를 자양강장제로, 피부 미용이나, 구취 제거에 탁월 능력을 인정하면서 사용하고 있다. 율무의 혈당강하 작용 때문에 당뇨병 환자들에게도 사랑받는 약성 식품이지만 이런 약효를 기대하여, 많은 양을 섭취하면, 임신 초기의 산모에게 자연유산이라는 역작용도 있으며, 남성의 경우 성기능이 떨어지는 경우도 있다. 율무의 상용량은 통상적으로 20 ~50g 정도를 차처럼 달여서 먹기도 하고, 현미나 좁쌀과 함께 밥을 지어서 먹는다. 중국에서는 아침에 죽을 먹는 경우가 많은데, 이때 율무죽을 만든다. 이것을 사신죽이라 하는데 이는 불가, 선가, 유가, 도가에서 애용하는 음식이기도 하다. 정백 가공 식품이나 인스턴트 식품, 육류식품들이 홍수를 이루는 요즈음의 세태에 이러한 사신죽을 가족들이 한데 모여 1주일에 한 번 정도만이라도 즐겨 먹을 수 있다면 가족들의 건강관리나 만성병 예방에도 크게 도움이 될 것이다.

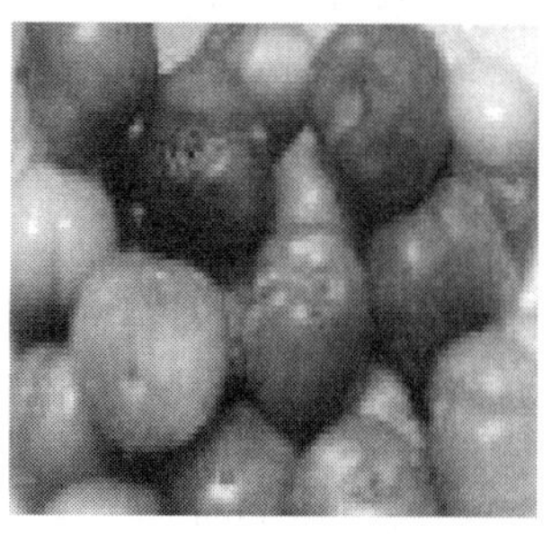

☑ 자두

자두는 비타민과 미네랄의 보고이며 비타민A, 비타민B군, 비타민C를 비롯하여, 칼륨, 인, 칼슘, 마그네슘, 나트륨, 동, 철, 망간, 그리고 탄수화물, 지방, 단백질, 섬유질 등이 균형 잡혀 들어 있다. 자두는 칼륨과 칼슘, 그리고 나트륨 등 함량이 높아, 알칼리성 식품이며, 살구나 매실, 사과 등에 많이 들어 있는 아미그다린이라고 하는 제암성분도 다량 함유되어 있는 우수한 약성 식품이다. 자두 100g 속에 들어있는 칼륨은 880mg, 인 100mg, 칼슘 65mg, 마그네슘 55mg, 나트륨 9mg, 철분 4mg, 탄산염 및 산화물이 998mg로 분석되고 있다. 자두는 오래 전부터 정장 작용과 아울러 알칼리성 식품으로 그 가치가 인정되고, 현대인들이 산성 식품 일변도의 식생활을 함으로써, 문제가 제기되고 있는 체질의 산성화를 막을 수 있는 좋은 과일이다. 모든 과일이 그러하듯 자두도 예외는 아니어서, 특별한 색깔을 가지고 있는데, 겉은 붉은데, 속이 노란 것이 있으며, 겉은 노란색인데 속이 붉은 것도 있다. 이것은 자연의 먹거리들 속에는 반드시 약효 성분이 들어 있으니, 선별하여 섭취하면, 좋다는 것을 의미한다. 붉은색은 심장과 소장, 그리고 혈관성 질병에 약효가 있으며, 노란색은 위장과 비장에 약효가 있는데, 혼합된 색상의 것은 일종의 조제가 되어 있다는 것을 의미한다. 자두가 소화기능을 향진시킨다는 것이나, 고혈압 또는 저혈압에도 유익한 식품이 된다는 것은 이 때문이다. 자두는 칼륨을 많이 함유하고, 나트륨의 함량이 적어, 모두 혈관성 질병에 유익할 수밖에 없다. 자두는 생과일로 많이 먹히고 있으나, 건조시켜 먹기도 하며, 통조림 또는 주스의 형태로 상품화된 것도 있다. 자두는 여성의 피부미용에도 좋은 과일이다.

☑ 좁쌀

좁쌀은 한랭한 고온지대에서 재배되는 약용식물이다. 찰좁쌀, 메좁쌀 있지만, 영양의 가치나 약효는 같으며 환자에게는 좁쌀미음 죽이 좋은 약이다. 좁쌀에는 단백질 10.1%, 지방질 3%, 탄수화물 72%, 섬유질 2.5%, 수분 10.6%, 그리고 회분, 칼슘, 인, 철, 비타민 B_1 B_3 B_6 B_{15} B_{17} 등이 고루 분포되어 있으니, 좁쌀 100g은 335칼로리의 열량을 낸다. 황제내경 소문(素問)에는 비장과 위장은 표리의 관계가 있어, 매일 좁쌀떡 2개를 먹으면, 소화 기능이 향상된다고 하였다. 좁쌀 농사짓는데 농약은 필요 없으며 잡초와 같이 아무 곳에서나 잘 자란다. 건강관리를 위해서나, 자연치유력의 증진을 위해서 아래와 같은 처방을 공개한다. ① 현미, ②좁쌀, ③보리, ④밀, ⑤수수, ⑥콩, ⑦팥, ⑧율무, ⑨참깨 등 9가지 곡식을 같은 분량, 즉 반 되면 반 되, 한 되면, 한 되씩으로 하여, 미숫가루를 만들어 놓고, 간식으로 즐길 수도 있고, 물을 마실 때도 몇 스푼씩 타서 마시면, 9가지 곡식의 생명력을 먹는 것이 되어, 질병의 치유나 치유기간을 단축할 수 있게 된다. 많은 이용을 기대한다. 이러한 처방 물질들이 바로 식원병 환자들의 질병을 근본적으로 고쳐 주게 될 것이다.

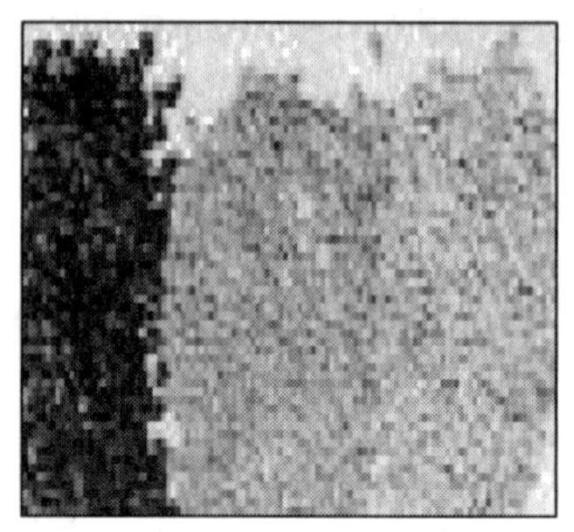

☑ 참깨

참깨는 모든 조직 세포에 산소를 공급하여 암세포의 생성을 억제하는 판가민산(비타민 B$_{15}$)이 들어 있고, 결석을 예방해주며, 동맥경화증을 예방해주는 비타민 F(리놀레인산)가 들어 있다. 참깨에는 당뇨병 예방과 치유물질인 섬유질이 12.1% 들어 있으며, 인체 내에서 합성되지 않는 필수지방산인 리놀산, 올레인산, 아라키돈산, 리놀레인산과 필수 아미노산인 트립토판, 메치오닌, 시스틴이 들어 있다. 강력한 항결핵제인 PAS나 스트렙토마이신보다도 살균력이 강한 카프린산이 들어 있는가 하면, 혈관의 유연성을 유지해부며, 여인의 임신을 가능하게 해주는, 그리고 세포의 노화를 막아주는 비타민 E라는 토코페롤의 보고이며, 단백질 19.7%, 지방 45.5%, 수분 7.7%, 당질 8.9%, 섬유질 12.1%, 회분 4.3%, 칼슘, 인 등 미네랄과 각종 비타민이 고루 분포되어 있다.

참깨에는 검은깨, 흰깨, 그리고 푸른 깨 등 3종이 있다. 동양의학에서 주장하는 오장오색의 관념에서 볼 때는 신장, 방광, 기관지, 폐, 그리고 간장과 쓸개에 약효를 주는 식품이다. 참깨에 들어있는 카프린산은 합성약품인 PAS, SM이라는 항결핵제보다 살균력이 강하다는 보고가 있다. 또한 민물조개, 바지락조개, 대합, 오징어, 은어 등을 먹고, 식중독이 왔다면, 참기름 한 수저를 먹으면, 즉효가 있다.

☑ 콩

콩은 인간의 먹거리 중에서 최상의 것 중에 하나이며 거름을 주어 농사를 짓지 않아도 아무 곳에서나 잘 자라서, 열매를 맺는다. 또한 콩에는 붉은 콩, 노란 콩, 흰 콩, 검은 콩, 푸른 콩 다섯 종류의 색깔이 있다. 색깔의 의미는 ① 붉은색 : 심장, 혈관, 소장의 약효, ② 노란색 : 위장, 비장의 약효, ③ 흰색 : 기관지, 폐, 대장의 약효, ④ 검은색 : 신장, 방광, 생식기의 약효, ⑤ 푸른색 : 간장, 담낭의 약효를 표시한 것이다.

오장오색의 관계에 의해서 오장육부에 골고루 약효가 있음을 나타내는 곡물이다. 콩의 성분은 섬유질을 위시하여, 탄수화물, 지방, 단백질, 미네랄, 비타민 등 6대 영양학적 생리 물질이 고루 분포되어 있는, 인간을 위한 가장 완벽한 곡물이다. 단백질이 42%, 지방이 18.5%, 탄수화물이 21.2%, 식품 섬유질이 4.3%, 그리고 미네랄이 5.6%이며, 기타는 비타민과 수분이다. 지방은 필수지방산인 리놀산, 리노레인산, 아라키돈산이다.

이 3대 필수지방산은 생체 내에서 일어나는 프로스타그란딘(prostagrandin)의 기초 물질들이다. 이 프로스타그란딘은 일종의 국소 호르몬인 생리활성물질로서 ①혈관의 확장, ②동맥압의 저하, ③과잉 콜레스테롤 합성 억제 작용, ④염증 억제 작용, ⑤T임파구의 활성화, ⑥이상세포 증식의 억제, ⑦혈소판 응집의 억제, ⑧체내 지방의 대사 촉진, ⑨위액 분비의 과잉생성을 억제, ⑩장기 근육의 경화 현상 억제, ⑪노화방지 등 작용을 하는 순간 대사 호르몬인데, 이들 3가지 필수 지방산들이 바로 프로스타그란딘 생성의 원료 물질이라는 점이 중요하다.

콩 속에 들어 있는 비타민들은 비타민 B군과 비타민E, 비타민A, 비타민K 등이며, 미네랄로서는 칼슘, 인산, 망간이 주종을 이룬다. 특히 괄목할 만한 콩의 성분은 레시틴으로 주로 콩류식품을 원료로 해서 얻어지는 물질이며 지방을 에너지로 바꾸어주는 일을 한다. 혈액 속에 과잉으로 들어온 지방질의 처리나, 간장에 지방질이 많이 남아있는 지방간 문제를 해결할 수 있는 가장 근본적인 대안도 콩을 애용하는 식생활로의 전환일 것이라고 추론 할 수 있다. 현재 레시틴은 의약품으로도 시판되며, 건강보조식품으로도 널리 사용되고 있다. 콩에 전혀 없던 비타민C는 콩이 싹트기 시작하면 자연적으로 생겨나서 콩나물은 비타민C의 보고가 된다. 미국의"100만인 식량 재단"이사장 마크 스타나 박사는 콩이 제암 효과만 있는 것이 아니라, 비만증, 고혈압, 동맥경화증, 신장병의 예방과 치료에 효과가 있다고 인정하고, 영양물질의 보물단지임을 강조하며, 두유 마시는 것을 권장하고 있다. 콩나물을 비롯하여, 콩떡, 콩 송편, 콩국, 된장, 콩가루, 콩자반, 콩죽 등 얼마든지 환자들의 식성에 맞출 수 있어, 질병에 시달리는 환자들이나, 피로에 지친 현대인들에게는 매우 유용한 최상의 식품이다.

☑ 파슬리

파슬리는 미나리과에 속하는 식물로 영양 성분은 β-카로틴, 비타민B1, B2, C등의 비타민, 칼슘, 칼륨, 철 등의 미네랄이 많이 포함되어 있다. 또, 식이 섬유나 엽록소 등도 포함되어 있다. 독특한 향기나 성분은 정유 성분에 의하는 것으로 피로 회복, 식용 증진, 구취 예방, 식중독, 예방 등의 효과가 있다고 여겨지고 있다.

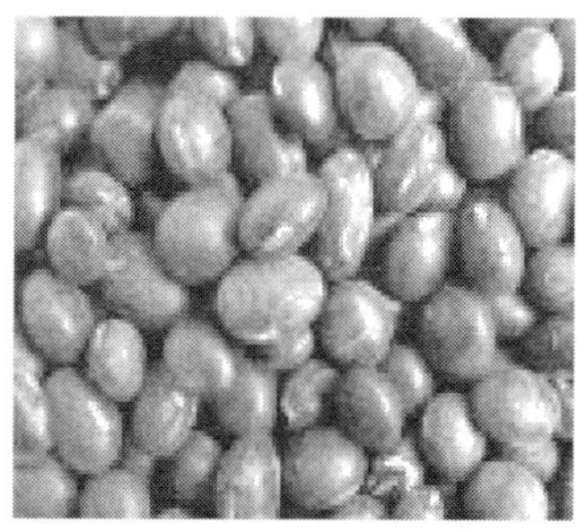

☑ 팥

우리 민족은 예로부터 백일잔치나 돌잔치, 그리고 1년 농사를 다 짓고, 추수가 끝나면, 수수팥떡이나 팥고물이 들어간 시루떡을 만들어 먹었다. 이는 새롭게 탄생된 아이들과 가족의 몸속에 건강한 피를 만들기 위한 방법 중의 하나였으며, 농사짓기에 지친 피로를 풀기 위해 시루떡을 만들어 먹었다. 팥 속에는 단백질 38%, 지방 10%, 탄수화물 25%, 그리고 비타민과 미네랄이 들어있다. 특히 단백질 중에는 리신, 스테로닌, 트토판이라는 필수 아미노산이 들어 있어 좋고, 이밖에도 다른 아미노산들이 풍부히 들어 있어, 팥을 "밭에서 나는 고기"로서, 콩 다음으로 좋은 단백질 보급원이라고 평가한다. 또한 지방을 에너지로 전환시키는 레시틴도 많이 들어 있어, 간장 기능 회복을 위해서도 좋을 뿐 아니라, 팥 속에 들어 있는 사포닌 성분은 체내에서 노화를 촉진시키는 과산화지질의 생성을 억제하고, 용해시키는 작용이 있어, 노화를 방지하고, 동맥경화증을 예방하기도 한다. 팥은 컬러푸드(color food)로서도 매우 훌륭하며 붉은 색의 팥은 심장과 혈관과 소장에 도움을 주고, 담황색 팥은 위장과 비장에 도움을 주기 위함이며, 회색 팥은 검은색과 흰색의 혼합 색깔이므로, 신장과 생식기를 왕성하게 하면서, 기관지나 폐에 약효를 주기 위함이라고 해석된다.

☑ 현미

백미와는 달리 현미는 각종 생활습관병(성인병)을 예방하고 치유하는 탁월한 기능이 있다. 백미보다 혈당지수가 낮아 당뇨병 환자에게도 좋은 효과가 나타나며 그 외에 고혈압, 고지혈증, 협심증 등 각종 심혈관계 질환에도 각종 임상에서 좋은 결과를 나타내고 있다. 원래가 쌀은 씨눈이 함께 붙어있는 현미를 의미하며 쌀에는 반드시 배아가 붙어있어야 약효가 있는데 약이 되는 물질은 씨눈 속에 들어 있기 때문이다. 탄수화물, 지방, 단백질은 쌀의 덩어리 속에 들어 있지만, 비타민이나 미네랄은 씨눈 속에 들어있다. 현미의 씨눈 속에는 중금속을 해독시키는 "휘친산"을 위시해서 각종 섬유질과 비타민B_1, B_2, B_3, B_6, B_{15}, B_{17}, 비타민E, 비타민C, 판토텐산, 콜린, 칼슘, 나트륨, 리놀산 등의 비타민과 미네랄이 그 특유의 균형을 유지함으로서 생리적인 기능을 한다. 하지만 백미는 이들 약효가 있는 씨눈을 쌀 기울이라는 이름으로 모두 갉아낸 것이다. 씨눈까지 먹는 현미는 섬유질이 풍부하여, 위장의 활동을 강화시키는 것을 물론, 소화의 시간을 지연시킴으로서 허기감이 없어 음식을 많이 먹는 것까지 방지해 주고 있다. 현미의 씨눈 속에 들어있는 "휘친산"은 일종의 중금속 해독물질로서 공해물질을 흡착, 배설시키는 작용을 한다. 혹자들은 이"휘친산"이 미네랄을 흡착하기 때문에 현미를 먹을 때는 미네랄의 소모량이 늘어난다고 하지만 "휘친산"은 생리적 물질로서의 미네랄을 흡착하는 것이 아니라, 독성물질로서의 금속물질을 흡착하는 것이기 때문에 아무런 걱정을 할 필요가 없다. 성분들 속에는 비타민B_{15}라고 불리는"판가민산"도 있는데 이"판가민산"은 물론 현미의 씨눈에만 들어 있는 것이 아니지만 현미가 주식이 되기 때문에 현미의 씨눈을 중시된다. "판가민산"은 호흡을 통하여 들어온 산소를"헤모글로빈"이 세포까지 배달시켜 놓으면, 세포의 문을 열고 세포 속으로 산소를 집어 넣어주는 물질이다. 모든 정상적인 세포는 산소에 의해서 생명을 유지하는데 만일 산소가 없거나 부족하면 이상세포 즉, 암세포로 바뀌거나 사멸한다. 그래서 이"판가민산"은 항암제의 기능을 수행할 수 있으므로 현미식이 암환자에게 권장된다. "휘친산"의 위력이 실험에서 증명된 사실은 체내에 들어온 수은(Hg)은 머리털, 손톱, 발톱을 통하여 배설된다는 것이다.

참고; 혈액형에 따른 상생 상극 식품

혈핵형	상생(相生)	상극(相剋)
O형	고기, 두유+파인애플	
A형	채소(브로콜리, 마늘, 양파), 파인애플, 키위, 두부	고추, 감자, 고구마, 양배추
B형	과일	닭고기, 옥수수, 메밀
AB형	두부, 곡류, 밀가루, 레몬 파인애플,	열대과일(대부분)

02

보건식의 민간요법

『현대의 과학적인 서양의학의 약물도 그 기초에는 대부분 민간약에 의해 개척된 것이라 할 수 있다. 특히, 합성 화학약품을 쓰는 데서 오는 약해(藥害:藥毒)가 많아진 오늘날, 민간약이나 민간요법을 무조건 「비과학적(非科學的)이다」라고 치부하고 무시할 수 없는 이유를 여기에서 찾아 볼 수 있는 것이다.』

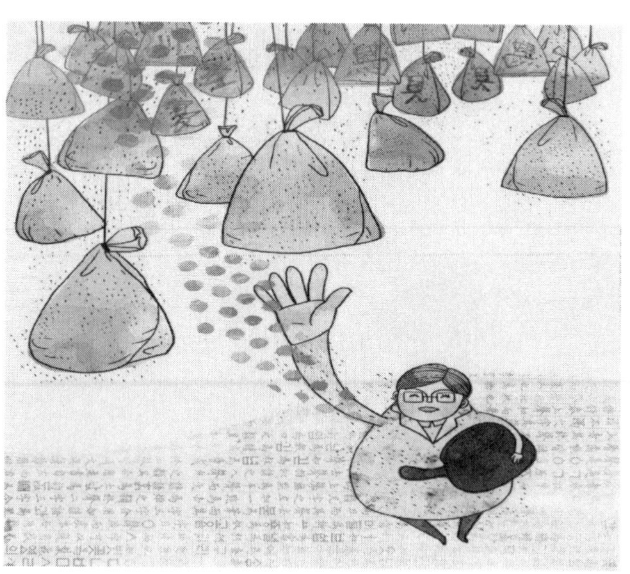

제2장
보건식의 민간요법

제1절 보건식의와 민간요법

1. 전통적인 민간요법의 이해

민간요법에 이용되는 약차, 약술, 약죽을 비롯한 갖가지 민간약은 원시적으로 소박한 약이지만, 오늘날의 새로운 약의 모태이기도 하다. 어떠한 민족에게도 그 민족 고유의 독특한 효과가 알려진 단방약초들이 민간에서 전해 내려온 약이 있다. 근대 의학으로 이용되고 있는 아편 제재로 만든 약물도, 모두 민간약으로 부터 태어난 것으로, 한약도 또한 민간약으로 부터 발달해 온 것이다.

지금 우리의 주변에는 온 세상의 온갖 음식들이 즐비하고 있다. 맛있는 것을 먹고 싶다고 하는 욕구는 자제하지 않고, 음식 붐이라고도 할 수 있는 상태가 계속 되고 있으며 각종 문명의 이기로 인해 신체활동은 줄어들고 운동부족이 되어 영양과잉 상태가 된다. 그로 인해 동반하는 이른바 생활습관병인 비만이나 성인병 등이 사회적으로 문제가 되고 있어 이제는「음식」에 의해서 건강을 되찾고자, 자연식이나 민간약초식품이 재검토되어 왔으며 전통적인 약차와 약술 등이 재조명 되고 있다. 이러한 생각은 이미 중국에서는 아주 오래전부터 있던 것이었다. 음식은 보다 맛있고, 보다 몸에 좋은 것이라고 하는 사상은 「藥食同源(약식동원)」이라고 하는 말에 나타나 있다. 이 의미는 원래 음식이나 약도 같은 근원으로부터 발생하고 있다고 하는 생각에서 출발하고 있다.

2. 민간약과 민간요법

중국에 유명한 전설이 있는데 약 6 천 년 전에 태양신 염제라고 하는 위대한 한 명의가 있었다. 명의 염제는 사람들에게 오곡의 성장을 재촉했다. 여기서 사람들은 「神農, 신농」이라고 하는 존칭을 염제에 바쳤다. 또 염제는 그 손으로 하고 있던 신성한 채찍으로 식물로 치면, 그 식물이 유독인가, 무독인가를 즉시 알았다고 한다. 뿐만 아니라, 염제 스스로 여러 가지의 식물을 먹어보고, 그 맛에 의해서 약효를 확인하여 많은 약초를 발견했다고 여겨지고 있다. 이것이 「신농전설」이라고 정해지고 있는데, 「신농(神農)은 농업의 신(神)과 동시에 의약의 신(神)도 있었다고 한다. 이와 같이 현재 한약이라고 하는 것은 원래 음식으로부터 발전해 온 것이다.

민간약이란, 구민의 묘약, 속세의 비약, 기방, 화약, 구급약 등의 이름으로 불리고 있다. 민간약은 일반 대중이 의료인의 진단과 처방에 의한 지도를 통하지 않고, 경험적인 판단으로 이용되었다. 민족별로 또는 지방마다 독특하게 민간에서 치료효과가 있다고 알려진 각종 묘약이나 향약(鄕藥)이 과학적인 증명을 거치지 않은 채 약효를 발휘하는 식물 등의 재료를 민간에서 약용으로 전승된 약이기 때문에, 입수가 용이한 것과 이용하는데 있어서 위험성이 없는 것이 중요한 조건이다. 아무리 탁월한 효과가 있어도, 위험성과 부작용을 수반하는 것은 민간약으로서 부적절하다고 볼 수 있다. 민간약의 재료는 식물, 광물, 동물의 광범위하게 걸치고 있지만, 오늘날에는 식물을 원료로 하고 있는 것이 가장 많으며 서양에서도 파이토케미컬이 주목을 받고 있다.

민간 약초와 한약이란, 서로 긴밀한 관계가 있고, 재료로서 이 양자를 구별하는 것은 어렵지만, 민간약은 단방 미(味) 혹은 둘 정도로 이용하든지, 만약 처방으로서 합쳐 조제되어도 지극히 간단한 것이 많다. 현대의 과학적인 서양의학의 약물도 그 기초에는 대부분 민간약에 의해 개척된 것이라 할 수 있다. 특히, 합성 화학약품을 쓰는 데서 오는 약해(藥害: 藥毒)가 많아진 오늘날, 약차와 약죽 약술을 비롯하여, 각종 민간약이나 민간요법들을 무조건「비과학적이다」라고 치부하고 무시할 수 없는 이유를 여기에서 찾아 볼 수 있는 것이다. 오히려 새로운 신약들은 전통적인 민간약을 재조명하는 가운데 이루어지는 부분도 매우 크며, 서양에서도 옛 수도원에서 발견된 식물약에 대한 고서의 처방전을 해석해 다시 되살리려는 노력을 하고 있다.

참고; 오장육부에 따른 필수약초

구분	補(허증)	瀉(실증)
간	오가피, 산조인, 산수유, 황기, 아교, 모과, 천궁	작약, 시호, 청피, 전호, 서각, 진피, 용담초
담(쓸개)	당귀, 산수유, 산조인, 오미자	작약, 시호, 청피, 황련, 목통
심장	원지, 백복신, 천문동, 맥문동, 토사자, 인삼, 금박, 은박, 죽염	황련, 고삼, 폐모, 전호, 울금
소장 (작은창자)	감초, 석곡, 모려	대황, 소자, 총백, 속수자
비장 (지라)	인삼, 황기, 백출, 복령, 진피, 반하, 건강, 맥아, 산약	지실, 적작약, 대황, 청피, 신곡, 산사자, 파두, 삼릉
위 (밥통)	인삼, 황기, 산약, 백출, 연실, 검인, 백련두, 축사	대황, 지실, 망초, 파두, 후박, 견우자
폐 (허파)	인삼, 황기, 아교, 오미자, 천문동, 사삼, 산약, 녹각교	방풍, 행인, 마황, 지각, 자소엽, 정력자, 상백피
대장 (큰창자)	오미자, 앵속각, 모려, 육두구, 목향, 가자	망초, 대황, 속수자, 도인, 마인, 지각, 빈랑, 총백
신장 (콩팥)	구기자, 오미자, 우슬, 두충, 녹용, 숙지황, 육종용, 구판	복령, 택사, 저령, 호박, 목통
방광	석창포, 속단, 익지인	차전자, 구맥, 활색, 망초, 택사, 저령, 목통
심포 (혈관)	황기, 토사자, 파고지, 육종용, 침향, 육계(계피)	대황, 망초, 모약, 지각, 황백, 치자
삼초 (호르몬)	인삼, 황기, 건강, 감초, 백출, 계지, 익지인	황백, 치자, 저령, 택사, 적복령, 대황, 빈랑

120

제2절   약차, 약술, 약죽 등의 민간요법 활용 예

다음은 각종 병증에 전통적인 식이요법인 약차와 약술, 약죽 등의 민간요법을 활용한 예이다.

1. 신경통 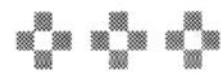

〖 약차요법 〗

▷율무차 ▷두충차 ▷모과차 ▷결명자차 ▷솔잎차 ▷오갈피차 ▷박하차 ▷유자차
▷국화차 ▷다시마차

〖 민간요법 〗

▷송진을 녹여 환부에 붙여둔다.
▷소주와 참기름을 같은 양으로 타서 1회 3회 마신다.

〖 약죽요법 〗

▷갈근죽
▷황기죽

(만드는 방법)

재료: 황기 5~15g, 진피 분말 1g, 백미 60g.

황기를 물에 끓인 다음 황기를 건져내고 그 물에 백미를 넣어서 죽을 만들고 나중에 진피 가루를 넣는다.

(주의사항)

1. 아침, 저녁 시간에 따뜻하게 하여 먹는다.
2. 열이 많은 사람이나 갈증이 심한 사람, 소변 량이 적고 소변색이 진한 사람, 오후에 미열이 많은 사람, 혈뇨가 많은 사람은 먹지 말 것.

〖 약술요법 〗

▷금모구척주(金毛狗脊酒)

식물이름: 구척.

산지: 중국이 산지이나 남해안 섬지방의 산이나 들 등 습지에 자생함. 대개 수입하는 실정이나 요즘 재배하는 농가도 있음.

이용부위: 뿌리.

채취시기: 가을.

유효성분: 전분 등.

효능: 강장의 효과, 요통, 신경통, 관절염, 부인병 일체에 효과.

출처: 충남 해안지방의 민간비법

담그는 법: 뿌리를 채집하여 수염뿌리를 제거한 뒤 사용해야 하는데 불에 살짝 구우면 수염뿌리가 제거된다. 깨끗이 씻어 물기가 빠지면 적당한 크기로 썰어 독이나 항아리에 담아 독한 술을 붓는다. 재료의 2~3배 가량 부어 밀봉하여 지하실이나 땅속에 보관한다. 대개 3~4개월이면 먹을 수 있으나 6개월

이상 두어 먹게 되면 약효가 더욱 뚜렷하다고 한다.

구척, 모과, 두충, 오가피를 같은 양으로 하여 얇은 베자루에 담아 독이나 항아리에 담고 독한 술을 재료의 2~3배가량 붓고 밀봉하여 6개월 이상 보존한 후에 먹는데 지하실이나 냉암소, 땅속에 묻어 두면 된다고 한다.

구척, 녹용, 백복령, 사상자를 합해서 담그는 것도 있다. 담는 방법은 위의 재료를 같은 양으로 넣은 다음 독한 술을 2~3배가량 부어 밀봉하고 냉암소에 6개월 이상 보존한다. 이렇게 해서 만들어 먹게 되면 여러 가지에 좋은 약주가 되는데 여성이 먹게 되면 생리불순, 백대하증을 치료하고 산전산후 요통, 사지골절통, 신경통, 관절염에 효력이 있다고 하며, 뒤가 깨끗해지고 악취가 없어진다고 한다.

남성이 금모구척주를 먹게 되면 습기, 냉기, 풍기를 제거하고 신장이 강화되며 근골이 튼튼해져 불로강정의 효과가 있고 조루증, 발기불능, 낭습 등 남성의 고민을 해결해 준다고 한다. 특히 신경통, 관절염, 요통, 사지관절통에 아주 좋은 효과가 있다고 한다.

금모구척에 대하여 문헌을 참고하자면 명(明)의 이중립(李中立)의 본초원시서(本草原始書)에 기록되어 있는데 구척의 뿌리에는 황모(黃毛)가 있고 내부는 청록 색 또는 붉은 색을 띠고 있다고 했다. 중국의 본초경 및 여러 문헌에 보면 구척은 개의 갈비뼈와 같이 생겼다고 한다. 그래서 남성의 정력제로 아주 훌륭한 약초이다.

▷ **도토리술**

식물이름: 갈참나무, 졸참나무, 참나무과의 낙엽 활엽 교목.

산지: 전국 각지.

이용부위: 열매.

채취시기: 가을.

효능: 관절염, 신경통, 류머티즘.

출처: 전국적으로 전례 되었던 민간비술

만드는 방법: 도토리를 시루에 한 번 쪄낸다. 찐 도토리를 다시 절구에 넣고 짓찧어 독에 담은 다음 탁주 원액이나 독한 소주를 재료량의 2~3배정도 붓고 밀봉하여 냉암소나 지하실에 두었다가 2~3개월 지난 후에 마신다. 뼈마디가 쑤시고 저린 관절염에 특효하며 신경통에도 큰 효과가 있다.

▷ 명감주, 토복령주(土茯笭酒)

식물이름: 청미래덩굴, 명감나무, 백합과의 낙엽 활엽 덩굴성 나무.

산지: 전국각지 양지바른 산기슭에 자생함.

이용부위: 열매, 뿌리.

채취시기: 가을.

유효성분: 사포닌 등.

효능: 관절염과 매독성 임파선염 등.

만드는 방법: 명감은 전국각지에 많이 자생하는데 가을철 열매가 빨갛게 송이를 이루면 매우 아름답다.

가을철 청미래덩굴나무 뿌리(토복령)를 채집하여 물에 깨끗이 씻어 뿌리껍질을 벗기고 적당하게 썬 후에 독에 담은 뒤 재료량의 2~3배의 술을 넣고 냉암소나 지하실에서 4~5개월 보존한 다음 먹는다. 하루에 세 번 식전에 한 잔씩 마신다. 저녁 잠자리에 들 때는 좀 취하게 마신다.

열매를 술에 담가 마시면 대변불리, 변비에 좋고, 또 뿌리를 담가 마시면 각종 매독성 관절염이나 매독균, 임질균 등에 좋다고 한다. 오래 마시면 뼈와 근육이 단단해지며 뼈가 약한 사람(살짝 부딪쳐도 뼈에 금이 가고 부서지는 사람)

에게 좋고, 근육이 힘이 없어 축 늘어져 있는 사람, 조금 무리하면 전신이 쑤시고 아프면서 몸살이 나는 사람에게 좋은 약술이 된다고 한다.

▷ 쇠비름술

식물이름: 쇠비름, 쇠비름과의 1년초.

산지: 전국 각지의 밭둑에 자생.

이용부위: 전초.

채취시기: 9월.

효능: 각종 관절염, 위장병 일체, 대장염.

만드는 방법: 채집하여 음건(陰乾)한 후에 깨끗이 씻어 물기를 제거하고 독이 니 항이리에 담이 제료량의 2~3배 정도 술을 붓고 밀봉하여 냉암소에 저장한 후 4~5개월 후에 먹는다. 각종 장부의 염증이나 입병, 목병에는 쇠비름을 불에 태워 재를 술에 담가 먹는데 베보자기에 싸서 독한 술에 담근다.

2. 요통 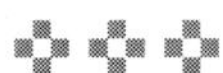

〖 **약차요법** 〗

▷오갈피나무차를 마시면 효과적이다.

▷두충차를 마시면 효과적이다.

〖 **약죽요법** 〗

▷갈근죽 ▷황기죽

〖 **약술요법** 〗

▷금모구척주(金毛狗脊酒) ▷도토리술, 명감주, 토복령주(土茯笭酒) ▷쇠비름술

▷계당주

이는 계피와 당귀를 합해서 담근 술이다. 육계의 겉껍질을 갉아 내어 깨끗이 손질해 놓고 당귀를 건조시켜 깨끗이 손질한다. 두 가지 재료를 적당히 썰어 같은 양으로 하여 독이나 항아리에 담고 독한 술을 재료의 2~3배 정도 붓고 밀봉하여 지하실이나 냉암소에 보존한다. 기간은 6개월 정도다.

효과로는 발한과 두통, 몸살감기에 아주 효과적이며 피로회복에 좋고 소화촉진과 위장질환 등에 좋은 약주가 된다. 또 간장과 신장 기능을 강화시키며 이에 대한 질환의 예방도 된다고 한다. 특히 여성이 계피주를 먹게 되면 생리분비를 촉진시키고 몸에서 나는 악취를 제거해주며 어혈, 타박 등 혈액순환을 도와주어 정신이 맑아지기도 한다고 한다. 단, 임신부는 이 술을 먹지 않는 것이 좋다. 왜냐하면 여성 생리분비를 촉진시켜 낙태의 위험이 있기 때문이다.

계당주는 남녀 피로회복에 아주 좋은 술이며 과로에서 오는 모든 질환을 풀어준다고 한다. 즉, 심한 육체노동, 성교후의 피로감, 그로 인한 요통, 두통, 몸살감기 등에 계당주를 취하도록 마신 뒤 푹 잠을 자고 나면 단 한 번에 없어지는 경우도 있다고 한다.

계피주나 계당주를 담가두고 취하지 않도록 절제하며 장기간 마시게 되면 지칠 줄 모르는 체력이 되며 혈기 왕성해진다. 계피는 여러 가지 재료를 합해 10여 가지가 넘는 술을 만들 수 있다고 하는데 누구나 만들 수 있으며 효과 또한 좋고 몸에 전혀 해를 주지 않는 좋은 술이다.

3. 만성관절염 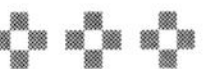

〖 약차요법 〗

▷속단차

속단 10g, 우슬 5g, 두충 5g, 모과 5g에 물 1리터를 넣고 30분간 끓인 것을 아침, 저녁으로 한 잔씩 마시면 효과가 좋다. 이는 체내의 혈액순환을 도와 관절의 통증을 없애 주면서 염증의 기운을 소변으로 배출시킨다.

▷세신차〔細辛茶〕

녹차 1g, 세신 4g, 감초 10g을 준비한다. 세신과 감초에 물 400~500㎖를 부은 후 5분을 끓인 다음 불을 끄고 녹차 잎을 넣어서 우려내어 마시면 된다. 하루에 한 번씩 이 차를 만들어 먹는데, 3회로 나누어 먹는다. 이 차는 풍을 없애고 습을 없애 주게 하는 효능이 있으며, 풍습성 관절염에 사용한다.

▷송엽차〔松葉茶〕

송엽 건조한 것 5g(신선한 것은 20g), 녹차 1g을 준비한다. 끓인 물에 송엽과 녹차를 넣고 5분 동안 뚜껑을 덮어 두었다가 우러난 차물을 마신다. 가급적 장기간 복용해야 한다. 이 차는 풍을 없애고 습을 말린다. 만성관절염에 사용할 수 있다.

〖 약죽요법 〗

▷갈근죽 ▷황기죽

▷천오죽

수치한 천오 5g, 생강즙 3㎖, 멥쌀 50g, 꿀 적당량을 준비한다. 멥쌀을 냄비에 넣고 물을 부어 끓인 후 가루 내어 놓은 천오를 넣고 약한 불로 2~3시간 끓인다. 쌀이 익어서 뭉크러지면 생강즙 및 꿀을 넣고 잘 섞은 다음 1~2번 정도 살짝 더 끓인 다음 먹는다. 이 죽은 통비(痛痺)에 좋다.

▷율무죽

율무 50g, 흰 설탕 적당량을 준비한다. 율무를 냄비에 넣고 물을 가하여 센 불로 끓인 후 끓게 되면 다시 불을 낮추어서 의이인을 익힌다. 의이인이 다익어서 뭉크러지면 흰 설탕을 가하여 잘 섞어서 먹는다. 이 죽은 착비(着痺)에 적합하다.

▷방기상지죽(防己桑技粥)

방기 12g, 상지 30g, 의이인 60g, 팥 60g을 준비한다. 위의 재료를 전부 냄비에 넣고 물을 가하여 약한 불로 2~3시간 끓여서 죽을 만들어 먹는다. 이 죽은 열비(熱痺)에 좋다.

▷방풍죽(防風粥)

방풍 10~15g, 총백 2개, 멥쌀 1~2량을 준비한다. 방풍과 총백을 달여서 약즙을 얻은 다음 약 찌꺼기는 버린다. 먼저 멥쌀을 이용하여 죽을 끓이고 죽이 다 되어갈 무렵 약즙을 가하고 죽을 약간 더 끓여 먹으면 된다. 이 죽은 풍한, 습비에 좋다. 풍한의 사기에 영향을 받아 감기가 걸렸을 경우에 사용한다.

〖 **약술요법** 〗

▷금모구척주(金毛狗脊酒)▷도토리술▷명감주▷토복령주(土茯笭酒)
▷쇠비름술

4. 중풍 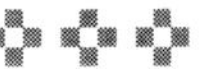

〖 약차요법 〗

▷죽력수나 대나무 삶은 물을 마시면 효과적이다.

〖 약죽요법 〗

▷갈근죽▷황기죽

〖 약술요법 〗

▷금모구척주(金毛狗脊酒)▷도토리술▷명감주,토복령주(土茯笭酒)

▷쇠비름술

▷죽력(죽초액)

죽력은 옛부터 내려온 민간요법이며, 지금도 한방에서 죽력을 생약재로 사용하고 있는 우리나라 전통 약재이다.

 죽력의 효능은 중풍(뇌졸증 포함),당뇨, 고혈압, 만성 피부병에 대표적으로 사용하고 있다. 그 외에 항암, 콜레스테롤 제거, 팔다리 저림에 아주 좋은 효과가 있다.

▷중풍에 복용법

 동의보감에 보면 "죽력(竹瀝)은 사나운 중풍과 흉중대열, 번민과 갑자기 발병한 중풍으로 인한 실음불어(失音不語)와 담열혼미(痰熱昏迷), 소갈(당뇨)를 다스리고, 파상풍, 산후발열, 소아의 경간과 일체의 위급한 질병을 다스린다. 고죽력(苦竹瀝)은 구창을 다스리고 눈을 밝히고 ,구규(九竅 : 인체의 아홉 구멍, 입, 눈, 코, 귀, 요도, 항문)를 통리하여 준다."라고 되었다.

죽력은 생강즙이 아니면 경(經)에 운행하지 못하니, 죽력 6푼에 생강즙 1푼을 넣어 쓴다.

※ 식전이나 식후 1시간(前後) 택하여 죽력10cc + 생강진액5~10cc 같이 섞어 1일2-3회 먹으면 되고 처음2~3일은 물100cc 정도에 넣어 먹고 차차 물에 양을 줄이거나 안 먹어도 된다.

▷ 당뇨와 고혈압에 복용법

중국의학대사전에서는 "죽력(竹歷)은 맛이 달고, 본성은 크게 차며 독이 없다. 화기를 내려주고, 담을 내리게 하고 건조한 것을 윤활하게 하고, 피를 걸러주고 위를 맑게 한다. 번민, 소갈, 자한(수시로 땀이 나며, 운동하면 더욱 심한 병증), 중풍, 구금, 산후의 실어증, 풍잠, 허담, 담미, 정신병, 전음증, 광은 양증, 해수(담이 없는 기침), 폐위, 흉중대열, 반위(음식물이 위속에 다 들어가지 못하고 오래 자라서 다시 반출되는 병증), 노복(중병을 치르고 완쾌되기 전에 괴로 하여 다시 앓는 것), 임부간모(애기 때문에 오는 병), 산후 다한, 소아경간을 치료하여 준다. 사망독(부자독)을 풀어주고, 단석(광물성약물)의 독이 발동하는 것을 그치게 한다. 갈증과 땀을 그치게 하며, 심번(心煩)을 제거한다."라고 쓰여 있다.

※식전이나 식후1시간(前後) 택하여 죽력10cc + 물100cc함께 1일2-3회 들면 된다.

죽력을 하루 3번 식후 1시간 후에 복용하여, 평균 보름이면 혈당을 절반정도 낮출 수 있으며, 과음, 과식, 과뇨와 만성 피로에서 벗어나며, 체중은 평균적으로 10kg정도가 늘어난다. 이것은 죽력의 차가운 성질 때문에 속에서 일어나는 열을 정상적인 몸으로 되돌려 놓기 때문에 목이 마르지 않으며, 속의 열기로 인하여 소화가 급속히 진행되는 것을 막아 식간에 허기짐을 없애준다.

5. 견비통 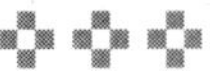

〖 약차요법 〗

▷모과대추차

모과는 근육과 뼈를 튼튼하게 해 뼛속까지 쑤시는 요통이나 어깨 결림, 산후 풍을 다스리는데 효과적이다. 모과 세 개를 깨끗이 씻어 물기와 씨를 빼 2mm 정도로 얇게 저민다. 용기에 모과 한 켜, 설탕 한 켜씩 번갈아 넣는데 설탕은 500mg이 적당하다. 모과 30g, 물 6컵, 대추 2개, 잣 1작은 술, 꿀을 깨끗이 씻어 껍질을 벗기고 씨를 발라낸다. 그리고 씨를 발라낸 모과를 얇게 저며서 햇볕에 말린다. 그런 후에 말린 모과를 깨끗이 씻어서 주전자에 물과 함께 넣고 서서히 달인다.

대추는 돌려깎기하여 씨를 발라내고 가늘게 채 썬다. 모과 맛이 우러나면 찻잔에 부어 대추채와 잣을 띄운다. 꿀이나 설탕을 기호에 맞게 넣는다. 건더기는 말려 한 줌씩 광목 주머니에 싸서 뜨거운 욕탕에 10분간 우려 목욕한다.

〖 약죽요법 〗

▷갈근죽 ▷황기죽

〖 약술요법 〗

▷도토리술▷명감주, 토복령주(土茯笭酒)▷쇠비름술

▷토복령

토복령은 비위를 돕고 근골을 튼튼하게 하며, 풍습의 사기를 몰아내고 관절을 부드럽게 한다. 아울러 설사를 멎게 한다. 근육경련과 뼈마디가 아픈 것을 치료하고, 나쁜 부스럼을 치료하여 독을 없앤다. 주로 뿌리줄기를 사용하며, 이

명으로는 토비해,산저분,선유량,냉반단,경반,산지율로 부른다. 설사를 멎게 한
다. 간과 위가 약한 자는 복용을 금하는 것이 좋다.

6. 무릎관절　　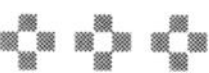

〖 약차요법 〗

▷율무는 소염 진통 작용이 매우 뛰어나 관절염 통증에 잘 든는다. 영양가가
높고 이뇨 작용이 뛰어나 비만에도 효과적이다. 씻은 율무를 물기를 뺀 다
음 볶아 율무 10~15g에 물 600ml를 붓고 보리차 끓이듯 약한 불에 은근
히 끓여 수시로 마신다.

껍질을 벗긴 율무를 재료로 쓸 때는 15g 정도를 사용하는 것이 적당하다. 또
한 껍질 벗긴 율무도 볶아서 사용한다.

〖 약죽요법 〗

▷갈근죽　▷황기죽

〖 약술요법 〗

▷금모구척주(金毛狗脊酒)▷도토리술▷명감주, 토복령주(土茯笭酒)▷쇠비름술

▷쇠비름

쇠비름은 길가나 밭에 흔히 볼 수 있는 잡초이다. 줄기와 잎이 다육질로 잎은
긴 타원 꼴이고, 줄기는 붉다. 한해살이풀로 줄기는 밑동에서 갈라져 땅을 기
면서 자라고 꽃은 6월에서 가을까지 노랗게 피며 열매는 꽃이 지고 난 뒤에

까맣게 익는다.

쇠비름을 오행초라고도 부르는데 이는 다섯 가지 색깔, 즉 음양오행설에서 말하는 다섯 가지 기운을 다 갖추었기 때문이다. 쇠비름은 다섯 가지 빛깔을 다 지니고 있다. 잎은 푸르고 줄기는 붉으며, 꽃은 노랗고, 뿌리는 희고, 씨앗은 까맣다.

동의학 사전에 보면 "쇠비름의 맛은 시고 성질은 차다. 심경, 대장경에 작용한다. 열을 내리고 독을 풀며, 어혈을 없애고, 벌레를 죽이며 오줌을 잘 누게 한다. 약리실험에서 강심작용, 혈압을 높이는 작용, 항균작용, 자궁을 수축시키는 작용, 피를 멎게 하는 작용 등이 밝혀졌다. 대장염의 예방 치료에 주로 쓴다.' 라고 되어 있으며, 본초 강목에는 '주로 모든 종루유목을 낫게 하며 현벽을 파하고 소갈을 멈추며 장을 튼튼히 하며 적백대하를 낫게 하며, 면포, 백독두창, 금창류혈, 옹창을 고쳐준다." 라고 쓰여 있다.

갖가지 악창과 종기를 치료하는데 놀랄 만큼 효험이 있다고 알려져 있다. 솥에 넣고 오래 달여 고약처럼 만들어 옴, 습진, 종기 등에 바르면 신기하리 만큼 잘 낫는다. 오래된 흉터에 바르면 흉터가 차츰 없어진다. 또한 피부를 깨끗하게 하는 효과도 있다. 몸속의 독소를 제거하고 대 소변을 원활하게 한다.

 이외에도 결창, 기부족, 근골 동통, 부종, 산후허한, 산후혈리, 치질초기, 적백대하, 음부종통, 여드름, 임파선결핵, 종기 등에 좋은 효과가 입증되고 있다.

▷ 쇠비름나물 : 부드러운 잎과 줄기를 소금물로 살짝 데쳐 햇볕에 바싹 말려 묵나물로 저장해 두었다가 물에 불려 양념에 무치든지 기름에 볶아 먹으면 맛이 썩 좋음. 잘 준비해 두면 좋은 겨울 찬거리가 된다. 봄부터 가을까지 계속 연한 순이 나오므로 아무 때나 뜯어서 데쳐서 찬물로 우려 낸 다음 양념을 해서 먹으면 맛도 그런대로 괜찮고 건강에도 유익하다. 피부가 깨끗해지고 몸속

의 나쁜 독소를 깨끗하게 청소할 뿐만 아니라 대변과 소변을 잘 나오게 한다.

7. 류머티즘 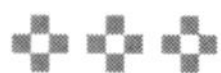

〖 약차요법 〗

▷명감나무뿌리(토복령)을 차로 마시면 효과적이다.

〖 약죽요법 〗

▷갈근죽▷황기죽

〖 약술요법 〗

▷금모구척주(金毛狗脊酒)▷도토리술▷쇠비름술

8. 간염 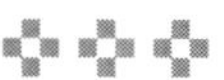

〖 약차요법 〗

▷하늘타리차 ▷감초차 ▷오미자차 ▷결명자차 ▷민들레차 ▷인동덩굴차

▷질경이차 ▷구기자차 ▷하늘타리뿌리차

▷냉이차

　냉이를 깨끗이 씻어서 햇볕에 말리거나 생채로 나물을 무쳐 먹는다. 냉이 4분의 3에다 쌀을 4분의 1을 넣고 멀겋게 죽을 쑤어 먹는 것도 좋다. 오래 계속하면 효과가 나타난다.

▷구기자차

 달이거나 생즙으로 반 컵씩 2회 복용한다.

▷율무뿌리

2컵의 물이 반이 되게 달여 복용하면 좋다.

▷하늘타리 뿌리차

 깨끗이 씻은 하늘타리 뿌리 40g에다 물 300cc 넣고 150cc 정도 되게 달여서 찌꺼기는 버리고 세 번에 나누어 하루에 다 먹는다

〖 식이요법 〗

▷계란 흰자를 식초에 하룻밤 재웠다가 먹는다. 여러 개를 반복하여 먹으면 급성 간염에 효과가 있으며, 계란 흰자에 부드러운 소금을 약간 넣어 옆구리(간장 부위)에 붙이기도 한다.

▷생당쑥 2, 솔잎 1, 대추 1의 비율로 섞은 다음 물을 넉넉히 넣고 푹 달여서 아무 때나 적당히 먹는다. 얼마 동안 계속하는 것이 좋다.

▷감초가루를 섞은 꿀은 간염을 비롯한 간장 질환, 위궤양, 복통, 정신안정에 효과가 크다.

〖 약죽요법 〗

▷갈근죽

▷인삼죽

(만드는 방법)

재료: 인삼분말 3g, 백미 150g.

인삼은 고미가 있으므로 설탕을 조금 넣기도 한다. 반드시 질그릇 냄비로 죽을 쏜다.

(주의사항)

1. 가을 겨울철의 아침 식사에 좋다.

2. 몸이 뜨겁다고 느끼는 사람, 본래 몸이 건강한 사람은 복용하지 않는 것이 좋으며, 더운 여름철에는 먹지 않도록 하는 것이 좋다.

3. 무와 함께 먹거나, 식후 1시간 안에 녹차를 마시는 것은 삼가는 것이 좋다.

4. 부종이 있는 경우에는 인삼의 항 이뇨작용 때문에 복용하지 않는 것이 좋다. 소변불리도 마찬가지이다.

〖 약술요법 〗

▷상심주(오디술)

식물이름: 뽕나무.

산지: 전국 각지의 산지에 자생. 농가에서 양잠에 쓰기 위해 재배도 함.

이용부위: 열매(오디), 가지, 근피.

채취시기: 오디는 7~8월경, 근피와 가지는 가을.

유효성분: 당분, 단백질, 회분, 유리산 등.

효능: 자양강장, 근피는 이뇨제.

출처: 경남지역의 민간요법.

만드는 방법: 오디는 뽕나무열매인데 흑자색으로 익는 것이 먹음직스럽다. 7~8월경에 오디를 따다가 담는데 뽕나무뿌리 껍질도 한약 상가에서 얼마든지 구할 수 있다.

물에 씻은 오디를 건져서 물기가 빠지면 독이나 항아리에 담고 재료의 2~3배 정도의 독한 술을 붓고 밀봉하여 지하실이나 냉암소에 보관하여 1~2개월 후에 먹는다.

뽕나무뿌리를 껍질만 사용하는데 뿌리껍질을 벗겨 겉껍질은 긁아 버리고 손질한 다음 적당하게 썰어서 독이나 항아리에 담는다. 이때 원잠아(누에나방이)

수놈 반 근, 뽕나무뿌리껍질 3근을 같이 담는다. 그런 후에 재료의 2~3배 정도의 독한 술을 붓고 밀봉하여 지하실이나 냉암소에 3~4개월간 보관한 다음에 먹는다. 누에나방이(원잠아)도 시중 한약 상가에서 구할 수 있다. 어떤 이는 누에똥을 뽕나무 뿌리껍질과 같이 하여 담는 이도 있다.

전래되어 오는 상심주 담는 법은 조금 특이하다. 오디를 말린 다음 불에 살짝 볶아 베자루에 담아 미지근한 물에 담가 두면 오디액이 우러나온다.

이것을 손으로 비비고 주물러 오디액을 꼭 짜낸다. 끓인 물 1되에 설탕 2냥쭝, 계피가루 4냥쭝, 포도주 2홉, 오디 전액 1되, 이렇게 해서 모두 섞어 넣고 지하실이나 냉암소에다 약 10일간 두면 술이 발효하여 익는다. 이렇게 만든 상심주는 오장을 보하고 눈과 귀를 밝게 하여 기분이 상쾌해지며, 모든 수종 증을 낫게 한다고 한다.

▷ 알로에술

식물이름: 알로에.

산지: 원산지는 아프리카. 요즘 국내에 전국적으로 재배되고 있음.

이용부위: 전초.

채취시기: 사시사철.

유효성분: 아로인, 고미질, 비타민 B. C.

효능: 성인병 예방, 간장병, 위장병 일체.

출처: 민간요법.

만드는 방법: 오래된 알로에 잎을 깨끗이 씻어 적당하게 썬 후 독이나 항아리에 담아 재료량의 2~3배 정도 독한 술에 담는다. 밀봉하여 지하실이나 냉암소에서 2~3개월 정도 보존시키면 술이 완숙된다. 먹을 때 꿀과 혼합해서 마시면 더욱 좋다. 알로에는 한의학에서도 귀하게 여기는 생약이다. 만병통치약

이라고 하리만큼 여러 모로 널리 쓰인다. 간 질환 일체와 위장병, 혈압장애, 성인병 일체에 좋은 약효가 있다. 오랫동안 상음하면 불로강정의 효과도 크다고 한다. 특히 위궤양, 속이 쓰린 위염, 소화불량, 고혈압, 기관지 해소천식, 편도선염 등에도 아주 좋다. 알로에는 술에 담가 오래 될수록 좋다고 한다.

▷황기주

식물이름: 황기, 단년삼, 콩과의 다년초.

산지: 중부이북, 강원도 영월, 경기, 황해도 해주.

이용부위: 뿌리.

채취시기: 가을, 봄.

유효성분: 포도당, 전분 등.

효능: 현기증, 빈혈, 혈액순환, 근골강화, 부인병, 도한, 기관지병 등.

출처: 강원도지방의 민간요법.

만드는 방법: 황기는 단년삼 나무뿌리를 말하는데 겉껍질을 긁어버리고, 물에 깨끗이 씻어 적당하게 썰어서 담는다. 황기는 여러 가지로 응용해서 약을 만들 수 있으나 여기서는 술에 담그는 법만을 소개하고자 한다.

재료의 2~3배 정도의 술을 붓고 밀봉하여 냉암소나 지하실에 보관한 후 2~3개월 지나면 술이 완숙되어 먹을 수 있다. 이렇게 만들어 먹게 되면 피부가 윤택해지고 근골이 튼튼해지며 혈액순환이 잘 된다고 한다.

또한 이 술에 토종꿀을 가미해서 먹게 되면 폐 기능을 도와 기관지, 해소천식, 기침이 많고 가래가 목을 막아 잔기침(바튼 기침)을 하는 사람에게 아주 좋으며, 폐의 이상 장애로 저녁 잠잘 때 식은땀이 나는데(도한) 아주 좋은 술이라고 한다. 부인병 일체에도 효과가 있으며, 현기증, 빈혈 등에도 효과가 있고 꾸준히 먹고 취하지 않게 주량을 정하여 정성껏 황기 술을 먹게 되면 다른 약술

이상 좋은 효과를 기대할 수 있다고 한다.

황기를 깨끗이 물에 씻어 물기가 제거되면 적당히 썰어서 꿀에 재어 5~6일 후에 다시 술에다 담그는데 재료의 2~3배 정도의 술을 붓는다. 밀봉하여 냉암소나 지하실에 보관하여 3~4개월 후에 마실 수 있다고 하며, 이렇게 만든 술은 부인에게 좋은 약주가 된다고 한다.(월경불순, 현기증, 빈혈, 냉 대하 등)

▷겨우살이

겨우살이는 전 세계에 15종이 분포되어 있으며, 우리나라에는 1종이 있다. 큰 나뭇가지 끝에 흡사 까치둥지 모양으로 매달려 있는 작은 상록 관목으로서 다른 나뭇가지에 뿌리를 박아 양분을 흡수하면서 살아가는 기생목이다. 얼핏 보아 풀처럼 보이는 겨우살이는 암수 나무가 따로 있다. 활엽수인 팽나무, 참나무, 떡갈나무, 밤나무, 자작나무, 버드나무, 오리나무, 그리고 상록수인 동백나무, 감탕나무, 광나무 등에도 기생한다. 옛날 참나무에 기생한 겨우살이는 매우 신성시 했다고 한다. 모든 나무가 낙엽진 겨울에 공중에서 홀로 청정하게 푸르름을 자랑하니 사람들은 이를 보고 불사신의 상징으로 여겼으며 하늘이 내린 영초(靈草)라 하여 신성시하였다. 우리나라 서북지방에서는 전염병이 돌 때 겨우살이를 문밖에 걸어두면 역병을 쫓아내어 병마에 걸리지 않게 지켜준다고 믿었다. 특히 아이를 낳지 못하는 여인을 죄악시하여 칠거지악으로까지 다루던 때에 아이 못 낳는 여인이 겨우살이를 달여 먹으면 아이를 낳는다고 믿었다. 겨우살이는 간질병의 묘약이라 믿었다. 18세기 까지는 영국이나 네덜란드 등의 의학 권위자들도 겨우살이를 간질병의 치료약으로 추천했을 정도이다. 우리나라 옛 의서에는 뽕나무에 기생하여 자란 겨우살이가 좋은 약이 된다고 기록되어 있는데, 간이나 신장을 보하며, 근육과 뼈를 강하게 하고, 풍습을 없애고, 경련이나 사지의 마비를 풀어준다고 했다. 뿐만 아니라 경락을 통하게 하고, 무릎과 허리가 시리고 아플 때, 각기병, 혈압강하, 이뇨 등에 약효가 있다고 믿었다. 특히 강력한 항암작용을 하며 혈압을 낮추고 출혈시간을 단축하며 자궁수축작용, 지혈작용에 효과적이다. 달여서 복용하든지 가루로 빻아 알약을 만들어 먹으면 태아를 안정시키고 젖이 잘 나오게 하며, 요통, 관절염, 고혈압, 태동불안, 해산 후 출혈에 쓰인다.

9. 동맥경화

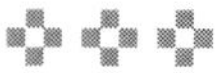

『 **약차요법** 』

▷감잎차 ▷검정콩 ▷구기자 ▷다시마 ▷호두차 ▷단너삼차 ▷계피차 ▷솔잎차

▷잇꽃차 ▷오갈피차 ▷도토리차

▷메밀차

메밀꽃, 잎, 줄거리 전체를 말려 매일 10~15g씩 달여서 먹으면 효과를 본다. 이 차는 동맥경화에 특효가 있다.

『 **식이요법** 』

▷레몬,사과,토마토,사과,식초,차조기,귤,양파 등 신과일이나 꿀, 로얄제리 등을 섭취하면 효과적이다.

▷다시마 가루와 찹쌀가루를 혼합하여 꿀을 넣고 환으로 만들어 1회에 20알 정도를 복용하면 좋다.

▷질이 좋은 다시마를 잘게 썰어 물에 하룻밤 담갔다가 그 물을 이튿날 아침에 마시고 다시마도 먹으면 고혈압이나 동맥경화증에 좋다. 뜨거운 물에

다시마를 담가 놓으면 더 부드러워진다. 이것을 매일 먹으면 혈관 기능이 강화되므로 뇌출혈이나 뇌혈전증 예방에도 좋다.

〖 약죽요법 〗

▷갈근죽 ▷오디죽 ▷인삼죽

〖 약술요법 〗

▷모란주 ▷알로에술

▷메밀

메밀은 높이는 60~90cm이고 줄기 속은 비어 있다. 뿌리는 천근성이나 원뿌리는 90~120cm에 달하여 가뭄에 강하다. 잎은 원줄기 아래쪽 1~3마디는 마주나지만 그 위의 마디에서는 어긋난다. 꽃은 백색이고 7~10월에 무한꽃차례로 무리지어 피며 꽃에는 꿀이 많아 벌꿀의 밀원이 되고 타가수정을 주로 한다. 수술은 8~9개이며 암술은 1개이다. 메밀꽃은 같은 품종이라도 암술이 길고 수술이 짧은 장주화(長柱花)와 암술이 짧고 수술이 긴 단주화가 거의 반반씩 생기는데 이것을 이형예현상(異型栯現象)이라고 한다. 열매는 성숙하면 갈색 또는 암갈색을 띠며 모양은 세모 진다. 중국 북동부와 시베리아 등지에서 재배종과 형태가 거의 같은 야생종이 발견되어 이것이 재배종 메밀의 원형인 것으로 인정되고 있어, 원산지는 야생종이 발견된 지역인 바이칼호(湖) ·중국 북동부·아무르강(江) 일대를 중심으로 한 동부 아시아의 북부 및 중앙아시아로 추정되고 있다. 중국은 당나라 때 처음 알려졌으며 송나라 때에는 널리 재배되었다. 한국도 원산지와 가까우므로 중국을 거쳐 오래 전부터 재배되었을 것으로 추정된다. 건조한 땅에서도 싹이 잘 트고 생육기간이 60~100일로 짧으며 불량환경에 적응하는 힘이 특히 강하다. 서늘하고 알맞게 비가 내리는 지역에서 자라는데, 생육 초기에는 온화하고, 개화 성숙기에는 고온이 아니며 비가 적은 조건이 좋다. 그러나 생육기간이 짧고 기후에 대한 적응력이 강하므로 북위 70 °까지 중점토를 제외한 어디에서나 재배할 수 있어 그 재배 범위가 매우 넓다. 종류에는 이른 씨뿌림(早播)에 적응하는 여름메밀, 늦은 씨뿌림(晩播)에 적응하는 가을메밀, 그리고 그 중간 성질을 가진 중간형으로 구별된다. 풋것은 베어 사료로 쓰며, 잎은 채소로도 이용된다. 종자의 열매는 메밀쌀을 만들어 밥을 지어 먹기도 하는데, 녹말작물이면서도 단백질 함량이 높고 비타민 $B_1, B_2,$ 니코틴산 등을 함유하여 영양가와 밥맛이 좋다. 가루는 메밀묵이나 면을 만드는 원료가 되어 한국에서는 옛날부터 메밀묵과 냉면을 즐겨 먹었다. 섬유소 함량이 높고 루틴(rutin)이 들어 있어서 구충제나 혈압강하제로 쓰이는데, 이 루틴을 생산할 목적으로 재배하기도 한다.

10. 심장질환 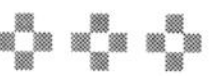

〖 식이요법 〗

▷산마를 삶든지, 찌든 지 하여 매일 먹으면 효과가 나타난다.

▷당근, 사과를 함께 낸 즙이나 연근 즙을 매 시간마다 마시면 심장의 움직임이 원활하게 된다.

▷생달걀을 매일 1개씩 초에 타서 마시면 효과적이다.

▷감식초를 10배의 물에 희석해서 하루 2회 정도 마시면 효과가 있다.

▷양파를 많이 먹으면 좋다.

▷꿀, 로얄제리를 매일 먹으면 좋다.

142

▷가슴통증이 있을 경우 생 부추나 뿌리로 즙을 복용하면 효과적이다.

▷푸른 솔잎 한 줌 정도를 즙내어 세 번에 나누어 하루에 다 마시면 효과적이다.

▷오징어 먹물을 초에 타 마시면 효과가 있다.

▷호두 알맹이 20개와 씨 뺀 대추 20개에 꿀 75g을 함께 찧어 졸여서 3순 가락씩 술에 마시면 효과적이다.

▷대추씨에 약간의 감초를 넣고 달여 하루2회, 장기 복용하면 특효하다.

▷달걀에서 기름을 내어 한 숟가락씩 식후마다 복용하면 특효하다.

〖 약차요법 〗

▷칡차를 주기적으로 마신나.

〖 약죽요법 〗

▷갈근죽▷오디죽▷인삼죽

〖 약술요법 〗

▷모란주▷알로에술

칡은 콩과에 딸린 여러해살이 덩굴나무이다. 우리나라 각지의 산 양지쪽이나 골짜기 같은데 흔히 자란다. 줄기는 길이 6~10m쯤 자라고 잎은 큼지막한 달걀 모양이며 8월에 좋은 향기가 나는 보라색 꽃이 피어 가을철에 꼬투리 열매가 익는다. 뿌리는 굵고 살이 쪘으며, 녹말이 많이 들어 있다. 녹말을 뽑아내어 국수나 떡을 만들어 먹고 줄기에서 섬유질을 뽑아내어 청올치라 하여 갈포의 원료로도 쓰인다.

칡은 생명력이 몹시 질긴 식물이다. 굵고 질긴 뿌리가 땅속을 깊이 파고드는

데, 여간한 노력을 기울이지 않고서는 캐낼 수가 없다. 요즈음에는 포크레인을 동원하거나 특별히 만든 도구를 써서 칡뿌리를 뽑아 올린다. 어린순으로 나물을 해 먹기도 하고 쌀과 섞어 칡밥을 지어서도 먹는다. 뿌리에서 즙을 짜서도 먹고 잎을 말려 차로 만들기도 하며 어린순을 꺾어 말려서 "갈용"이라 하여 몸의 원기를 돋우는 약으로 쓰기도 한다.

칡뿌리는 감기, 머리 아픈 데, 땀이 잘 나지 않고 가슴이 답답하고 갈증이 나는 데, 당뇨병, 설사, 이질 등에 약으로 쓴다. 칡꽃은 열을 내리고 가래를 잘 나오게 하며 술독을 푸는 데 쓴다.

동의보감에 보면 칡뿌리의 약성은 아래와 같이 기술하고 있다.

"성질은 평하고 서늘하다. 맛이 달며 독이 없다. 풍한으로 머리가 아픈 것을 낫게 하며 땀이 나게 하여 표를 풀어주고 땀구멍을 열어 주며 술독을 푼다. 번갈을 멈추며 입맛을 좋게 하고 소화를 잘되게 하며 가슴에 열을 없애고 소장을 잘 통하게 하며 쇠붙이에 다친 것을 낫게 한다. 족양명경에 들어가는 약이다. 족양명경에 들어가서 진액이 생기게 하고 갈증을 멎게 한다. 허해서 나는 갈증은 칡뿌리가 아니면 멈출 수 없다. 술로 인해서 생긴 병이나 갈증에 쓰면 아주 좋다. 또 온학과 소갈을 치료한다." 라고 되어 있다.

칡은 가을이나 봄에 뿌리를 캐서 물로 씻어 그늘에 말렸다가 잘게 썰어서 쓴다. 칡은 70%쯤이 물로 되어 있으나 그 밖에 당분, 섬유질, 단백질, 철분, 인, 비타민 등이 골고루 들어 있고 다이드제인, 다이드진 등 열을 내리고 머리 아픈 것을 낫게 하고 혈압을 낮추는 성분들이 들어 있다. 칡은 땅속에서 물을 빨아들여 굵은 몸통 속에 저장한다. 그래서 사람의 몸속에서도 설사를 멎게 하는 작용을 한다. 땀으로 물기를 내보내고 열을 내려 열병으로 인한 병을 낫게 하는 것이다.

칡은 이것 한가지만으로도 당뇨병, 부종, 설사, 황달, 술독, 고혈압, 두통, 협심

144

증 등에 좋은 효험을 보일 때가 많다. 칡뿌리는 성질이 차가우므로 몸이 찬사람, 곧 소음이나 태음체질인 사람이 오래 복용하면 좋지 않다. 칡은 소양체질인 사람, 몸에 열이 많은 사람에게 좋은 식품이자 보약이다.

▷칡의 효능과 및 복용법

어린순을 항아리에 흑설탕과 버무려 넣고 1년 동안 숙성시키면 맛있는 음료가 된다. 이 음료는 변비, 고혈압, 당뇨병 등에 효과가 뛰어나고 어린이들의 성장 발육에 매우 효과가 뛰어나다고 한다. 당뇨병에는 칡뿌리 120g에 물 반 되(900ml)를 붓고 반으로 줄어들 때까지 약한 불로 달여서 하루 세 번에 나누어 마신다. 오래 복용하면 상당한 효험이 있다.

고혈압이나 협심증이 있는 사람은 가을에 칡뿌리를 캐서 잘게 썰어 그늘에서 말려서 하루 100g에 물 반 되를 붓고 절반이 되게 달여서 그 물을 조금씩 수시로 마신다. 오래 복용하면 심장이 튼튼해지고 혈압이 안정된다.

부종을 다스리는 데도 좋은 효과를 볼 수 있는데, 칡뿌리 200g에 물 한 되를 붓고 물이 1/3이 되도록 달여서 하루 세 번 밥 먹은 뒤에 마신다. 3~5일 계속하면 효과를 볼 수 있다.

알코올 중독에는 칡뿌리를 날 것으로 생즙을 내서 한 번에 한잔씩 하루 세 번 밥 먹기 전에 마신다. 15일쯤 복용하면 효과를 본다..

황달에도 좋은 효과를 볼 수 있다. 칡뿌리를 잘게 썰어 말린 것 80~120g을 물로 달여서 하루 3~4번에 나누어 마신다.

불면증으로 시달리는 사람은 칡을 날 것으로 즙을 내어 한 잔씩 잠자기 전에 마시면 효과가 있다. 구토, 구역질이 있을 때 칡뿌리를 즙을 내어 한 번에 한 잔씩 마시거나 칡뿌리 200g에 물 반 되를 붓고 1/3로 줄어들 때까지 달여서 하루 세 번 밥 먹기 전에 먹는다.

11. 고혈압 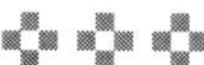

〖 약차요법 〗

▷감잎차 ▷검정콩차 ▷다시마차 ▷단너삼차 ▷당귀차 ▷두충차 ▷국화차 ▷인삼차

▷뽕잎차 ▷쑥차 ▷연차 ▷옥수수차 ▷은행차 ▷칡차 ▷결명자차 ▷잔대차

▷진달래차 ▷치자차 ▷삼지구엽초차 ▷솔잎차 ▷냉이차 ▷아기위차

▷해바라기차 ▷호박차 ▷새삼차 ▷양파차 ▷냉이차 ▷미나리차 ▷쑥차 ▷메밀차

▷감잎차

어리고 연한 감잎을 따서 잎맥을 떼어 내고 펄펄 끓는 물속에 10초가량 담갔다가 꺼내든가 시루에서 잠시 찐다. 만일 이 때 오래 열처리하면 비타민 C가 파괴되기 쉬우므로 주의하는 것이 좋다. 물에서 건져 낸 감잎은 물기를 빼고 잘게 썰어 그늘에서 말려 밀폐된 용기에 넣어서 서늘하고 그늘진 곳에 보관해 두었다가 이용한다. 매일 수시로 차처럼 마시면 된다. 맛이 별로 없으므로 우려낸 감잎차에 매실주를 한 두 방울 떨어뜨린다든가 유자청을 한쪽 띄워 마시면 맛이 좋아진다. 이는 열을 맑게 하고, 혈압을 내려 주는 효능이 있으므로 고혈압에 좋다. 그 외에 비타민 C의 결핍으로 인한 각종 출혈증에 좋으며, 또한 저항력을 증강하여 주기 때문에 암 환자가 체력이 약해졌을 때에 좋다. 또한 위궤양, 십이지장궤양, 당뇨병 등의 만성질환에도 효과가 있다. 그리고 좋은 이뇨효과가 있고, 순환기질환, 심장병과 신장병 등에 탁월한 효능을 발휘한다. 또 기미, 괴혈병, 빈혈에도 감잎차는 좋은 효과를 발휘한다.

▷국화괴화녹차

국화 3g, 괴화 3g, 녹차 3g을 쓴다. 150㎖의 물로 3~5분 정도 끓인 다음 수시로 마신다. 이는 열을 맑게 하고 간기를 가라앉게 한다. 따라서 간양이 위로 뜨는 고혈압에 좋다.

▷ 감잎구기자차

구기자를 색깔이 곱게 우러날 때까지 달인 다음, 그 물이 뜨거울 때 그늘에 말려둔 어린 감잎을 넣어 5분 정도 지난 뒤에 마신다. 하루에 3번을 마시는데, 고혈압과 동맥경화에 좋은 차가 된다.

▷ 삼자차

냉이씨 6g, 개맨드라미씨 6g, 결명자 6g, 천마 6g, 녹차 3g, 꿀 6g을 쓴다. 500㎖의 물로 녹차와 꿀을 제외한 재료를 넣어 20~30분 정도 끓인 다음 녹차를 넣고 한 번만 더 끓인 다음 불을 끈다. 즙을 취한 다음 꿀을 섞어 둔다. 삼자차를 매일 2번에 나누어서 마신다. 이는 간양이 뜨는 것을 눌러 주고, 풍을 없애고 통증을 가라앉힌다. 따라서 간양이 위로 뜨는 고혈압에 좋다.

▷조구등차

조구등 60g을 20분 정도 끓인 다음 식혀서 서늘한 곳에 보관해 두었다가 매일 2회에 나누어 먹는다. 이는 열을 맑게 하고 간기를 가라앉히며, 풍증을 가라앉게 한다. 간양이 위로 뜨는 고혈압에 사용하면 적합하다.

▷국화오룡차

국화 10g, 오룡차 3g을 쓴다. 뜨거운 물에 담가 놓았다가 차처럼 마신다. 이렇게 해서 마시면 음이 허하고 양이 왕성한 경우나 간양이 위로 뜨는 고혈압에 사용할 수 있다. 다만 이 차를 너무 많이 마시게 되면 잠을 못 자거나 가슴이 많이 뛰는 부작용이 일어날 수 있다.

▷ 괴국차

생괴화 15g, 백국화 15g, 청상자 15g을 쓴다. 위 세 가지 약을 섞어서 가루로 만든 다음 부직포로 싸서 끓는 물에 담가 두었다가 우러난 물을 마신다. 하루에 한 번씩 만들어서 먹는다. 이는 고혈압을 치료하는 역할을 하며, 그 외에 콜레스테롤을 떨어뜨려 주고, 동맥경화, 고지혈증 등을 예방하고 치료하는 효능도 있다.

▷ 감압차

결명자, 충울자 같은 양 두 가지 약을 잘게 짓찧어서 면포에 싼 다음 매회 15g을 따뜻한 물에 우려내어 먹는다. 또는 달여 먹어도 되며 하루에 3회 나누어 먹는다. 이는 혈압을 내려 준다.

▷ 시엽차

다엽(茶葉) 2.5g, 시엽(柿葉:감나무잎) 2.5g을 쓴다. 신선한 감나무 잎을 85℃ 물에 15초를 담갔다가 바로 꺼내어 찬물에 넣어 몇 시간 동안 담가 두었다가 꺼내어 바람이 잘 불고 건조하며 빛이 들어오지 않는 곳에 놓아 두었다가 부수어서 저장해 둔다. 이 감나무 잎을 다엽과 동시에 끓는 물에 담가서 우러나온 물을 차로 마신다. 이는 어혈을 풀어 주고, 소변을 잘 보게 하며 치질을 감소하고 혈압을 내려준다. 따라서 고지혈증이나 고혈압에 사용한다.

▷ 상초차

국화 12g, 상엽 9g, 산사 15g, 결명자 9g, 다엽 2g을 물로 달여서 차처럼 마신다. 이는 간을 맑게 하고 눈을 밝게 하며, 어혈을 풀어 준다. 고혈압에 사용하며, 풍열로 인한 감모(感冒)에도 사용이 가능하다.

▷옥수수수염차

찻잎 1~5g, 옥수수수염 30g을 끓는 물에 담가 두었다가 약물이 우러나면 차처럼 마신다. 이는 물을 빼 주고 열을 내려주는 효능이 있다. 고혈압이나 신염으로 인한 수종에 사용한다.

▷들황두충차

들국화, 황금, 두충, 단피 각각 15g, 황금 9g, 구등 30g, 하고초 30g을 물로 달여서 하루에 2번 먹는다.

▷마궁황금차

천마, 천궁 각각 7.5g, 황금 10g, 결명자 50g, 충위자 15g, 희렴초 10g을 물로 달여서 하루에 2번 먹는다.

〖 식이요법 〗

▷마늘,쑥

마늘과쑥을 각 3g 정도를 달여 차로 복용하면 효과적이다.

▷뽕나무,누에고치

뽕나무의 잎, 가지, 뿌리, 껍질 그리고 뽕나무 잎을 먹여 키운 누에고치, 누에똥을 술에 하룻밤 담가두었다가 말려 가루 내어 찻숟가락 하나씩 하루 2번 먹는다.

▷푸른 즙

양배추 겉잎, 미나리, 당근, 부추, 우엉잎, 무잎, 아스파라거스 등의 푸른 잎이면 다 좋다. 이것을 여러 가지 섞은 것 혹은 한 가지만이라도 절구에 찧어

즙을 내서 큰 맥주 컵 하나씩 하루 3번 마신다. 솔잎을 약간 섞으면 더욱 좋
다. 맛을 돋우려면 과일즙과 반반 섞으면 된다.

▷메밀가루

메밀가루를 매일 빈속에 한 숟가락씩 하루에 3번 찬물로 먹는다. 혈압이
정상화되면 즉시 복용을 중지해야 한다.

〖 민간요법 〗

▷알칼리성 식료품

고혈압은 산 중독의 대표적 질병이므로 알칼리성 식료품을 자주 많이 섭
취하는 것이 약보다 중요하다. 즉, 미역, 다시마, 김 등의 해조류와 야채를
많이 먹어야 한다.

▷양파 껍질

혈압을 내리고 혈관을 강화하는 데 양파의 겉껍질이 좋다. 이 다갈색 겉껍
질을 하루 5~10g씩 달여서 마시면 고혈압이 근치된다.

▷녹나무 뿌리, 마늘

화학비료나 농약을 치지 않은 녹나무 뿌리를 햇볕에 바싹 말려 가루를 내
고 이것의 약 5분의 1 가량 되는 마늘을 불에 구워 찧은 다음 한 데 섞어
환을 지어 매일 20g씩 먹는다.

▷대나무진

푸른 대나무를 한 자 길이로 잘라 그 중간을 태우면 양쪽 끝으로 진이 흘러
나온다. 이것을 모아두었다가 한 번에 한 숟가락씩 매일 2번 마신다.

▷뽕잎, 솔잎, 들깨가루

뽕잎과 솔잎을 응달에 말려서 가루 낸 것과 들깨가루를 1대 1대 1의 비율

로 섞어 찬물로 먹는다. 한 번에 한 숟가락씩 하루에 3번 먹는다.

▷밭미나리, 대추

밭미나리 250g, 대추 10개를 물로 달여서 찻물 대신 수시로 먹는다.

▷마늘, 계란 환약

알 마늘 400g에 500cc의 물을 부어 약한 불로 2시간 동안 끓여 푹 익히고 그 다음 계란 노른자위 5개를 넣어 다시 약한 불로 고루 저어가면서 두 시간 가량 끓이면 찐득찐득한 엿처럼 되는데 이것으로 콩알만 한 환을 만들어 보관 해 두고 식전에 두 알씩 하루 3번 먹는다.

▷꿀 속에는 화분과 효소가 그대로 살아 있어 피를 맑게 하고 혈액순환 작용을 하여 혈압을 강화시키는 효과가 있다. 또는 토종벌집을 애벌레가 있는 상태 그대로 삶아서 먹거나 가을 추수 시에 볏짚 단에 많은 달팽이를 식초로 끈끈한 것을 씻어낸 뒤 참기름을 발라서 먹으면 좋다.

〖 약죽요법 〗

▷오디죽▷갈근죽▷당근죽▷인삼죽

〖 약술요법 〗

▷모란주(牡蘭酒)▷알로에술

▷참깨술

참깨 20g을 찧어 술 300g에 담가 우려낸 다음 걸러서 증류수와 반반 섞 어 매일 저녁에 90cc씩 먹는다.

▷두충술

두충 200g을 술에 일주일간 담갔다가 한 번에 한 잔씩(작은 술잔) 하루에 3번 식간에 먹는다.

12. 저혈압 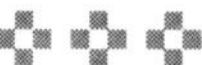

〚 단차비방 〛

▷으름덩굴차 ▷생강차

〚 식이요법 〛

▷구기 잎이나 알로에 잎을 달여서 마시면 효과적이다.

▷야채, 채소류를 많이 먹으면 좋다.

〚 약죽요법 〛

▷갈근죽 ▷오디죽 ▷인삼죽

〚 약술요법 〛

▷모란주 ▷알로에술

▷구기는 촌락이나 길가에 나는 가지 과에 속하는 낙엽 활엽 관목인데, 다른 한 약재와는 달리 오용해도 부작용이 생기지 않는 특색을 가지고 있다. 과실은 구기자(拘杞子)라 하며 한방에서 소갈(消渴), 도한(盜汗)등의 해열제로 이용된다. 이시진(李時珍)의 본초강목(本草綱目)에는 "구기는 독성이 없으며 해열하고 체내에 있는 사기(邪氣), 가슴의 염증, 갈증을 수반하는 당뇨병이나 신경이 마비되는 질병에 좋다. 정기를 보하고, 폐나 신장의 기능을 촉진하여 시력이 좋아져 꺼져가는 등불에 기름을 부은 것 같이 된다." 라고 기록되어 있다.

본초경에는 오랫동안 복용하면 몸이 가벼워져 늙지 않고 더위와 추위를 타지 않는다고 소개되어 있다. 당나라의 유우석(劉禹錫)이 쓴 구기정시에는 "건강장수의 효능이 있어 한 잔을 마시면 그만큼 나이를 연장할 수 있다″ 고 읊어지고 있다. 구기자 가루나 구기자 즙에 꿀을 친 흰 죽은 병후 회복 음식으로 좋고, 구기주는 허약을 보하고 양기를 왕성케 하여 허리를 튼튼하게 한다.

 잘 익은 구기열매를 들기름에 섞어 두 달 이상 된 것을 머리에 바르면 백발이 방지되며 화상을 입은 데도 유용하게 쓰인다.

구기차나 구기주는 특정한 병의 치료에 쓰이는 것이 아니라 오래 장복하면 인체 자신이 가지고 있는 생리 작용을 원활히 하며 오래 묵은 병의 자각 증상을 모르는 사이에 잊게 되어 건강을 되찾게 되는 것이다. 중국과 우리나라의 속담에도 목이 마를 때가 되어서야 우물파지 말라는 말이 있듯이 평소에 건강에 유의해서 인생의 즐거움을 더 해야 할 것이다.

13. 당뇨병 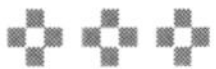

〖 약차요법 〗

▷감잎차▷산수유차▷구기자차▷다시마차▷단너삼차▷율무차▷칡차

▷결명자차▷인삼차▷보리차▷파잎차▷오미자차▷현미차▷다래차

▷둥굴레차▷메꽃차▷하늘타리차▷박차▷들깨차▷석류차▷치자차

〖 식이요법 〗

▷연뿌리 300g을 생즙을 내어 마시면 효과가 있다.

▷솔잎을 즙내어 마시면 좋다.

▷두릅나무의 껍질, 근피를 달여 10g씩 1일 2회 복용하면 효과적이다.

〖 **약죽요법** 〗

▷갈근죽▷인삼죽

▷오디죽

(만드는 방법)

효능: 혈액을 보충하고, 내분비물의 분비를 촉진하고, 간장과 신장의 기능을
개선한다.

재료: 오디엑스 3~5g, 백미 60g.

오디 1kg을 물에 잠길 정도의 물을 부어 끓인 다음 15~20분 후에 헝겊에 넣어서 짠 다음 그 물을 약한 불로 벌꿀 정도의 농도가 될 때까지 끓인 후 불을 끄고 식혀 병에 넣어 냉장고에 보관한다. 이것을 오디엑스라 하며, 이것을 백미 죽이 다 되었을 때 3~5g을 넣어 완 성 한다.

(주의사항) 조석으로 따뜻하게 하여 먹는다.

▷당근죽

(만드는 방법)

효능: 비장을 보하여 건위, 소화를 돕는다.

재료: 신선한 당근 적당량, 백미 적당량.

당근은 잘게 썰어서 백미와 함께 죽을 쑨다.

조석으로 한 그릇씩 따뜻하게 하여 먹는다.

〖 **약술요법** 〗

▷알로에술

☞ **양파의 효능**

양파는 약용효과가 다양한 알칼리성 식품이다. 양파를 자르면 눈물이 날 정도

154

로 냄새가 강하다. 이것은 양파가 치오알데이드 라는 숙황을 함유하고 있기 때문이다. 이 톡 쏘는 매운 휘발성분은 연수를 자극하여 혈액순환과 신진대사를 촉진시켜 준다. 양파의 매운 냄새를 나타내는 성분, 즉 최루성분은 양파의 바람직한 성분의 하나이다. 양파의 껍질에 있는 프라노이드라는 성분은 혈관 강화의 작용이 있고 황갈색 겉껍질 속에 있는 구엘친이라는 색소는 뇌의 모세혈관을 강화하는 작용이 있어 고혈압, 동맥경화, 혈전 등의 예방에 좋다.

 양파의 뛰어난 약성은 동서고금을 막론하고 민간요법으로 널리 이용되어 왔다. 일찍이 콜레라가 크게 유행했을 때 양파를 특효약으로 쓰기도 했다. 임상실험 결과 밝혀진 양파의 주된 효능을 요약하면 고혈압, 심장병, 동맥경화, 심근경색, 당뇨병 등, 특히 주목되는 것은 혈액을 정화하는 작용이다. 항 혈전식품의 대표는 등 푸른 생선이지만 야채 중에는 단연 양파가 으뜸이다. 콜레스테롤과 중성지방을 감소시키고 혈전을 막는 작용을 하는 성분이 풍부하여 혈압을 떨어뜨린다.

양파에는 '씨시틴 유도체'라는 성분이 있는데 이는 혈관의 내벽이나 혈액 그 자체에 작용해서 혈액순환을 원활하게 해주는 작용을 한다. 혈액순환이 잘 되면 더불어 혈압 상태가 개선되므로 고혈압과 동맥경화증에 양파가 유효한 것처럼 중풍에도 상당히 효과가 있다고 동의보감에 적혀 있다. 정맥류를 풀게 할 만큼 혈액순환을 촉진시켜 준다.

양파는 천연의 항 당뇨약이다. 양파를 자르면 눈이 아파지고 눈물이 나는 것은 최루성 물질 때문인데, 이 물질은 양파 속에 처음부터 존재하는 것이 아니라 썰거나 갈 때 효소의 작용에 의해 전구체가 변해서 만들어진다. 이것은 유황을 함유한 성분으로 혈당 강하작용의 주역이다. 게다가 양파는 합성 당뇨약에서처럼 부작용은 없다. 그 외 양파의 효능은 아래와 같다.

살균효과가 있어 전염병 예방에 효과가 있으며 구충효과가 있어 계속 먹으면 기생충이 생기지 않는다. 불면증, 변비에도 좋고 정신을 안정시켜 주어 수면에 도움을 주며 완화작용이 있어 변비에 좋다. 스테미너 강화에 좋다.

양파를 날로 먹으면 비타민 B1의 흡수가 좋아져 신진대사가 높아지고 피로회복이 빨라져 스테미너가 증강된다. 감기나 소화불량, 백내장을 예방할 수 있다. 양파는 발한 작용이 강해 감기의 초기 증상이나 몸이 찬 여성에게 좋다.

1. 양파는 혈액 속의 불필요한 지방과 콜레스테롤을 녹여 없앤다. 그 결과 동맥 경화와 고지혈증을 예방하고 치료한다.

2. 양파는 혈관을 막는 혈전 형성을 방지함과 동시에 혈전을 분해해서 없애버린다. 그 결과 혈전이 심하면 사망에 이르는 순환기장애(협심증, 심근경색, 뇌연 화증, 뇌졸중 등)의 질병을 예방, 치료한다.

3. 양파는 혈액을 묽게 하는 작용(섬유소 용해활성 작용과 지질 저하작용)으로 혈액의 점도(粘度)를 낮춰 끈적거리지 않고 흐르기 쉬우며 맑고 깨끗한 혈액으로 만든다. 그 결과 혈액 순환이 좋아 산소와 영양의 신체 공급이 잘 이루어진다.

4. 양파는 혈압을 내리는 작용도 현저하다. 그 결과 고혈압의 예방과 치료에 탁월하다.

5. 양파는 아주 미세한 모세혈관까지 강화한다.

6. 양파는 말초조직에 쌓인 콜레스테롤을 제거하는 중요한 역할을 하는 HDL(고밀도 지단백) 콜레스테롤을 증가시켜 준다. 특히 이것을 많이 필요로 하는 심장병 환자는 자극 이 강한 스트롱 계열의 생양 파를 먹어야 효과가 있다. HDL콜레스테롤과 관련된 것 외에는 어떻게 요리하든지 괜찮다.

7. 양파는 혈당을 저하시키는 작용도 뛰어나 당뇨병을 예방한다.

8. 양파는 인슐린의 분비를 촉진시켜 당뇨병을 치료한다.

9. 양파는 당뇨병에 의해 생기는 2차적인 합병증인 동맥경화, 고혈압은 물론, 심근경색이나 신장병, 백내장 등을 예방, 치료한다.

10. 양파는 콩팥의 기능을 증진시켜 신장병을 예방, 치료한다.

11. 양파는 간장의 해독작용을 강화시키는 그루타치온이 많다.

12. 양파는 간장 속의 지질도 저하시켜 간장을 건강하고 강하게 하며, 신체의 노곤함을 없애주어 변비통이나 피로회복에도 좋다.

13. 양파는 눈의 각막이나 수정체가 흐려지는 백내장을 예방한다.

14. 양파는 대장균이나 식중독을 일으키는 살모넬라균을 비롯한 병원균을 죽인다. 그 때문에 소화 불량에도 좋다.

15. 양파는 살균력이 뛰어나 항 패혈증 약이라고도 불리는데, 습진이나 무좀 등에도
    아주 좋다.
16. 양파는 충치로 이가 아플 때, 갈아서 충치 안으로 넣어 두면 통증이 멎는다. 생것
    을 3~8분간 씹으면 입 안이 완전한 멸균상태가 된다.
17. 양파는 결핵이나 콜레라 등의 전염병을 예방, 치료에도 사용된다.
18. 양파는 살균력과 해독력으로 육류의 부패를 막는다.
19. 양파는 현대의학도 해결하지 못하는 체내의 중금속을 해독, 분해시켜 체외 로 배
    출시킨다.
20. 양파는 감기 퇴치 기능이 있는데, 생으로든, 익히든 끓이든지 해서 실제로 지난
    수세기 동안 감기약으로 사용되었다.
21. 양파는 목의 식도나 폐의 기도에 달라붙은 불필요한 점액들을 몸 밖으로 제거하
    는 거담작용을 한다. 그 때문에 해소천식에도 좋다.
22. 양파는 코가 막힐 때, 즙을 내서 조금씩 마시면 트인다.
23. 양파는 아기들이 경풍을 일으킬 때, 양파를 잘라 입에다 대주면 씻은 듯 가라앉
    는다.
24. 양파의 독특한 향과 자극적인 냄새는 육류나 생선요리의 비린내를 없애주기 때문
    에 조미료로서 없어서는 안 될 중요한 야채이다.
25. 양파는 날것과, 굽거나 튀기거나 삶거나 말린 것과 그 약용효과에 있어서 하등
    변화가 없다
26. 양파의 뛰어난 점은 아무리 많이 먹어도 부작용이 없다는 것이다.
27. 양파의 유효성분은 안정되어 있어서 장기간 보존해도 변하지 않는다.

✓ 주의사항

양파가 아무리 좋다고 해도 오래 과하게 먹게 되면 정신이 산만해지거나 맥을 손상시
킨다. 또 양파는 열성 식품이고 맵기 때문에 눈을 침침하게 만들 수가 있다. 본초강목
과 동의보감에서는 충치를 앓는 자가 양파를 먹게 되면 더 심해진다고 했다. 양파를
며칠만 계속 먹으면 성욕을 자극하는 효능도 있다고 하였는데 역시 너무 과다복용을
하면 결과적으로 성욕에 손상을 주기도 한다.

14. 황달 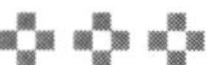

〖 약차요법 〗

▷옥수수차 ▷결명자차 ▷칡차 ▷쑥차 ▷검정콩차 ▷다래차 ▷으름덩굴차

▷치자차 ▷하늘타리차 ▷질경이차

▷미나리 생즙이나 삶은 즙을 하루 3회, 한 컵씩 마시면 효과적이다.

▷율무뿌리 달인 물을 수시로 마시면 좋다.

▷참외를 많이 먹거나 꼭지 가루1~1.5g을 복용하면 좋다.

〖 약죽요법 〗

▷갈근죽 ▷오디죽 ▷인삼죽

〖 약술요법 〗

▷알로에술 ▷황기주

▷인진쑥

인진쑥은 국화과에 속하는 다년초 식물로서 한겨울에도 줄기와 잎이 살아있다고 해서 사철쑥이라 하며, 일명 생단쑥이라고도 한다. 한방에서는 약용으로만 사용하며 "간염, 황달, 위장, 냉대하"에 이용되고 있으며 동의보감 및 현대한방 2권 61장, 98장 현대한방 1권 110장, 267장에 기록된 자료에 의하면 쑥이 인체에 미치는 영향은 "위장병, 건의, 혈변, 설사, 소화불량, 식욕증진, 구충, 간장, 토혈, 복통, 더위 먹은데, 하혈, 변비, 강정, 간염, 간암, 황달, 고혈압, 중풍, 혈액순환, 정혈작용, 혈관청결, 조압작용, 소화성, 이뇨, 당뇨, 심장병, 소변불리, 방광염, 소종, 요통, 월경불순, 냉 대하, 습진개선, 심복 냉통, 온경, 지혈, 치

질, 후한 습, 숙취제거, 비타민C가 많아 감기에도 도움"등으로 기록되어 있으며, 칼륨이 많이 들어있어 이뇨작용을 나타내며(이담작용) 담즙이 많이 나오게 하는 작용이 있어 간염에도 치료효과가 있다는 임상보고도 있다.

인진쑥(생단쑥, 사철쑥)은 강원도 밭두렁 메마른 토질에 자생하는 식물로 그 생자 생력은 일반 쑥과 다른 쑥으로 약 효과가 탁월한 것이 특징이다. 그러나 약쑥은 채집 철이 있어서 야생초가 훨씬 약성이 좋다. 맛이 벌써 강하다. 그리고 잘 달여서 엑기스를 낸 다음 말린 잎의 가루를 섞으면 양은 늘어나겠지만 질적인 문제가 생기니 간경화나 간암 환자는 직접 채집하여 1년 치를 만들어 놓아야 좋다.

복용방법으로는 생즙을 내거나 차로 다려 먹는 것이 흡수력이 제일 좋으나 맛이 쓰기 때문에 환을 만들어 따뜻한 물로 복용한다. 식후 30분에 오동나무씨 만하게 만들어서 하루3~4회 한번에 30알씩 복용한다.

금기사항 및 주의사항으로는 녹즙, 일반 현미는 피한다. 단 O형은 병 고칠 때만 복용을 하고, 병이 고쳐진 후엔 적당량을 복용해야 한다. 지나치게 많이 복용하면 눈의 시력이 어두워질 수 있다.

15. 전립선비대증

〖 약차요법 〗

▷현미차

〖 약죽요법 〗

▷오디죽

▷마늘죽

(만드는 방법)

효능: 소염, 살균, 지사, 이뇨, 강압, 거담 등의 효과가 있다.

재료: 마늘 30g, 백미 60g

우선 마늘껍질을 벗기고 펄펄 끓는 물에 1분간 삶아 마늘을 꺼낸다. 이 마늘 삶은 물에 백미를 넣고 죽을 쑨다. 다 되었을 무렵에 앞서 이 꺼내둔 마늘을 죽에 넣고 소금 또는 간장으로 맛을 낸다.

✓ 주의사항

1. 아침 또는 저녁식사로서 따뜻할 때 먹는다.

2. 만성위염 또는 십이지장궤양, 위궤양의 환자는 먹어서는 안 된다.

▷율무쌀죽

(만드는 방법)

효능:건위, 건비, 이뇨, 항암.

재료: 의이인 30~60g, 백미 60g /처음부터 의이인과 백미를 같이 섞어 죽을 만든다.

✓ 주의사항

1 .아침저녁으로 따뜻하게 하여 먹는다.

2. 수척하거나 피부가 건조하고, 변비증세가 있는 사람은 피해야 한다.

〖 약술요법 〗

▷상심주

▷대추주(大棗酒)또는 산조인주(酸棗仁酒)

식물이름: 대추나무, 또는 멧대추. 갈매나무과에 속하는 낙엽교목.

산지: 전국각지에서 재배하는 것과 야생 멧대추가 있음.

이용부위: 열매.

채취시기: 9월, 10월.

유효성분: 점액질, 당분, 단백질, 지방, 칼슘, 비타민 P.

효능: 자양강장, 이뇨제, 심장, 비장을 윤택하게 함.

출처: 충북지역에 전례 되었던 민간비술

만드는 방법: 대추나무의 성숙한 열매를 채집하여 물에 깨끗이 씻은 다음 물기가 건조되면 독이나 항아리에 담고 재료의 2~3배 정도 술을 붓는다. 밀봉하여 냉암소나 지하실에 보관하고 5~6개월 후에 먹도록 한다.

건대추로 술을 담기도 한다. 대추는 자양강장, 이뇨제로서 훌륭한 생약이며, 비위와 심장을 윤택하게 한다. 또한 각종 암에 먹으면 좋다고 한다. 원래 대추를 많이 먹게 되면 치아를 상하고 뱃속에 벌레가 생겨(복충) 좋지 않다고 했다. 단 대추의 씨앗을 빼고 청주를 뿜어 시루에 한 번 쪄서 술을 담게 되면 치아를 상하지 않는다고 한다. 건강한 사람이 대추술을 먹을 필요는 없지만 어쨌든 대추술이 남성의 정력제인 것만큼은 틀림없다.

▷ 율무술

(만드는 법)

효능: 소화촉진, 장염, 설사, 소변불리에 좋음.

만드는 방법: 율무씨앗을 이용하여 탁주를 빚는다. 율무종자의 껍질을 벗기고 사용하는데 술밥을 이 율무쌀로 대신한다. 3~4개월간 지하실이나 냉암소에서 발효시킨 후에 먹는다. 일반 농가에서 담는 방법대로 담그면 된다.

율무쌀을 찹쌀과 함께 볶은 다음 율무만 골라 독이나 항아리에 담아 재료량의

2~3배 정도의 독한 술을 붓고 밀봉하여 냉암소에 보관한 후 3~4개월 후에 먹는다. 먹을 때는 맑은 술만 따로 담아 놓고 조금씩 마신다(율무쌀은 많이 볶지 말고 살짝 볶는다).

율무 술은 장염이나 설사 등을 치료하고 또한 소화가 되지 않고 소변이 원활하지 못할 때 좋다고 하며 늑막염에도 좋다고 함. 각기병, 관절염, 폐가 나빠 각혈(각)을 할 때도 율무 술을 마신다. 폐가 나쁜 사람은 율무쌀을 이용해서 발효시킨 탁주를 마시면 폐가 튼튼해진다고 한다. 다만 임신부가 율무 술을 마시면 낙태될 위험이 있다고 한다.

옥수수수염은 말려서 한약재로 쓰여 왔으며 '옥촉수(玉蜀鬚)' 또는 '옥촉서예'라고 부르기도 한다. 옥수수수염은 특히 중, 노년 분들에게 좋다. 이뇨 효과 외에도 혈압을 떨어뜨리는 작용을 하며 전립선 비대증의 치료에 효과적이다. 황달을 물리치는 효과가 뛰어나 황달성 간염의 치료제로 쓰이고 있다. 감국화(甘菊花, 단국화) 는 위장을 편안하게 하고 5맥을 좋게 하며 팔다리를 잘 놀리게 하고 풍으로 어지러운 것과 두통에 쓴다. 눈의 정혈을 돕고 눈물이 나는 것을 멈추며 머리와 눈을 시원하게 한다.

16. 방광염 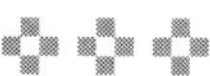

〖 약차요법 〗

▷다시마차 ▷결명자차 ▷진달래차 ▷질경이차 ▷으름덩굴차 ▷해바라기씨차

〖 식이요법 〗

▷곶감5개와 검은 깨 4g을 350cc의 물이 반이 되게 달여 하루3회로 나누어 먹

으면 좋다.

〖 약죽요법 〗

▷마늘죽▷오디죽▷율무쌀죽

〖 약술요법 〗

▷대추주(大棗酒)또는 산조인주(酸棗仁酒)▷상심주▷오디술▷율무술

▷고비주

식물이름: 고비, 지방방언으로 구척이라고도 한다.

산지: 전국에 분포하며 산야에 자생함.

이용부위: 갓 나온 새순.

채취시기: 봄.

효능: 강장제, 이뇨제. <출처: 민간비법>

(담그는 법)

새순이 갓 올라오면 덩어리로 되어 하얀 막이 감싸고 있다. 이것을 채집하여 물에 깨끗이 씻어 물기가 제거되면 항아리에 넣고 재료량의 2~3배 정도 독한 술(배갈)을 부어 밀봉한다. 술이 익으려면 3~4개월 걸린다.

 고비의 뿌리를 가을에 채집하여 깨끗이 씻어 적당하게 썰어 독이나 항아리에 담고 재료량의 2~3배 정도 술을 부어 밀봉하여 4~5개월 보존한 후 건더기는 건져버리고 술만 따로 담아 놓고 마신다.

효과로는 방광염이나 소변불리, 소변을 참지 못하고 찔끔거리는데 좋으며 오래 상음하면 양기에 좋다고 한다. 특히 조루증, 발기불능에 효과가 크다.

 제주도에 많고 전남 무등산, 전북 덕유산, 경남 일대, 충남 계룡산 등, 전국 명산에 많이 자생한다. 고비는 강원도 치악산에서 자생하는 것이 가장 효과가

크다고 한다.

수박은 서과(西瓜)·수과(水瓜)·한과(寒瓜)·시과(時瓜)라고도 한다. 줄기는 길게 자라서 땅 위를 기며 가지가 갈라진다. 잎은 잎자루가 있고 달걀 모양 또는 달걀 모양 긴 타원형이며 길이 10~18cm이고 깃꼴로 깊게 갈라진다. 갈래조각은 3~4쌍이고, 녹색 빛을 띤 흰색이며, 불규칙한 톱니가 있다. 암수한그루이다. 꽃은 5~6월에 연한 노란색으로 피고 잎겨드랑이에 1개씩 달리며 화관은 5개로 갈래진다. 열매는 5~6kg까지 비대하는 것이 보통이다. 종자는 달걀 모양이고 검은 갈색이다. 한국에는 조선시대 《연산군일기》(1507)에 수박의 재배에 대한 기록이 나타난 것으로 보아 그 이전에 들어온 것이 분명하다. 한방과 민간에서는 구창·방광염·보혈·강장 등에 쓴다. 꽃말은 '큰마음'이다.

17. 빈뇨

〖 식이요법 〗

▷은행알 7개를 생으로 먹고 생강7개를 구워서 먹으면 좋다.

▷인절미를 취침 전에 1~2개먹고 자면 밤에 소변보는 일이 없게 된다.

「소변이 잘 안 나올 경우」 

〖 식이요법 〗

▷미나리 즙을 뜨겁게 해서 마시면 효과적이다.

▷파줄기를 소금물에 담갔다가 요도에 넣으면 곧바로 소변이 나온다.

〖 약죽요법 〗

▷마늘죽▷오디죽▷율무쌀죽

〖 약술요법 〗

▷대추주(大棗酒)또는 산조인주(酸棗仁酒)▷상심주▷오디술▷율무

(옥수수)

옥수수는 외떡잎식물 벼목 화본과의 한해살이풀로서 줄기는 곧게 서며 일반적으로 가지를 치지 않는다. 잎은 나비 5~10cm, 길이 1m 이상이며 줄기에 어긋나게 달린다. 수꽃이삭은 줄기 끝에 달리고 암꽃이삭은 줄기 중앙부의 잎겨드랑이에 달리며 씨방에는 긴 비단실 모양의 암술대가 있으며 이것이 개화할 때 다발 모양으로 포 끝에 나와서 수분(受粉)한다. 풍매화로서 타가수정을 한다. 품종과 지역에 따라 차이는 있으나 성숙까지 45~60일이 걸린다. 크기는 높이 1.5~2.5m 정도 이며,세계에 널리 분포하며 재배한다.

완숙되기 전에 수확하여 간식용으로 이용하나, 중부 산간지나 북부지방에서는 완숙 후에 수확하여 식량으로 이용하고 있다. 과자, 빵 ,만두, 죽을 만들며, 가축의 사료로도 쓰인다. 공업원료로서는 종실에서 옥수수녹말, 포도당, 풀, 양조용에 이용된다. 약용으로 신장, 빈뇨에 탁월한 효능이 있다.

옥수수수염의 효과는 소변을 정상적으로 볼 수 있게 하는 것과 혈압을 낮추는 것, 담즙 분비를 개선시키는 것 등으로 나눌 수 있다. 신장이나 방광, 요도 등에 병이 생기면 옥수수수염을 약재로 사용하며 부종이나 단백뇨 등을 치료할 때도 마찬가지이다. 특히 부종의 경우 한방에서는 신장이나 자궁 등에 문제가 있거나 신진대사가 원활하지 못할 때 나타나는 전립선 비대증, 당뇨병, 고혈압, 결석, 천식 등에 좋다.

18. 신장염 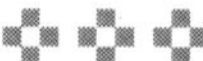

〖 약죽요법 〗

▷마늘죽 ▷오디죽 ▷율무쌀죽

〖 약술요법 〗

▷율무술 ▷대추주(大棗酒)또는 산조인주(酸棗仁酒) ▷상심주, 오디술

▷계당주

이는 계피와 당귀를 합해서 담근 술이다. 육계의 겉껍질을 긁어 내어 깨끗이 손질해 놓고 당귀를 건조시켜 깨끗이 손질한다. 두 가지 재료를 적당히 썰어 같은 양으로 하여 독이나 항아리에 담고 독한 술을 재료의 2~3배 정도 붓고 밀봉하여 지하실이나 냉암소에 보존한다. 기간은 6개월 정도다. 효과로는 발한과 두통, 몸살감기에 아주 효과적이며 피로회복에 좋고 소화촉진과 위장질환 등에 좋은 약주가 된다. 또 간장과 신장 기능을 강화시키며 이에 대한 질환의 예방도 된다고 한다. 특히 여성이 계피주를 먹게 되면 생리분비를 촉진시키고, 몸에서 나는 악취를 제거해주며 어혈, 타박 등 혈액순환을 도와주어 정신이 맑아지기도 한다고 한다. 단, 임신부는 이 술을 먹지 않는 것이 좋다. 왜냐하면 여성 생리분비를 촉진시켜 낙태의 위험이 있기 때문이다. 또한 계당주는 남녀 피로회복에 아주 좋은 술이며 과로에서 오는 모든 질환을 풀어준다고 한다. 즉, 심한 육체노동, 성교후의 피로감, 그로 인한 요통, 두통, 몸살감기 등에 계당주를 취하도록 마신 뒤 푹 잠을 자고 나면 단 한 번에 없어지는 경우도 있다고 한다.

▷ 선인장술

(만드는 법)

효능:열병,늑막염,각기병,천식,폐병,식욕부진,신장염,천식에 좋음.

만드는 방법: 선인장에는 여러 가지 종류가 있으나 아무 것이든 상관이 없다. 가시를 모두 제거하고 몸통전체를 물에 깨끗이 씻은 후 물기가 제거되면 적당한 크기로 썰어서 독이나 항아리에 담고 재료의 3~4배 정도의 독한 술(고량주나 위스키)을 붓는다. 공기가 새지 않게 밀봉하여 냉암소나 지하실에 보관하는데 기간은 3~4개월 정도 걸린다. 다리가 붓고 힘이 없고 아픈 각기병에는 이 술을 먹기도 하고 더운 물에 술을 타서(물과 술의 비율 1:1) 발을 담그기도 한다. 노인들 해소천식, 결핵, 기관지염에 아주 효과적이고 특히 백일해 기침에 신기하다고 한다.

☞ **팥**

팥은 지질 함량이 적으나 질이 우수하여 팔미틴산,스테아린산, 아라키톤산 등으로 구성되어 있다. 붉은팥에는 부종을 제거하는 이뇨작용이 있어 소변을 잘 통하게 하여 부종을 제거하는 효험이 있다. 붉은팥을 장복하면 체내 지방이 축적되어 비대 해지는 현상이 말끔히 사라진다. 오줌을 잘 누게 하고 혈을 잘 돌게 하며 옹종의 고름을 빼내고 독을 푼다. 옛날에는 팥을 삶은 첫 물을 식기 세정제로 이용했다. 사포닌의 세정력을 이용한 것으로 중성 세제에 비해 손의 피부를 손상시키지 않고, 우리 몸에 만병의 근원이 되는 공해 예방에도 큰 도움이 된다. 팥 속에 피부를 건강하게 지켜주는 사포닌이라는 성분이 많다. 또 팥가루의 입자가 피부표면과 모공 속의 때를 벗겨내는 것도 기대할 수 있다.

제3절 체질과 약선 식의

---

1. 체질과 약선식의 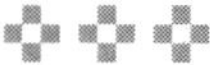

1-1. 체질학과 약선 식의(藥膳食醫)의 개념

체질학에서는 일반적으로 인간의 체질을 4상과 8상 등으로 분류하고 있다. 이러한 분류법은 동양의학에서의 독특한 「증거」 라고 하는 개념에 근거하고 있다. 여기서 말하는 증거란 우리의 체형, 성격, 가족사, 그리고 자각증상이나 안색, 혀의 모습 , 외부의 모습 등을 분석, 종합하여 규정한 것이다. 한층 더 병의 성질이나 부위, 몸의 저항력과 병의 원인이 되는 것을 파악하여 정하고 있다. 이러한 분류법은 오랜 임상경험의 축적에 의해서 표준화된 것이다. 하지만 이러한 체질 분류는 어디까지나 기본적인 분류이며, 현실에는 환경의 변화에 의해 이것들이 서로 얼마든지 섞이는 경우가 많다. 역대의 황제들도 장수나 건강을 바라고 있어서 많은 사람들이나 명의들이, 모든 수단을 다하여 노력한 결과, 그 소원을 어떻게든 만족시키려고 노력한 결과 명의들의 연구가 이루어져 그 영원한 역사 속으로부터 수많은 민간약과 한약에 관한 의학서가 남겨져 왔다. 6세기경에 완성되었다고 하는 「신농본초경」 의 개정판에도 약이라고 하는 것보다 음식이라고 하는 것이 많이 한약으로서 소개되고 있다. 오늘날 중국요리에 약초를 능숙하게 더한 것을 「약선」이라고 하는 이름으로 등장하였다. 「약선」은 은나라 시대에 만들어져, 황제들의 건강 유지를 위해서, 전문의 식의(食醫)들이, 맛은 물론, 색이나 향기를 담아, 그 체질에 맞추어 한약을 배합한 것이었다.

2. 약선 식의 목적

2-1. 약선 식의[藥膳食醫]의 목적

약선은 질병의 예방과 건강증진이라고 하는 것을 주된 목적으로 약으로서 파악하는 것이 아니라, 건강한 음식으로서 즐기는 가운데 치유적인 하는 것이다. 그러나 「약선」은 요리에 약초를 배합하는 것만으로, 몸에 있어서 반대의 작용을 일으키기도 한다. 개인의 체질이나 몸의 상태, 계절 등을 제대로 파악해 두지 않으면, 그 효과는 바랄 수 없다. 사람은 몸에 필요한 것이 부족하면, 그 부족한 것을 요구한다, 예를 들면, 땀을 흘리면 염분을 갖고 싶어지거나 지쳤을 때에 단 것을 갖고 싶어지거나 하는 것은 자주 있는 일이다.

2-2. 전통적인 약선 식의

명의란 병의 위험 신호를 재빨리 읽어내어, 병이 되기 전에 그 원인을 제거하는 사람이라고 한다. 그러기 위해서는 우리 자신도 자신의 체질을 잘 알아 두는 것이 필요하며 그것에 의해서 「약선 식의」 조리를 하는데 있어서,

약초의 처방이나 만드는 방법도 개개인에 맞춰 알맞게 조리할 수 있다. 병의 예방이나 치료에 음식이 차지하는 비율이 매우 많다는 것이 전통적인 식의 영양학의 생각이라고 볼 수 있다. 따라서 친밀한 식품을 이러한 이론에 근거하여 잘 배합하면 그것이 바로 약선 식의(藥仙食醫)라고 할 수 있을 것이다. 전통적인 약선 식의의 요점은 무엇보다 약선 식료 생약의 치료 작용이다. 인체의 각종 조직이나 기관 등의 기능 저하가 곧 질병의 중요한 원인이며, 이러한 기능 저하들을 정기가 허(虛)하다고 한다. 허(虛)한 것을 음식으로 보(補)해 줌으로써 병을 치료하는 것이 보익장부(補益臟腑)이며, 특히 만성병에 의한 체질 허약자는 약물 치료와 함께 음식에 의한 보(補)법은 병을 치료하는 중요한 관건이 된다. 또한 외부에서 질병을 일으키는 요소의 침입으로 나타나는 병을 중의에서는 사기실(邪氣實), 즉 실증(實證)이라 한다. 이때 사기를 직접적으로 몰아낼 수 있는 음식물로 병을 치료하는 것이 사실거사(瀉實祛邪)이다. 이 때 사기가 들어오는 것은 정기가 허(虛)한 것으로써 정기를 보(補)해 주는 것을 같이 사용하면 좋다. 예를 들면, 마늘은 이질(痢疾)을 치료하고, 산사(山査)는 소화 불량을 치료하고, 장어는 폐결핵에 유익하며, 율무는 습(濕)을 빼주고, 연근은 각혈에도 효과가 있으며 팥은 수종(水腫)에 좋고, 꿀은 장(腸)을 부드럽게 하여 통변시켜 주는 역할을 한다. 인체의 생리 기능은 음양(陰陽)의 동태평형이 잘 이루어 질 때 건강한 상태를 유지할 수 있기 때문에 음식으로써 그 음양의 실조를 다스려 병을 치료하는 것이 조정음양(調整陰陽)이다. 예를 들어, 양허일 때는 소고기, 양고기, 개고기, 생강 등으로 온보조양(溫補助陽) 하며, 음허일 때는 백합, 자라, 해삼, 백귀버섯 등의 청보(淸補) 음식으로 양음생진(養陰生津)한다.

3. 사상체질의학 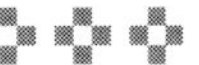

3-1. 사상체질의 개념

사상설(四象說)에서 사상(四象)이라 함은 오행(五行)의 원리(原理)를 살아 움직이지 않는 땅에 응용 할 때에 동쪽(東) 木, 서쪽(西) 金, 남쪽(南)은 火, 북쪽(北)은 水로 각각 배정하고, 중앙(中央)은 土로 배정하며 변조(變造), 응용(應用)하는 것이다. 이렇게 오행(五行)의 원리(原理)에 의하여 의학(醫學), 체질분류(體質分類), 사주(四柱), 관상(觀相) 등 일상생활에 적용(適用)하고 응용(應用)하였다. 하지만 살아 움직이지 않는 땅에만 적용되는 원리를 움직이는 우주(宇宙)의 원리(原理)로 설명하려 함은 모순(矛盾)과 문제점(問題點)이 따른다. 이것은 단지 하통지리(下通地理)의 근본원리(根本原理)가 될 뿐이다. <'1'은 점(点)이고,'2'는 선(線)이며,'3'은 평면(平面)이고,'4'는 입체(立體)이다.>

입체는 삼차원(三次元)이면서 공간(空間)이고 물질(物質)이고 형체(形體)를 의미한다. 동서남북(東西南北), 전후좌우(前後左右), 춘하추동(春夏秋冬)이 다 넷의 리듬을 탄다. 오전, 오후, 저녁, 밤의 주기(cycle)가 하루를 이루고, 소년기, 청년기, 중년기, 노년기가 사람의 일생을 이룬다. 두 개의 음양이 더 쪼개어 네 개의 음양이 된다. 즉 태양, 소양, 태음, 소음으로 되는데, 봄은 소양의 성질을, 여름은 태양의 성질을, 가을은 소음이 성질을, 그리고 겨울은 태음의 성질을 갖게 된다. 사람도 봄의 성질과 비슷한 체질이 있고 여름, 가을, 겨울의 성질과 같은 체질을 가지게 되는데, 이렇듯 체질에 맞게 섭생(攝生)과 치료를 해야 한다는 것이 사상체질의학(四象體質醫學)인 것이다.

3-2. 사상 및 팔상체질의 분류

四象	八象	허실장부	성 격	특 징
太陽人	금양인	간허 (폐실)	• 머리大, 눈小(광채) 목덜미와 상체 발달 • 독창독선, 과욕, 결단, 분노, 짜증, 집착, 당돌 • 혁명가, 발명가, 연예인 (급진개혁파)	• 폐기능과 청각 발달, 다소변, 오랜좌정 곤란 (간담허증) • 간질환, 안질, 각약, 불임, 소화불량, 상기, 식도경련
	금음인	대장실 (담허)		
少陽人	토양인	신허 (비실)	• 뒤머리大, 눈/입술엷음, 턱뾰쪽, 다리가늠 • 임기응변, 명랑, 솔직, 모험, 경솔, 헌신, 체념, • 상인, 서비스인, 군인 (완만한 개혁파)	• 비위와 시각 발달, 다열, 다산 곤란 (신방광허증) • 방광요도염, 조루증, 요통, 더위, 협심증,
	토음인	위실 (방광허)		
太陰人	목양인	간실 (폐허)	• 타원형, 이목구비大, 입술두툼, 비대(손발大) • 집념, 인자/교만, 관찰, 현실안주, 잡기도락 • 정치가, 사업가, 수집가 (완고한 보수파)	• 담기능과 후각 발달, 다한증, 순환효과 (폐대장허증) • 폐렴, 감기, 천식, 고혈압, 습진, 대장염, 알레르기, 변비
	목음인	대장허 (담실)		
少陰人	수양인	신실 (비허)	• 이목구비 균형, 갸름, 입술 얇음, 하체 발달 • 세심, 치밀, 질투, 우울, 복잡계산, 비판적 • 교육자, 종교인, 사무원 (완만한 보수파)	• 방광과 미각 발달, 소한증, 고운피부 (비위허증) • 위염, 복통, 신장질환, 냉증, 멀미, 더위, 설사, 우울증(한숨)
	수음인	위허 (방광실)		

172

03

생활습관병과 보건식의

『운동부족으로 인해 현대인은 소비하는 칼로리가 적은데 비래, 먹을거리가 주위에 넘치는 환경에 있다 보니 결과적으로 칼로리의 과잉 섭취를 부르고 지방의 과잉 섭취가 지속 되면서, 다양한 생활습관병이 나타나고 있다. 당뇨병, 고혈압, 고지혈증, 통풍, 폐기종, 치주병, 알코올성 간질환 등이, 근본적으로 나쁜 생활습관에 의해서 발병된다는 것을 알 수 있으며 그중에서 가장 중요한 요인은 역시 음식이다. 오늘날 예방의학이 발전하여 다양한 병의 원인·위험 인자가 해명되고 있으며 생활습관병의 대부분은 보건식품으로 예방과 치유가 가능하다.』

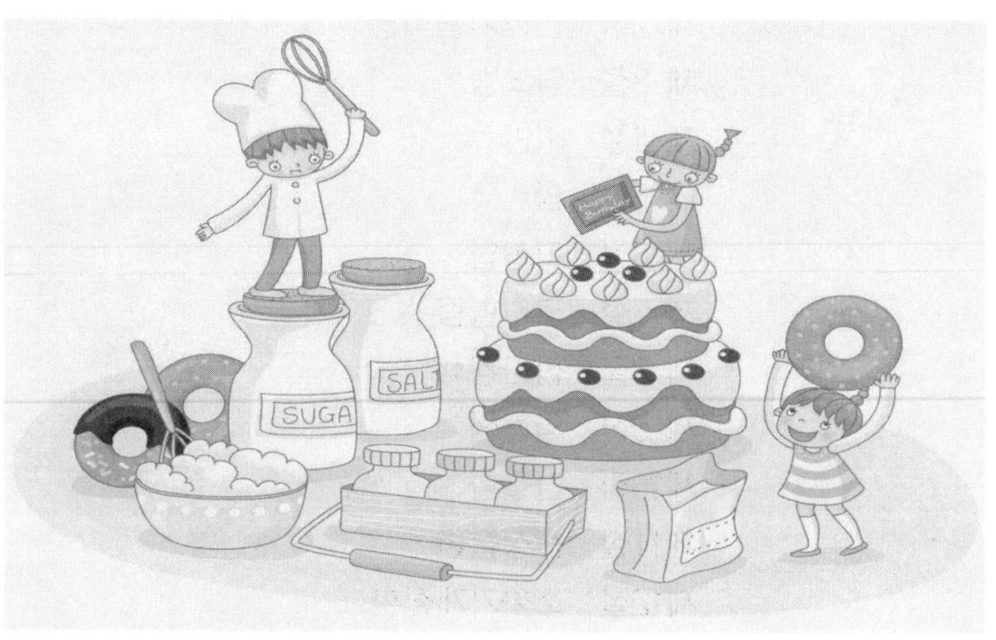

제3장

생활습관병과 보건식의

제1절 보건식품과 생활습관병의 치유

생활습관병은 평상시 일상생활에서 불규칙하고 잘못된 생활습관이 원인으로 발병이나 진행에 깊게 관계되어 있는 각종 질병을 가리킨다. 생활습관병은 어느 순간에 갑자기 발병하는 질병이 아니라 오랜 기간 좋지 않은 식생활, 운동습관, 자세, 태도 등 잘못된 생활습관의 반복에 의래 어느 시기에 이르면 발생되는 경우가 대부분이다. 즉 식생활불균형, 운동부족, 수면부족, 스트레스 등으로 인해 장기기능의 불균형과 몸의 구조가 변형되어 발병되는 것이다. 예전에는 생활습관병을 「성인병」 이라고 칭했다가 어린이에게도 당뇨 등의 질병이 나타나므로 만성병으로 바뀌었고, 최근에 와서는 지금의 「생활습관병」 으로 이름이 개명됐다. 암을 비롯하여 우리나라 사람의 사망 원인 제 2위인 뇌혈관 질환 (뇌출혈이나 뇌경색), 3위의 심장 질환(심근경색 등)은 모두 생활습관병이다. 현재 사망원인 1위인 암 중에서도 특히 대장암이나 폐암 등은, 생활습관과 매우 연관이 깊은 병으로 여겨지고 있다. 이 외, 당뇨병, 고혈압, 고지혈증, 통풍, 폐기종, 치주병, 알코올성 간질환 등이, 근본적으로 나쁜 생활습관에 의해서 발병된다는 것을 알 수 있으며 그중에서 가장 중요한 요인은 역시 음식이다. 오늘날 예방의학이 발전하여 다양한 병의 원인·위험 인자가 해명되고 있으며 생활습관병의 대부분은 보건식품으로 예방과 치유가 가능하다.

1. 생활습관병의 예방과 치유 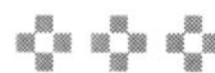

1-1. 생활습관병의 예방

생활습관병의 예방은 먹거리, 운동, 휴식이라고 하는 라이프스타일(Life style)의 개선으로부터 시작된다. 병을 발견하고 나서 고치는 것이 아니라, 평소부터 자각을 가지고, 생활 속에서 개선해 나가는 것이 매우 중요하다. 부족함을 느끼고 있는지 없는지, 체형이나 체중, 혈압 등에 큰 변화는 없는지, 식생활로 부족한 영양소는 없는지를 파악해, 문제가 있으면, 생활을 개선해 나간다. 만약 혈당치나 콜레스테롤 수치 등, 스스로 체크할 수 없는 것에 대해서는 정기적으로 검진을 받는 것이 중요하다. 또한, 가정의 병력에 대해 파악해 나가는 것도 필요하다. 가족으로부터 계승된 위험 인자에 나쁜 생활습관이 더해지면서 발병의 가능성이 높아지기 때문이다. 우리는 먼저 무엇이

176

위험인자인지를 알아 두어야 한다.

1-2. 생활습관병의 위험인자

생활습관병의 많은 위험인자 가운데서 중요한 위험 인소는 내장 지방과 콜레스테롤이다. 이러한 증가를 억제하는 것이 생활습관병의 근본적인 예방이 된다. 예를 들면, 식후의 혈당치가 높은 경우는 내장 지방을 소모하는 것으로 혈당 수치를 내려 당뇨병 진행을 막을 수 있다. 내장 지방이 줄어들면 혈압도 하강하고, 고지혈증도 개선된다. 또, 콜레스테롤 수치가 높은 경우에는 동맥 경화가 되기 쉽고, 또한 협심증, 심근경색, 뇌경색 등으로 연결될 위험이 있다. 또한, 흡연은 폐암, 폐기종 등, 많은 질병의 원인이 되므로 삼가해야 할 것이다.

2. 생활습관병과 영양보충제

2-1. 효과적인 영양보충제 섭취

먹거리나 운동 습관 등이 좀처럼 개선되지 않거나, 혹은, 이미 내장 지방이나 콜레스테롤이 너무 증가해서 자각 증상이 있는 경우에는 항산화 작용이 있는 영양보충제를 섭취하도록 한다. 유효한 영양보충제로는 비타민 C, 비타민 E, 폴리페놀, 셀레늄, 코엔자임 Q10, 은행나무잎 엑기스 징코발로바 등이 있다. 또한, 지방의 합성을 저해하는 가르시니아· 캄보디아, 콜레스테롤 수치를 내리는 키친·키토산 등 영양보충제들은 단기간이 아닌, 어느 정도 장기적으로 섭취할 필요가 있다. 식이 섬유에도 콜레스테롤의 흡수를 방해하여 혈압의 상승을 억제하는 기능이 있다. 많은 영양보충제가 면역성을 올려준다. 그러나 그중에서도 종합비타민제의 역할이 가장 두드러진다. 즉 면역성을 올리려면 우선 종합비타민제를 복용해야 한다. 대부분의 영양보충제들은 음식물과 같이 복용하는 편이 바람직하며, 한꺼번에 복용하지 말고 나누어서 복용하는 것이 흡수에 도움이 된다. 모든 영양보충제는 뚜껑이 확실한 용기에 보관하며 가능하면 냉장고에 보관한다. 지용성비타민 및 필수지방산은 아침식사 후에 하루 한번 복용하면 된다. 종합비타민/미네랄에는 건강에 필요한 각종 비타민과 미네랄이 골고루 다 들어있지만 특수한 경우엔 부족한 부분들이 있게 마련이다.

2-2. 영양보충제 복용 방법

현재 시중에는 징코발로바, 플라보노이드, 코엔자임-큐, 포도씨 추출물, 녹차추출물, 민들레 추출물, 실리마린, 오메가-3 등 수많은 영양보충제들이 나와 있다. 하지만 올바른 지식이 없이 무작정 복용하다보면 부작용이 나타날 수도 있으므로 철분이 들어있는 영양보충제 등의 복용에는 유의하여야 한다. 철분과 마그네슘을 같이 복용하면 철분이 흡수되지 않으며 철분과 비타민-E, 구리와 비타민-12는 서로 피해야 하므로 복용시간을 다르게 하는 것이 필요하다. 보통의 경우 영양보충제는 캡슐이나 가루로 된 것을 복용해야 흡수가 잘된다. 건강상태에 따라서 다른 여러 가지 영양보충제를 복용할 수 있는데 개인에 따라 차이가 있을 수 있으나 셀레늄(일일 100~200 마이크로그램), 자연 비타민-E(400IU)는 하루에 한 번 복용하고 종합비타민/미네랄제재, 비타민-C, D, 오메가-3 필수지방산, EPA, DNA는 보통 하루에 두 번 복용한다.

178

3. 생활습관병을 예방하는 식생활 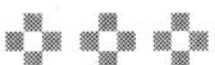

현대인의 생활습관병을 예방하려면 영양적으로 균형 있는 식사와 적당한 칼로리와 지방, 염분량의 섭취 등이 중요하고 식품첨가물이 적게 사용되고 화학조미료가 들어있는 식품의 섭취량을 줄여야 한다. 생활습관병을 막는 식생활의 중요한 포인트는 다음과 같다.

3-1. 영양 균형이 알맞은 식사법

건강의 기본은 우선 영양의 균형이 잘 이루어진 식사를 섭취하는 것이다. 몸에 필요한 영양소로서는 당질, 단백질, 지방질, 비타민, 미네랄 등이 있지만, 이런 영양들을 과부족 없이, 적당량 섭취하는 것이 매우 중요한 포인트가 된다. 몸 안에 들어온 이러한 영양소들은 각각이 독자적으로 일하는 것보다는 서로의 특성을 살리면서 서로 협력하여, 몸의 건강을 지킨다는 공동작업을 실시한다. 이 때, 각 영양소가 균형 있게 골고루 갖추어져있으면, 시너지의 효과는 현격히 높아진다. 식품을 선택할 때 최소한 다음의 사항을 유의하여야 한다.

1. **식품 첨가물이 적은 것을 선택한다.**
   우선 물건을 살 때 식품의 포장에 표시된 사항을 체크하는 것이 필요하다. 포장에는 원료나 제조일, 유통기한 등과 더불어 사용된 첨가물도 표시되어 있으므로 그들 첨가물 표시가 적은 것을 선택하도록 유의한다.

2. **해독작용이 있는 식품을 먹는다.**
   야채나 과일 비타민C는 발암물질이나 돌연변이물질의 생성을 억제한다.식물 섬유질은 함유된 독성을 약화시키거나 배출을 촉진시켜주며 아미노산은 유해화학물질을 간장에서 해독하기 위해 필요한 물질이다. 비타민B군의 식품을 섭취하는 것이 중요하다.

3. 수입 식품보다 지역에서 나는 식품을 먹는다.

요즘에는 슈퍼 등에서도 생산지를 표시하도록 의무화되어 수입야채 등도 소비자가 알 수 있게 되었다. 그러나 그 내용이 바뀐 것이 아니라, 예를 들면 바나나나 감귤류에는 방부제, 포스트 하베스트(Postharvest)등의 농약이 사용되고 있으며, 아직까지 안전성에 대해서는 크게 미흡하다.

외국의 연구사례로 수입과일을 먹인 동물과 그 지역에서 나는 과일을 먹인 그룹 간에는 수명과 건강에서 크게 차이가 있었다.

3-2. 칼로리와 지방의 섭취

운동부족으로 인해 현대인은 소비하는 칼로리가 적은데 비래, 먹을거리가 주위에 넘치는 환경에 있다 보니 결과적으로 칼로리의 과잉 섭취를 부르고 있다. 때문에 일상생활에 알맞은 칼로리를 취하도록 해야 한다. 또 지방의 과잉 섭취가 지속 되면, 다양한 생활습관병의 원인이 된다. 특히 동맥경화 촉진 작용이 있는 동물성지방(등푸른 생선 등 불포화지방산에 속하는 지방은 제외)의 과도섭취에 주의해야한다. 식물유나 생선의 지방에는 동맥경화의 억제 작용이 있으며 몸에 이로운 콜레스테롤이 들어있어 유익하다. 지방은 양과 질을 잘 생각해 섭취하도록 하여야 하며, 전체 칼로리 섭취량에 20%를 넘지 않도록 한다.

4. 소금과 조미료 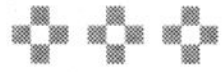

4-1. 천연소금

소금은 NaCl, KCL, CaCl$_2$, MgCL 등이 조화를 이루고 있어야 하고 NaCl

180

은 염화나트륨이라는 약용 물질이다. 소금을 통하여, 인체에 필요한 무기물질을 먹어야한다. 막소금 속에는 염화나트륨을 위시해서, 인체에 필요한 칼슘과 칼륨, 그리고 마그네슘 등이 들어 있어, 각기 조화를 이루어 인체에 해를 끼치지 않고 있다. 염분의 과도섭취는 혈압을 높이고 동맥경화를 촉진시켜, 결과적으로 모든 생활습관병의 토대가 되므로 건강한 사람이라도 가급적 1일 10g이하로 억제하는 것이 좋다는 주장도 있다. 반대로 소금을 적게 섭취 할수록 일찍 죽을 수도 있다는 미국 고혈압학회의 보고도 있다. 현대 의학에서도 소금이 인체에 필수 물질이라는 사실은 크게 인정되고 있기 때문에 생리식염수, 링게르 주사, 록솔루션(lockei solution)등 생명구조, 응급처치 약물들이 모두 소금이 주원료로 되어 있다. 그러나 이렇게 중요한 소금에 대한 가치는 인정하면서도, 현내인들의 머릿속에는 소금은 고혈입, 신징염 등이 만성병을 일으킬 수 있다면서 무조건 기피하려고 하는 생각들이 깊어져 가고 있는데 그 발단은 식품으로서 소금과 약품으로서 소금에 대한 정의가 혼돈되었기 때문이다. 의약품으로 쓰여 지는 소금은 절대 순수해야 되지만, 식품으로서의 소금은 조염(막소금) 그대로가 좋다. 끓인 물보다 생수가 좋고, 백미보다 현미가 좋으며, 순수한 염화나트륨 98.%와 1%의 화학조미료가 배합되어 있는 맛소금보다는 조염이 인체에 잘 맞는다. 몸에 각종 생활습관병(만성병)들이 생기게 되면 가장 먼저 자연치유력을 높여 주어야하는데, 그 하나의 방법이 생명력이 있는 천일염(막소금)을 적당하게 먹어야 한다. 하지만 현대 의학이 소금은 고혈압이나, 신장염을 일으킬 수 있으니, 적게 섭취해야한다고 하여 대부분의 사람들은 소금 기피증이 있으나 이것은 가짜 소금인 맛소금을 진짜 소금으로 착각하여 가르쳤기 때문이다. 모든 것은 자기 자신의 미각신경에게 맡겨 두면 스스로 적게 들어오면 싱겁다고 판단하여 더 먹도록 지시할 것이며, 많이 들어오면 짜다고 하여 적게 들어오도록 조정할 것이다.

굵은 소금에는 바닷물을 증발시켜 만든 해수염과 암석에서 채취하는 암염이 있다. 암염도 바닷물이 원료가 되어 만들어진 것이기 때문에 결국은 바닷물이 원료가 된다. 지구의 70%가 바다이며, 그 넓은 바다 속에 생명을 유지해 가는 모든 바다 생물들이 살고 있어, 바다는 살아 있는 생명체라 할 수 있으며, 그 원동력은 바다 물속에 들어 있는 용존산소와 생명체 유지에 필요한 모든 무기 물질들이 들어 있다. 바다 속에 사는 수많은 생명들이 속하는 바닷물을 말린 것이 소금이므로, 소금은 생명체라 할 수 있다. 지구의 70%가 바닷물로 가득 차 있고, 인간의 70%가 역시 물로 가득 차 있으며, 그 물이 0.9% 소금물로 되 어 지구든, 인간이든, 소금과는 밀접한 관계를 유지하지 않으면, 생존이 불가 능하며 굵은 소금은 마치 생수나 유정란과 같다. 염분의 과도한 섭취를 방지 하려면 다음과 같이 실천하는 것이 바람직하다.

- 첫 번째 요리할 때 맛의 간을 옛 조선간장으로 하는 것이 좋으며 소금은 조리 후에 가능한 천일염을 사용하여 첨가한다.
- 두 번째로는 가공식품의 섭취를 가능한 제한하고, 찌개, 채소 절임 등의 과식을 조심한다. 라면류와 같은 인스턴트식품의 스프에는 많은 양의 나트륨이 들어있 으므로 가급적 피해야하며 부득이 사용할 경우 스프의 양을 줄이도록 노력한다.
- 세 번째로 외식을 가능한 한 절제한다. 외식은 일반적으로 화학적 감미료(조미 료)가 진하고, 외관보다 당질이나 동물성지방 등이 많기 때문에 칼로리나 염분 의 과도섭취로 연결되기 쉽기 때문이다.
- 네 번째로 국물을 적게 먹는다. 음식을 먹을 때는 동물의 지방이나 소스 수프, 우동이나 라면의 국물 등을 전부 마시면 5~6g의 식염을 섭취하게 되므로 국물 을 남기는 등 조절하는 식생활을 습관화 한다.

4-2. 조미료

현대인들 중에 결석 환자가 급격히 늘어나는 이유 중 하나가 비타민 F 같은 생리물질이 들어 있지 않은 인공 합성 조미료를 사용하기 때문이라는 주장이 있다. 화학조미료(化學調味料, chemical seasoning)는 천연식품 속에 있는 맛있는 성분을 화학적으로 합성, 또는 분해 및 추출에 의해 순수한 형태로 뽑아낸 것으로 보통 식품의 조미료로 널리 사용된다.

시중에 판매되고 있는 것 중 주요한 것은 글루타민산나트륨(MSG,다시마의 맛), 이노신산나트륨(가다랭이포, 육류의 맛), 구아닐산나트륨(표고버섯의 맛), 호박산나트륨(어패류의 맛) 등이고, 또 이것들의 혼합물이 있다. 다시마에서 글루타민산의 결정이 분리되었고, 그 후 소맥단백질의 산분해에 따라 추출에 성공한 것이 최초의 화학조미료이다. 화학조미료끼리는 서로 맛의 상승작용을 하는데, 글루타민산에 대한 이노신산, 또 구아닐산이 특히 강하다. 이것들은 본래 가지고 있는 좋은 맛을 10배 이상 강하게 만든다. 복합조미료는 이 작용을 이용한 것이다. 수위 중국 음식점 증후군으로 알려진 글루탐산나트륨(MSG)에 중독되면 안면마비와 호흡곤란 증세를 보이며 황색 4호는 뇌의 전두엽을 손상시켜 아이들의 과잉 행동 장애를 일으킨다. 또한 갈변 방지와 세균 발육 억제를 위해 첨가되는 아황산나트륨은 천식, 복통, 두드러기를 유발하고 햄과 소시지의 발색제로 사용되고 있는 아질산나트륨은 섭취 후 위산 분비 조건하에서 나이트로자민이라는 강력한 발암 물질을 만들어내 인체 내의 대사 과정을 교란한다. 물론 이밖에도 유독성 물질과 발암 물질을 생성하는 식품첨가물들은 무수히 많다. 이렇게 식품첨가물로 사용되는 화학물질들은 공통적으로 신진대사 과정 중에 영양소의 소모를 유발하여 영양 결핍에 해당하는 증상을 불러올 뿐만 아니라, 직접적으로 세포를 손상시키기도 하고 발암 세포를 만들기도 한다. 식품첨가물로 사용되는 화학물질을 다량으로 섭취하게 되면 특정 장기의 기능이 저하될 뿐만 아니라 많은 영양소를 소모하게 된다. 특히 성장과 발육의 시기에 있는 아이들에게 식품첨가물 같은 화학물질이 남용되면 성장과 발육을 저해하게 되어 인체의 구조를 완성해야 하는 시기에 질이 나쁜 인체가 형성될 수밖에 없다.

천연의 조미료라고 할 수 있는 참기름, 들기름, 콩기름 속에는 모두 비타민 F가 들어 있어 만성병의 병발을 막아주는 역할을 한다. 후추는 신미성 건위제이며 생강은 게르마늄이 풍부한 항암제이고 고춧가루는 심장을 튼튼히 해주는 강심제이다. 마늘은 알리신이라는 정력제가 들어가 있는 정력제라고 할 수 있고 참기름, 들기름은 필수 지방산이 들어가 있는 신진대사 촉진제이며, 강력한 살균제이기도 하다. 양파의 누런 껍데기에는 겔세친이라는 혈압강하제가 들어가 있고 파는 중풍을 예방하며 다시마는 최고의 식품 섬유질을 포함하고 있고, 멸칫가루 속에는 균형 잡힌 생명물질이 고루 들어가 있으므로 이들 천연의 물질을 골고루 혼합한 것이 진짜 조미료이다. 조미료는 제대로 알고 사용하지 않으면 적정한 염분량을 초과하기 쉬워진다. 반드시 계량컵이나 스푼을 사용하는 습관을 들인다. 또, 맛이 좋다는 느낌의 조미료에는 원래 염분이 포함되어 있으므로 사용할 때에는 그것도 계산에 넣는 것을 잊지 말아야 한다. 가짜 소금인 맛소금이 위생적 소금이며, "맛이 있는 소금"이라 하여, 각광을 받고 있으나, 이것들은 몸에 더 들어와도 물을 요구하지 못하는 관계로 인해 병을 일으키니, 이렇게 하여 생기는 병들이 고혈압, 신장염, 부종 따위 만성적 질병이다. 인간의 몸에 들어가는 소금의 양은 정상적인 기능을 하고 있는 미각신경이"너무 짜다""싱겁다" "적당하다"를 정확하게 판단하여 통제하고 있다. 현대인들의 혀가 화학조미료를 남용하는 관계로 올바른 판단을 못하고 있지만, 약 30~40일 정도만 화학조미료 섭취를 중단하면, 혀는 다시 정상을 회복하고, 제 기능을 다할 수 있게 된다. 혀가 제 기능을 다하고 있을 때에는 우리 몸은 소금이 약간만 더 들어와도 즉시 갈증을 일으켜, 물을 마시도록 유도하여 더 들어온 소금을 물로 희석함으로써 해독하려하지만 맛소금은 이런 기능을 못하고 있다.

제2절 건강기능성식품

1. 건강기능성식품의 개념 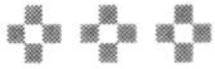

1-1. 건강 기능성식품

식물에는 비타민이나 미네랄이 풍부하지만, 그것과는 별도로 체내에서 유효한 기능을 하는 물질이 포함되어 있다. 야채나 과일에 포함되는 색소성분이 그 역할을 하는 것을 총칭해 기능성식품이라고 부르고 있다. 기능성식품의 상당수는 활성산소를 중화하는 항산화물질로서 식물 내에서 기능을 하고 있지만, 인간이 섭취해도 같은 기능을 기대할 수 있다. 활성산소는 세포의 유전자를 손상시키고, 세포를 암(癌)화 시키는 것 외에 동맥경화, 백내장 등 다양한 질병이나 노화의 가속화하는 계기가 된다. 생활습관병의 예방을 위해서는 기능성식품이 많이 포함되어 있는 각종 식품과 보건식품 및 영양보충제의 섭취가 중요하다.

2. 건강 기능성식품과 보건식품 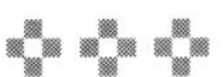

건강 기능성식품에서 많이 포함된 보건식품은 대체로 다음과 같이 크게 나뉘어서 설명된다.

2-1. 카로티노이드계 기능성 식품

카로티노이드는 각종 초록색 식물과 통류, 전곡류에 포함된 터펜(Terpene s) 종류 중 밝은 노랑, 주홍, 빨간색을 내는 색소들이다. 당근, 토마토, 시금치, 파슬리 , 자몽 등에 광범위하게 존재하며 동물에서도 발견된다. 카로티노이드는 약 600여 가지가 되며 이 중 약 10%는 비타민-A의 전구물질이 된다. 카로티노이드 중에 알파 카로틴, 베타카로틴 및 입실론만이 비타민-A의 잔구물질이며 베타카로틴이 가장 활발한 산화방지작용을 한다. 알파는 베타의 50~54% 정도. 입실론은 42~50% 정도만 산화 방지력이 있다. 카로티노이드 중 감마 카로틴, 라이코펜(Lycopen), 루틴(Lutin)은 비타민-A의 작용과 아무 관련성이 없으나 폐, 대장 및 유방암, 자궁 및 전립선암의 예방에 탁월한 효과가 있다. 카로티노이드는 면역성을 높이며 피부를 자외선으로부터 보호하는 작용이 있다. 카로티노이드는 조직 선택적으로 작용하며 모든 카로티노이드를 다 같이 섭취 할 때 크게 작용하므로 영양보충제로 섭취하기 보다는 해당 식품을 통해 효과를 볼 수 있다. 베타카로틴 등은 토마토, 당근, 호박 등의 녹황색 야채나 감 등의 과일에 많으므로 이러한 식품으로 섭취하는 것이 바람직하다.

2-2. 후라보노이드계 기능성 식품

붉은 와인의 폴리페놀, 녹차의 카테킨 등이 이에 속한다. 향색이라고 부르는 플라보노이드는 종류만 1500여 가지나 된다. 플라보노이드는 식물에 들어있는 비질소성 색소이다. 일반적으로 플라보노이드는 비타민-C와 함께 작용하여 서로 상승작용을 일으키는 것으로 알려져 있다. 향색이라고 하면 식물의 열매와 꽃의 색깔을 내게 하는 광합성 물질을 의미한다. 최신의 연구에 의하면, 이 향색들이 건강을 유지하는데 큰 기여를 할 수 있음이 밝혀지고 있다. 실지로 많은 한약재료 및 식물원료 약재들의 주요 약물작용이 바로 향색에서 온다는 사실이 밝혀지고 있다. 알레르기 염증 유리기, 혈소판 응집, 간의 해독작용, 궤양, 세균 바이러스 및 암을 억제하는 작용이 있다. 플라보노이드는 혈관을 튼튼하게 만들며 특히 모세혈관벽을 강하게 한다. 특수한 효소를 억제하는 기능도 있어 혈압을 올리는 ACE라는 효소를 억제하며 여성호르몬이 에스트로겐을 만들 때 필요로 하는 효소를 억제하여 유방 난소암의 발병을 억제하기도 한다. 향색은 강력한 항암작용, 항알레르기 및 항바이러스성을 가지고 있으며, 이의 산화 방지력은 비타민-C, 비타민-E, 셀레늄, 아연보다 더 강력하다. 이들을 크게 네 가지로 분류할 수 있으며, 그 작용들이 중복되는 면도 있으나 각 분류별로 특이한 작용을 하고 있다. 따라서 이것들을 같이 먹어도 별로 해는 없다. 다만 그 중 자몽 주스 속에 들어있는 나린진(naringin)이 심장병 약들이나 여성 호르몬의 효과를 증진시킬 수 있다.

플라보노이드의 종류는 매우 다양하므로 예를 들어 감귤과 녹차에는 같은 플라보노이드도 들었으나 성분비가 다르며 감귤류에는 헤스페리딘, 쿠에시트린, 루티, 탄제리틴 등이 들어있고, 차에는 켐페롤, 카테킨, ECG가 많이 들어있다.

최근 폴리페놀은 항산화(노화 방지) 효과가 있어 화장품 ,의약, 식품 등의 성분으로 각광받고 있다. 폴리페놀은 블루베리 등에서 볼 수 있는 진한 청색, 보라색, 붉은색 등의 색깔에 포함되어 있는데 인체 내에서 강력한 산화방지작용을 한다. 식물세계에 광범위하게 있는 폴리페놀은 질병의 예방과 치료에 탁월한 효과가 있다는 연구가 많이 있다. 폴리페놀은 플라스타글란딘의 변화로 작용하여 피를 맑게 한다. 폴리페놀에는 플라보노이드 안토시아니딘, 카테킨, 이소플라본 등이 있다. 블루베리에는 페놀리 안토시아닌이 들어 있는데 이는 망막의 염증을 감퇴시키는 작용을 하여 눈을 밝게 만든다.

폴리페놀은 암·충치·동맥경화 등의 예방효과가 우수하고 콜레스테롤 흡수를 억제하는 기능도 있다. 때문에 폴리페놀이 함유된 카카오 와인 녹차 등이 관심을 모으고 있으나 폴리페놀도 과하면 이로울 게 없다. 사람은 산화(酸化)를 통해 필요한 에너지를 얻는데 항산화 작용을 하는 폴리페놀을 필요 이상으로 섭취하면 페놀처럼 인체에 유해할 수 있다.

2-3. 파이토에스트로겐

대두 이소플라본류, 참깨의 리그난 등은 갱년기 장애 골다공증의 예방에 도움이 된다. 이소플라본은 플라보노이드(Flavonoid)와 화학적 구조는 다르지만 물질이나 작용은 거의 비슷하고 콩 종류나, 칡에 들어있는 제니스틴(Genistine)이 대표적인 성분이다. 이소플라본은 암을 억제하며 건강에 많은 유익함을 주는 물질이다. 동양에서는 콩을 식품으로 가공하여 오래전부터 섭취하여 왔으며 서양에서도 이소플라본의 기능이 밝혀지게 되면서 최근 커다란 관심을 가지고 있다. 대두이소플라본은 콩에 포함되어 있는 폴리페놀의 일종으로 특히 배아부분에 많이 함유되어 있다. 특히 콩에 많이 들어있으며, 식물성 물질로써 부작용이 없어 인체에 안전한 물질인 이소플라본의 생리활성 기능에 관심이 집중되고 있다. 이소플라본은 "식물성 여성호르몬 에스트로겐"으로 폐경기 이후에 나타날 수 있는 여러 가지 갱년기 증상을 개선시켜 준다. 한국이나 일본여성에게 갱년기장애가 비교적 적은 것은 두부나 된장 등 대두제품을 많이 먹기 때문이며 실제 대두이소플라본에는 갱년기장애 증상완화, 골다공증, 고혈압, 유방암, 동맥경화의 예방 등의 효과가 있는 것으로 보고되고 있다.

이러한 대두이소플라본에는 '글리코시드형 이소플라본'과 '아글리콘형 이소플라본' 두 종류가 있다. 보통 대두이소플라본은 당과 결합한 배당체로서 존재한다. 이것이 글리코시드형이다. 분자량이 크기 때문에 섭취해도 위장에서 잘 흡수되지 않으며, 장내세균에 의해 분해되어 비로소 흡수된다. 두부 등의 대두제품이나 대부분의 건강식품에는 글리코시드형이 함유되어 있다. 한편, 아글리콘형은 발효처리에 의해 당을 제거한 것이다. 분자량이 작기 때문에 위에서 빠르고 효과적으로 흡수되어 이소플라본의 작용을 보다 효과적으로 발휘할 수 있다. 특히 아글리콘형 이소플라본에는 혈류개선효과가 있는 것으로 알려지고 있다. 이러한 대두이소플라본은 1일 50mg을 섭취할 것이 권장된다. 식품으로는 두부 100g 정도이다. 그러나 에스트로겐이 많으면 증상이 진행되는 자궁근종 등의 환자는 주의해야 한다.

2-4. 자극취성분과 발효·숙성

자극취란 코에 작용하여 자극을 주는 냄새로 화학 반응성이 매우 크고 분자의 일부에 강한 전자친화성기를 갖는 물질이 후각신경과 삼차신경을 자극하여 톡 쏘는 듯이 느껴지는 아주 강한 냄새를 말한다. 후각과 삼차신경의 자극으로 나타나므로 엄밀히 냄새로는 취급되지 않는데 황화아릴 등. 파, 양파, 마늘 등에 많다. 소화액의 분비를 자극하여 식욕을 증진시키고, 혈액의 굳어짐을 방지하여, 동맥경화를 예방한다.

자극취를 없애는 방법으로 발효숙성을 시킨 경우도 있는데 예를 들어 발효시켜 자극취를 없앤 흑 마늘에는 생(生)마늘 보다 "SOD"(抗酸化力)가 무려 10배나 많으며 "폴리페놀" 도 약 10배 이상을 함유하고 있고. 생마늘에서는 볼 수 없든 새로운 특효성분인 유황(硫黃)화합물의 일종인 "S-아릴 시스테인"성분이 생기는 이점도 있다. 생마늘에는 독특한 강한 자극성과 냄새(臭氣)가 있어 위장에 자극성이 있었으나 흑(黑)마늘은 발효. 숙성 과정을 거치면서 효능이 생마늘 보다는 거의 10배 이상이며. 자극성과 마늘 특유한 냄새도 거의 없어 마늘을 기피하는 사람도 거부감과 부담감 없이 먹고 건강을 증진과 각종 성인병의 개선 및 치유에 크게 도움이 될 수 있어 근래에 건강 기능성식품으로 크게 각광받고 있다.

2-5. 당화영양소

당화영양소(Glyco-nutrients)는 근래에 학계에서 가장 주목받고 있는 분야이다. 많은 연구소에서 경쟁적으로 당화영양소에 대한 조사 결과를 발표하고 있으며 미국 MIT대학은 21세기에 미래를 변화시킬 10대 기술에 이를 포함시키고 있다. 많은 탄수화물 중에서 신진대사 및 몸을 구성하는데 절대로 필요한 필수당이 있는데 이들은 다음의 8가지이다. 포도당(Gludosse), 갈락토즈(Galactose), 만노즈(Mannose), 자일로즈(Xylose), 휴코즈(Fucose), 엔-아세틸 굴루코사민(N-acetylglucosamine), 엔 아세틸 갈락토사민(N-asetylglucosamine), 엔-아세틸갈락토사민(N-acetylgalactosamine, 엔 아세틸뉴라믹산(N-acetylneumic asid) 등이다. 섬유질과 복합 탄수화물들인 다당들 중에 위의 필수당 중 한 가지를 포함한 다당들도 있다. 이런 다당들은 필수당이 발휘하는 여러 가지 신진대사에 같이 참여하면서 그 복합 탄수화물 특유의 생리작용에 참여한다. 이러한 당분의 중요성이 알려지면서 8가지 필수당을 복합적으로 배합한 관련 기능성 식품들이 만들어져 보급되고 있다.

2-6. 비타민-B5 및 B-비타민류

비타민-B군은 인체 모든 세포의 에너지 대사에 이용되는 필수 영양소이지만 대부분의 비타민-B는 체내에서 생성되지 않기 때문에(B3 제외)음식물이나 보충제로 섭취해야 하고 스트레스를 많이 받을수록 쉽게 고갈돼 결핍되기 쉽다. B- 비타민류는 '스트레스 비타민' '에너지대사 비타민' '피로 비타민' '신경 비타민' '면역 비타민' 이라는 다섯 가지 별명을 갖고 있다. 비타민- B5 (판토텐산칼슘)는 '항스트레스 비타민'으로 불린다. 인체는 스트레스를 받으면 부신(신장 위에 위치)에서 몸을 보호하기 위해 호르몬을 만든다. 하지만 계속 스트레스를 받으면 부신이 제 역할을 못한다. 비타민-B5를 충분히 섭취하면 부신피질 호르몬 생성과 스트레스 해소에 도움을 준다. 비타민-B5는 버섯·브로콜리·우유·계란 등에 함유돼 있다. 무기력증·식욕감퇴·입병 등이 동반되는 만성피로에는 비타민 B1·B2·B5가 좋다. 이 중 비타민 B1(티아민)이 부족하면 심한 운동을 하지 않아도 체내에 젖산과 피루브산 같은 산성 물질이 축적돼 피로가 찾아온다. 비타민-B1이 많이 함유된 음식은 돼지고기·완두콩·해바라기씨·달걀 노른자 등이다. 비타민 B6를 충분히 섭취 땐 세로토닌 늘어난다. 비타민 B6(피리독신)는 '세로토닌' 생성과 직접적으로 연관돼 있다. 세로토닌 생합성에 필요한 3대 영양소가 비타민 B군·포도당·트립토판(아미노산)이다. 비타민 B는 트립토판을 세로토닌으로 전환하는 필수 효소이다. 비타민 B6의 섭취량이 충분하면 세로토닌 분비량도 늘어 스트레스 관리에 도움이 된다. 비타민 B6는 B9·B12와 함께 복용하면 신경 재생 등 신경계통에도 관여해 어깨 결림·근육통·손발 저림 개선에 효과가 있다. 컴퓨터 앞에 오래 앉아 컴퓨터단말기(VDT) 증후군에 시달리거나 운동량이 부족한 직장인, 집안일로 근육 피로가 누적된 주부들에게도 도움을 준다. 비타민 B6는 거의 모든 식품에 소량 함유돼 있으며, 바나나·당근·닭고기·달걀·시금치·호두·양배추 등에는 풍부하다. 비타민 B1·B6·B12는 신진대사를 활성화시켜 근육 내 피로물질의 축적을 막아 신체 피로를 풀어주는 효과도 있다. 비타민 B2(리보플라빈)는 면역력 증진에 도움을 주며 우유·버섯·시금치·계란·생선 등을 통해 섭취할 수 있다. '뇌 식품(Brain Food)'으로도 불리는 비타민 B9(엽산)은 신생아의 성장·발달에 관여하기 때문에 임신 중에 꼭 필요한 영양소다. 평소 혀가 진한 빨간색을 띠고 자주 따끔거리면 비타민 B9의 부족을 의심할 수 있다. 피로가 심하면 최소 권장량보다 많이 먹어야 하며 비타민 등 영양소를 영양결핍을 막는 수준인

'영양(최소)권장량' 보다는 질병을 예방하고 최적의 건강한 상태를 유지하기 위한 '최적 섭취량'이 주목받고 있다. 특히 평소 건강관리에 소홀하고 스트레스를 많이 받는다면 비타민 B군과 항산화제 등 영양소를 최적 섭취량으로 복용하는 게 바람직하다. "스트레스·술·담배 등 유해 환경에 노출되고, 만성피로가 심한 현대인은 최소 권장량보다 많은 5~10배의 비타민이 요구된다"고 까지 주장도 제기되고 있다. 비타민 B의 일일 최적 섭취량은 50~100㎎. 하지만 일상적인 식생활을 통해서는 충족할 수 없기 때문에 고함량 보충제를 복용하는 것이 도움이 된다는 것이 정설이다.

주요 비타민 B군의 기능과 관련 식품

종류	기능	결핍 시 증상	일일 최적섭취량(㎎)	함유한 식품
비타민 B1 (티아민)	탄수화물 대사의 전효소 신경기능 피로물질 축적 방지	피로, 허약, 각기병 신경통증, 부종, 무력	25~100	돼지고기, 완두콩 해바라기씨
비타민 B2 (리보플라빈)	에너지 대사의 조효소 눈의 피로 및 입병 개선	입과 혀의 염증, 눈 장애	15~100	우유, 버섯, 달걀 시금치, 생선
비타민 B5 (판토텐산칼슘)	항스트레스 피로 해소 및 에너지 대사	피로, 수면장애, 구토	25~100	브로콜리, 달걀
비타민 B6 (피리독신)	단백질 대사 신경 전달물질 합성	두통, 빈혈, 구토 혀 쓰라림, 우울	25~100	동물성 단백질 식품 바나나, 감자, 연어
비타민 B9 (엽산)	면역 강화 및 우울증 개선 적혈구 생성	빈혈, 성장 부진, 우울	0.4~0.8	오렌지주스, 바나나 요구르트

제3절 당뇨병

1. 당뇨병의 예방과 개선　　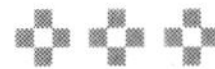

1-1. 당뇨병의 이해

당뇨병은 인슐린이라고 하는 호르몬의 기능이 불충분하기 때문에, 여러 가지 장애가 일어나는 질병을 가리킨다. 음식을 섭취하면, 혈액중의 농도(혈당치)가 높아지지만, 췌장으로부터 분비되는 인슐린의 기능에 의해 낮게 조절된다. 그런데 당뇨병자는 인슐린이 충분히 분비 되지 않고, 당이 혈액 중에 모여, 혈당치를 높게 한다. 고혈당이 계속 되면 혈관에 장애를 일으키게 되어, 그 결과 소변에 당이 나오게 된다. 당뇨는 대표적인 식원병(食源病)이므로 식이조절이 가장 중요하다.

1-2. 당뇨병의 메커니즘

포도당은 세포의 기본 물질인 한편 중요한 에너지원이다. 혈액중의 포도당 농도(혈당치)는 정상적이고 겨우 80~140 mg/dl 의 좁은 범위에서 조절되고 있다. 혈당치를 컨트롤 하고 있는 것이 인슐린이라고 하는 호르몬이다.

이 인슐린 분비가 부족하거나 기능이 불충분하게 되어 혈액중의 포도당 농도가 높은 상태가 지속 되면 당뇨병에 걸린다. 에너지로서 충분히 이용되지 않고, 혈액 중에서 남게 된 포도당은 소변으로 새어 나간다. 또, 혈당치가 높은 채 방치하게 되면, 망막증, 신부전증, 신경증 등의 합병증을 일으키게 된다. 당뇨병은 가족사로 인해 걸리기 쉬운 체질을 가진 사람이 바람직하지 않은 생활을 길게 계속했을 때에 걸리는 병이다. 또한 당뇨병은 발병되면 잘 낫는 병이 아니나 식사와 운동의 밸런스가 좋다면, 진행을 억제 할 수가 있다. 당뇨병의 치료는 현재로서는 평생을 지속해야 되기 때문에 무리 없이 길게 지켜서 갈 수 있도록 생활습관을 유지하는 데에 중점을 두고 노력해야 한다.

1-3. 당뇨병의 1형과 2형 타입

당뇨병의 타입에는 1형과 2형으로 분류하고 있다. 1형은 바이러스 감염이나 비정상인 면역반응이 원인으로 인슐린의 분비가 부족해 발병하는 것이다. 어느 날 갑자기 뚜렷한 자각 증상을 사지고 발병한다. 2형은 유전적 요소에 칼로리의 과잉 섭취나 운동부족, 스트레스 등의 생활습관이 더해져 발병한다고 보고되고 있다. 주로 40~50대를 중심으로 증가하고 있는 당뇨병은 2형이 압도적으로 많은데, 자각증상이 천천히 진행되고 있어, 발병을 알지 못하는 경우가 많다. 선천적으로 당뇨병에 걸리기 쉬운 체질이 있어, 이것이 유전성으로 나아간다. 그러나 유전 인자는 수면 아래에 깊게 숨어 있어서, 그것만으로는 발병하지 않는다. 과식과 운동부족이 가져오는 비만, 스트레스 등의 유인이 더해졌을 때, 당뇨병은 수면 상에 모습을 나타낸다.

1-4. 당뇨병의 효과적인 치료

유감스럽게도 당뇨병은 쉽게 완치되는 병이 아니기 때문에, 가능한 정상치에 가까운 혈당치를 유지하고 그러기 위해서는 식사요법이나 운동요법을 빠뜨릴 수 없으며 이것이 곧 치료의 중심이 된다. 즉, 치료의 목적은 평생에 걸쳐서 컨트롤 하는 것이다. 올바르게 실행하면, 고혈압이나 심장병과 같은 합병으로부터 몸을 지킬 수 있으므로, 당뇨병을 위한 식사 개선은 누구나가 유의해야 할 치료법 중의 하나이다. 또, 적당히 운동을 하는 것도 증상개선에 도움이 되므로, 식사요법과 운동 요법을 병용하는 것이 보다 효과적인 치료법이라 할 수 있다. 당뇨병은 무엇보다도 잘못된 식습관, 운동습관 등 나쁜 생활습관을 개선하여 좋은 상태로 하려는 것이 당뇨병 치료의 목적이며 홍삼, 올리브 리프, 코엔자임 Q10, 알로에, 아가리쿠스, 식이 섬유, 차가버섯 등 혈당치의 상승을 억제하는 보건식품을 병행하여 섭취하면 더욱 치료효과를 높일 수 있게 된다.

2. 당뇨병의 식이요법 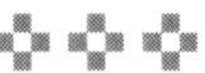

2-1. 당뇨병과 식이요법의 중요성

당뇨병의 식사요법이 중요한 것은 그 사람이 건강하게 일하기 위해서 필요한 충분한 양의 에너지를 취하는 것이다. 표준 체중이나 운동량을 맞추고, 우성 적정 에너지를 산출하여, 그것을 기초로 과식하지 않도록 조심하는 것이다. 당뇨병으로 고생하는 사람들은 대체로 과식하는 경향이 있으므로, 적정한 식사량으로 조절하고 감식을 해야 되는 경우가 대부분이다. 섭취 에너지를 줄여, 표준 체중에 접근하는 것만으로 당뇨환자의 병상은 가벼워진다.

[표준 체중(kg) = 신장(m)의 2승 x 22 (대한비만학회) **]**

「칼로리와 기초대사량」

☞ 체중과 적정 에너지

보통의 노동량에 맞추고, 1일의 총 에너지양을 요구한다. 체중 1kg 당, 25 kcal(경노동), 30 kcal(중노동), 35kcal(중노동)로서 계산한다. 사무직은 경노동에 상당한다.

1일 필요한 에너지 = 체중 1kg근처의 필요 에너지(kcal) x 표준 체중(kg)

☞ 기초 대사량 산정 공식 –(B.E.E)방법

[S = 0.007184 x W0.425 x H0.7250(S:체표면적, W:체중, H:신장)]

남자 : 66.47+(13.75 X 체중)+(5 X 키) – (6.76 X 나이)
여자 : 655.1+(9.56 X 체중)+(1.85 X 키) –(4.68 X 나이)

<성별 / 연령 / 표준 체중 / 기초대사량>

① 남자

20~29세 / 71.8 ± 10.6 kg / 1728 ± 368.2 kcal

30~49세 / 70.3 ± 9.24 kg / 1669.5 ± 302.1 kcal

50~64세 / 70.0 ± 6.66 kg / 1493.8 ± 315.3 kcal

② 여자

20~29세 / 52.1 ± 6.12 kg / 1311.5 ± 233.0 kcal

30~49세 / 57.4 ± 6.29 kg / 1316.8 ± 225.9 kcal

50~64세 / 60.2 ± 7.81 kg / 1252.5 ± 228.6 kcal

* 기초 대사량은 기본적으로 체중과 비례하므로 체중이 많이 나가면
  기초 대사량도 많아지지만, 단위 체중 당 기초 대사량이 중요하다.

「기초대사량 측정법」

기초대사량을 측정하는 방법에는 직접법과 간접법이 있다. 직접법은 신체에서 발생되는 열을 직접적으로 측정하는 방법이고, 간접적 방법은 흔히 실험실에서 스피로메터(spirometer)를 사용하여 손쉽게 측정할 수 있는 방법으로 그 개체가 단위시간 동안 소모한 산소량을 측정하여 환산함으로써 대사량을 얻을 수 있다. 체표면적 단위로 하면 크고 작은 동물의 기초 대사량은 거의 같은 값을 나타내므로 기초 대사량은 $1m^2$의 표면적으로 환산하여 1시간 동안에 발생된 열량 즉, $Kcal/m^2/hr$로 표시한다. 사람의 신장과 체중으로부터 체표면적을 알아 낼 수 있으므로 이를 곱해서 각자의 기초 대사량을 구할 수 있다.

2-2. 당뇨병의 식이 요법의 요령

당뇨병은 췌장으로부터 분비되는 인슐린이 부족하거나 잘 작용하지 않게 되는 것으로 혈당치가 오르는 병이다. 인슐린은 혈액중의 포도당을 세포에 보내고, 에너지로 바꾸거나 지방이나 글리코겐으로 바꾸어, 에너지로서 저축하는 기능이 있다. 인슐린이 부족하거나 작용하지 않게 되면, 세포에 포도당이 받아들여지지 않게 되어 포도당은 혈액 중에 머물러 혈당이 높아져 버린다. 당뇨병의 원인은 유전적인 요소도 있지만, 과식이나 운동부족에 의한 비만, 스트레스, 흡연 등의 생활습관을 생각할 수 있다. 당뇨병을 예방하는 식사는 여분의 영양의 흡수를 억제하거나 혈당치의 갑작스러운 상승을 막는 작용이 있는 식이 섬유가 많게 포함된 야채나 과일, 해조류 등의 식품을 늘리도록 한다.

① 먹어서 좋은 것과 나쁜 것

당뇨병에 좋다든가, 나쁘다든가 하는 식품은 특별히 없다. 무엇을 먹어도 괜찮은 것이 당뇨병의 식사이다. 단, 당질, 단백질, 지방질, 미네랄, 비타민의 5개요소를 모두 필요한 만큼 균형 있게 섭취 하도록 하지 않으면 안 된다.

※ 주의하여야 할 식품 – 사탕, 꿀, 쨈, 설탕, 케이크, 젤리, 껌, 단 쿠키, 초콜릿, 엿, 조청, 파이류, 양생, 약과, 과일통조림, 유자차, 모과차, 초코우유 등.

② 1일 3식을 규칙적으로 먹는다.

식사는 규칙적으로 3회로 나누어 섭취해야한다. 그리고 1회마다 식사 내용이나 균형이 안 맞도록 한다. 1일의 총에너지는 변하지 않아도 2식으로 하여, 정리해 먹는다고 하는 방식은 좋지 않다. 또한 식사 간격을 6시간 이상 초과하지 않는다. 식사의 간격은 5~6시간으로 정하여, 서로 균등하게 3회로 나누어 먹는 것이 인슐린의 분비가 적게 살아나 췌장에 많은 부담이 걸리지 않도록 하는 방법이다.

③ 식이 섬유를 충분히 섭취한다.

야채를 많이 섭취하는 것도 식사요법을 성공시키는 요령이다. 특히 무, 우엉, 당근 등 뿌리채소와 콩나물이나 브로콜리, 해초 등 식이 섬유가 많은 것은 위로부터 장에 음식의 이동이 느리게 되어, 식후의 고혈당을 억제하는 효과가 있다. 야채는 충분히 먹어도 과식의 걱정은 우선 없다. 식사요법의 시작이 포만감은 없겠지만, 밥이나 빵을 먹기 전에 야채를 먹으면 식사의 전체량이 적어도 만복감을 맛볼 수 있다.

④ 보리나 현미밥을 먹는다.

보리는 중앙에 갈색의 색깔을 띤 선이 있는데 이것이 바로 보리의 가장 좋은 섬유질 성분이다. 납작 보리쌀이나, 쌀보리는 만드는 과정에서 식품 섬유질이 모두 깎여 나가기 때문에 아무리 보리밥을 상식해도 혈당의 조절이 잘 이루어지지 않으나 통보리 밥을 상식하는 당뇨병 환자들의 혈당은 조절된다는 것이다. 보리와 현미를 혼합한 밥도 좋으며 현미는 백미보다 혈당지수가 훨씬 낮다. 국제 영양학회가 연구한 다음의 결과를 살펴보면 보리밥의 이 점이 아주 많다는 점을 알 수 있다.

① 흰 쌀밥을 먹을 때 간장에 축적되는 지방의 양을 보리밥으로 대신함으로써 2 ~3 배 정도 낮출 수 있다.

② 흰 쌀밥에는 비타민 B_1이 결핍되어 있어, 전분질의 연소를 방해하여, 젖산이나 포도산과 같은 피로 물질을 생성하지만, 보리밥에서는 비타민 B_1이 충분하여, 피로 물질의 생성을 방지할 수 있다.

③ 동물들의 생존기간 실험에서 백미식보다 보리 혼식의 경우가 수명이 길다.

④ 보리밥은 백미식보다 점성이 적어서 위장에 주는 부담이 적다.

⑤ 보리밥을 먹을 때보다 흰 쌀밥을 먹을 때 소금기를 더 많이 먹게 된다. 따라서 신장이나 심장에 주는 영향이 적다.

⑥ 당뇨병 환자 발생이나, 변비 환자가 줄어들었다.

⑦ 백미는 산성식품이어서 산도가 높지만, 보리는 알칼리성 식품인 관계로 체질의 산성화를 막을 수 있다. 그러나 보리의 배아가 떨어졌거나, 홈이 없어진 것은 결국 흰쌀과 같기 때문에 효과가 없으므로 만성병 환자들은 통보리를 먹어야 한다.

3. 당뇨병과 영양보충제 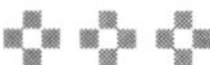

3-1. 당뇨병에 효과가 있는 영양보충제

영양보충제 중에서는 식후의 고혈당을 개선하는 김네마나 뽕의 잎 등이 유효하다. 또, 아가리쿠스, 올리브리프, 식이 섬유, 영지, 차가버섯도 혈당치의 상승을 억제한다. 특히 사포닌이 풍부한 홍삼 등이 효능을 나타낸다. 사포닌은 혈관내의 기름때를 없애주어 췌장의 담도에 인슐린 분비를 원활히 해주게 된다. 혈당치 외에 중성 지방치를 저하시키는 알로에, 악인 콜레스테롤의 LDL의 산화를 예방하는 코엔자임 Q10, 운동과 병용 하는 것으로 지방을 분해시키고, 에너지 대사를 활발하게 하는 카르니틴도 추천할 수 있다. 영양보충제는 예방·개선을 위해서 보조적으로 이용하는 것으로 하고, 당뇨병의 치료는 보건식의 전문가와 상담지도를 받는 것이 바람직하다.

3-2. 기능성식품과 영양보충제의 올바른 사용법

당뇨병에 유효한 식품과 영양보충제를 다음에 설명하였으나 영양보충제는 약이 아니고, 어디까지나 영양 보조식품이기 때문에 1일 3식 균형 있게 식사를 하는 것을 전제로 한다. 고칼로리의 식생활을 그대로 하고, 영양보충제에만 의지할 경우 효과는 전혀 기대할 수 없다. 가능한 동물성식품의 섭취를 절제하고 보리 등 잡곡과 현미식을 기본으로 채식을 하는 것이 좋다.

올리브 리프; 올리브 잎 추출물(Olive Leaf Extract)은 항생작용, 항염작용 및 관상동맥을 확장시키는 작용을 하고 혈압을 내리고 혈당을 낮추는 작용 및 항산화작용을 한다. 올리브 잎 추출물은 면역성을 높이며, 항산화작용을 하고 피로회복에 도움을 주며, 피부질환에도 효과가 있다. 현재 시중에 나와 있는 다양한 올리브 잎 추출물 제품 중에서 캡슐로 되어 있는 것 보다는 원액으로 되어 있는 제품이 효과 면에서 더 우수하다

알로에베라; 외상치료와 위궤양, 당뇨, 면역성제고에 효과가 있다. 알로에 베라에는 식물로서는 드물게 사카라이드 지방산 및 프로그타글란딘 등 다양한 물질이 들어 있어 다양한 약리작용을 지닌다. 알로에 베라는 면역성을 구성하는 거대세포의 활동을 도와주며 인터페론 생산을 늘리고 임파구의 활동을 증진시키므로 각종질환에 효과가 있다. 당뇨병으로 발생한 발끝의 궤양치료에 탁월하며 혈당치를 내리는 효과도 기대 할 수 있다.

식이 섬유; 식이섬유 즉, 섬유질은 영양적으로 별 의미가 없다고 볼 수 있으나 현대인의 많은 병이 섬유질 부족에서 비롯된다는 연구가 나오면서 다시 가치가 조명되었다. 섬유질이 없으면 영양분이 농축됨에 따라 변비와 같은 소화기능의 장애가 올 뿐 아니라 소화가 빨리되어 혈당이 급격히 올라감으로 당뇨병, 고혈압, 심장병 등이 발생하게 된다. 또한 만성병의 주축을 이루는 동맥경화증을 유발하는 콜레스테롤이 체내로 많이 흡수되게 한다.

코엔자임 Q10; 항산화제로서 강력한 노화방지, 심장질환에 탁월한 효과가 있으며 혈액순환을 촉진 및 치매예방과 뇌기능향상, 고혈압과 뇌졸증에도 효과가 있다고 알려져 있다. 또한 잇몸출혈과 부기, 염증완화에 효과가 있고 에너지 합성을 촉진해서 근육을 강하게 해줘서 만성피로에 효과가 있다.

L-카르니틴; 카르니틴은 에너지화를 촉진하여, 체지방을 연료로 전환하고, 탄

수화물대사에 필요한 효소를 증가시킨다. 카르니틴은 또한 암모니아 혈류를 제거하고 글루코스를 글리코겐으로 쉽게 전환한다. 신장투석을 하면 아미노산 비축량이 줄어들고, 중성지방은 높아지며 이 때 카르니틴이 지방대사를 촉진하고, 아미노산의 비축량을 늘린다.

아가리쿠스; 버섯의 일종이며 특히 항암작용이 강렬한 버섯으로 최근에 와서 각광을 받고 있다. 천연 아가리쿠스는 브라질의 극히 제한된 지역에서만 자생한다. 일반적으로 나타내는 약효 성분은 'β- 글루칸'이라는 다당질(多糖質·단순한 당질이 쇠사슬 모양으로 여러 개가 결합된 것)의 작용에 의한 것으로 여겨지며 아연이나 셀렌도 함유돼 있어 자연 노천 재배 아가리쿠스를 섭취하면 고혈압이나 당뇨병, 심장병 등의 성인병 예방에도 중요한 역할을 하고 있는 것이다. 순도 높은 아가리쿠스의 경우 100g당 11.6g이나 되는 β-글루칸이 함유되어 있다.

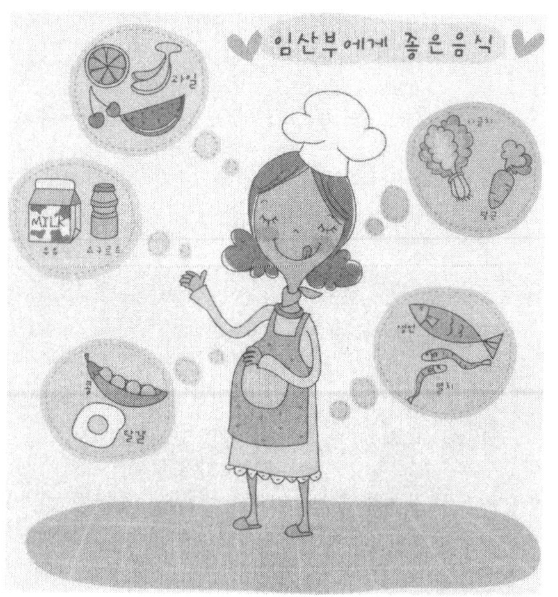

제4절 비만

1. 비만의 예방과 개선 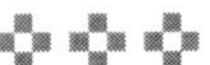

1-1. 비만과 과체중의 문제

비만이라는 것은 남은 에너지를 지방으로 바꿀 수 있고, 피하 지방조직에 필요이상으로 축적되어 있는 것을 말한다. 어느 정도의 지방 비축은 질병이나 비상 때를 위해서 필요하지만, 너무 많으면 비만으로 연결되어 버린다. 이른바 과식이나 운동부족에 의해서 일어나는 비만은 단순성 비만이라고 해서 비만의 95%를 차지하고 있다. 그리고 5%가 증후성 비만이라고 불리는 것으로 갑상선, 부신이나 난소 등의 내분비 질환, 식욕을 조절하고 있는 노의 시상하부의 질환이 원인이 되어 일어난다. 체지방률이 남성은 15~20%, 여성은 20~30%가 정상적이고, 이것을 넘으면 비만으로 판정된다. 비만의 원인으로는 대체로 다음과 같은 것들을 들 수 있다.

1. 식사습관: 가장 중요한 요인으로 작용함을 알 수 있는데, 이 경우 식사량과 내용 및 섭취방법 등이 문제가 되며 특히 간식이나 야식을 하는 습관을 가지고 있는 경우가 많다.

2. 활동부족: 정상량의 에너지를 섭취하더라도 활동량이 적어 에너지 소모가 감소하면 비만이 생길 수 있으며, 비만인들의 대부분은 움직이지 않으려 하며 운동이 부족한 소극적 생활을 하는 것을 볼 수 있다

3. 유전적 요인: 비만한 아동의 60-80%에서 부모의 한쪽 또는 모두가 비만함 이 통계적으로 알려져 있는데 이러한 가족성집중 발생현상은 가족의 식생활 방식과도 관련이 있으므로 유전에 의한 영향만을 분리하여 알아보기는 어려우나 부모로부터 물려받은 체질적 성향과 그 가족의 식습관이 복합적 으로 작용함은 사실이다.

4. 중추신경계 이상: 에너지섭취의 조절은 자율신경에 의해 조절되는데 자율 신경의 상호 자극과 완화의 조절기능이 무너질 경우 식사에 대한 억제와 조절이 안 되어 영양과잉의 원인이 된다.

5. 호르몬 요인: 갑상선 기능저하증, 쿠싱증후군 등 일부 내분비 질환에서 비 만이 동반될 수 있으며, 기전은 확실치 않으나 부신피질호르몬과 생식선 호르몬은 비만과 밀접한 관련이 있다.

6. 심리적 장애: 비만증 환자에게서 감정의 미숙, 부모의 과잉보호로 인한 영 향, 열등의식 등을 볼 수 있으며 사회에의 적응곤란, 학업성적 불량 또는 부모의 사랑이 결핍된 경우에도 이 불만을 해소하기 위한 수단으로 음식 물을 과잉 섭취하여 비만이 오는 경우가 있다.

7. 사회, 문화, 경제적 요인 : 경제적 성장과 산업구조의 변화로 말미암아 식 생활이 개선되고 활동량이 감소되면서 과체중과 비만체형의 발생빈도가 높아지고 있다.

1-2. BMI법

BMI법이란, 비만의 판정방법으로, WHO(세계보건기구)가 비만의 판정

기준으로 하는 BMI(BODY MASS INDEX/체중을 신장의 2승으로 나눈 수치)라고 하는 체격 지수로부터 판단하는 것을 가리킨다. 최근에는 이 방법이 주류가 되고 있어 국제적으로도 가장 이용되고 있다.

[BMI=체중(KG)/신장(M)/신장 (M)]

대한비만학회에서도 이 수치를 기준으로서 18.5이상 25 미만을 보통, 25이상을 비만으로 정하고 있다. 다만, 이 판정방법은 체지방률이 고려되어 있지 않기 때문에 근육이 많아서 체중이 무거운 경우도 비만이 될 가능성이 있다. 국내 성인 3명 중 1명이 비만이라는 조사 결과가 나왔다. 보건복지부는 국민건강보험공단이 2008년 건강검진을 받은 988만 명을 분석한 결과 비만에 해당(체질량지수 25 이상)하는 사람이 324만 명으로 32.8%에 달했다고 밝혔다. 현재 비만의 기준은 체질량지수(BMI·체중(kg)을 신장(m)의 제곱으로 나눈 값)가 25 이상인 예를 말한다. 예를 들어 키 171㎝, 체중 76kg이라면 BMI지수는 '76÷(1.71)²=25.7'이다. 한국 의료계는 일반적으로 정상 체중이 BMI 18.5~25.0이며 18.5 미만은 저체중이라고 본다. 비만은 △BMI 25.0~30.0이 1단계 △30.0~40.0이 2단계 △40.0 이상이 3단계로 분류된다. BMI 40 이상 초고도 비만자는 2008년 2만3613명으로 2007년 7020명보다 3배 이상 늘었다. 그러나 이 같은 BMI지수는 나이가 많아지면 약간 상승하고 인종마다 적정지수 범위가 다르다는 점을 제대로 반영하지 못하고 있다. 20~29세 평균 체질량지수가 21.4지만 60~69세는 26.6에 달한다.

☞ BMI 지수와 건강 · 수명과의 관계

체지방이 근육과 지방으로 구성돼 있다는 점을 감안하면 BMI지수는 동양인보다 흑인이나 백인, 젊은이들에게 훨씬 더 잘 맞는다. 실제로 마른 사람보다는 약간 과체중인 사람이 면역성이 강하고 수명도 긴 편으로 나타나고 있다. 따라서 우리나라 사람들이 너무 지나치게 의식 할 필요는 없다는 견해가 지배적이며 오히려 과체중에 속하는 BMI 25~30이 건강하고 오래 살고 있다는 통계가 나와 있다. 미국 국립질병통제예방센터의 캐스린 플리걸은 "살찐 사람이 날씬한 사람보다 수명이 짧다는 것은 잘못된 것이다. BMI 25~30, 즉 과체중(비만 전 단계)인 사람이 다른 사람보다 수명이 길다"며 "비만의 기준은 수명이 척도가 돼야 한다"고 주장했다. 국제비만연구협회가 25개 유럽 국가 자료를 취합해 분석한 결과에서도 남성 4명 중 3이 BMI 25 이상이었던 독일은 BMI 25~30인 사람이 건강한 체중(BMI 18.5~25)의 날씬한 사람보다 예상 수명이 길고 질병에 걸릴 위험도 낮았다. 독일의 의사 군터 프랑크는 그의 저서에서 "사람들마다 체격과 체중이 다르므로 정상, 저체중, 과체중으로 판단해 분류할 수 없다"며 "예를 들어 키가 크고 마른 체격형과 키가 작고 살찐 체격형이 있듯이 체질에 따라 체격이 발달하기 때문에 BMI를 보고 획일적으로 비만 판정을 내릴 수 없다"고 지적했다. 또한 그는 "신빙성 있는 연구 결과를 보면 예상 수명이 가장 짧은 사람은 극단적으로 비만인 사람(BMI 35 이상)과 마른 사람들"이라며 "개개인은 자신들만의 건강한 체중이 있으며 사람마다 다르다. 나이가 들면서 어느 정도 살이 찌는 것이 오히려 건강을 증진시키는 것으로 보이며 매우 자연스러운 일"이라고 말했다.

1-2. 비만과 생활습관병의 관계

비만한 사람은 그렇지 않는 사람에 비해 생활습관병에 걸리는 확률이 높다는 것은 이미 여러 가지의 데이터를 통해 실증되었다. 비만은 당뇨병, 고혈압, 동맥경화, 심장병, 간장병, 담석, 통풍, 관절염 등의 질환(모두 생활 습관병)의 계기가 되고, 최근에는 자궁암, 유방암, 전립선 암, 대장암 등의 이병률에도 비만이 관련하고 있다는 보고도 있다. 비만은 건강하지 못하다는 것뿐만이 아니라 위험한 상태라고 할 수 있으며 세계보건기구에서도 오래전에 비만을 시급히 치료해야 할 질병이라고 정의한 바 있다. 특히 중년이 지나서

부터 비만, 즉 지방세포 비대형의 비만은 각별히 주의를 해야 한다. 체중이 증가하면 무릎 관절통, 요통 등 정형외과 질환도 일어나기 쉽다.

열량 섭취를 제한하는 체중 감소는 초기에 주로 근육의 단백질과 글루코겐[1] 의 분해로 발생하는데 이들은 지방 조직 보다 수분 함량이 많음으로 이 수분 의 손실로 인해 열량 제한 초기에는 급격한 체중 감소가 나타난다. 열량 제 한이 계속 되면 체지방 조직의 중성 지방이 분해되어 체지방이 감소하는데 지방 조직은 본래 수분 함량이 적고 단위 무게 당 고열량을 포함하므로 체중 감소의 속도는 둔화된다. 더욱이 이 시기에는 초기에 손실된 부분이 재 보충 되어 체중 감소를 상쇄함으로 실제로 체지방이 많이 감소하여도 체중 측정 시에는 아무런 변화가 없을 수도 있다. 참고로 술은 알콜 1g 당 7칼로리의 열을 내고 고중성지방혈증을 일으키며 안주 섭취 등으로 식이 요법에 악영 향을 끼치므로 금하는 것이 좋다.

1-3. 지방세포가 증가하는 방법의 2종류

심각한 비만자의 지방 조직을 잘 보면, 지방세포의 수나 크기에 차이가 있다. 하나는, 지방세포의 수가 많은 비만이다. 지방세포의 수가 증가하는 것 은 유아기와 사춘기이지만, 한 번 증가한 지방세포의 수는 결코 줄어들지 않 는다. 소아 비만이나 사춘기 비만이 성인 비만으로 이행하면, 지방세포 량은 정상 체중자의 3~4배에 이르게 되어 감량은 힘들어 진다.

또 하나는, 지방세포의 수는 정상적으로 가깝지만, 세포 하나하나가 비대한 것이다. 이른바 중년 때의 전형으로 이 경우는 비대한 사망 세포를 원래의 크기에 되돌리면 막을 수 있다.

---

1) 글루코겐; 글루코스는 포도당이며 루코겐은 글루코스가 여러개 붙어 있는 상태를 말한다. 탄수화물을 섭취하면 소화효소에 의해 글루코스로 분해되어 일부는 혈액에 존재하고 다른 일 부는 간 또는 근육에 글루코겐으로 합성되어 저장된다.

1-4. 비만과 유전관계

지방세포나 체열 세균이 고분자물질을 생합성하는 대사능력 등, 비만에는 유전적인 요소가 있다. 그러나 비만의 최대의 원인은 유전이 아니다. 전문가의 의견을 들어보면 비만의 원인 중 30~40%가 유전, 60~70%가 생활환경이라고 한다. 아이의 비만은 유전보다, 부모가 고칼로리 식을 좋아하는 기호나 운동부족이라고 한다. 살찌기 쉬운 생활환경으로 자라는 것이 최대의 원인이라고 할 수 있다.

☞ 비만의 예방 · 개선의 포인트

감량의 주역은 에너지섭취 제한이지만, 그 효과를 높이는 조역으로서 운동은 빠뜨릴 수 없는 존재이다. 운동하는 것에 의해서 소비 에너지를 늘릴 수 있을 뿐만 아니라, 감량에 의한 근육의 감소를 막을 수 있다. 또, 운동이 습관화되어 기초 대사(아무것도 하지 않을 때에 소비되는 에너지)가 증가하면, 더 바랄 나위 없는 효과가 나타난다. 격렬한 운동이 아닌, 무리 없이 개인에 알맞은 운동을 장기간 계속되는 것이 중요하다. 다이어트에 최적의 운동으로서 「걷는 것」을 추천한다. 목표는 1일 1만보. 익숙해지면 점차 빠른 걸음으로 전환하는 것이 비만 예방을 개선하는 올바른 운동요령이다.

2. 다이어트 성공의 포인트 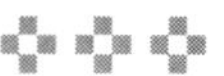

2-1. 다이어트 성공의 요령

① 다이어트의 원칙

날씬해 싶은 절실한 마음으로 질식하거나 과일만을 먹는 사람이 있는데, 아무리 마르고, 날씬해도 건강을 해치면 아무소용이 없다. 생명을 유지하는데 필요한 단백질, 비타민, 미네랄 등은 제대로 섭취하면서, 에너지만을 줄이는 것이 다이어트의 기본이다.

② 극단적인 다이어트는 역효과

급격하게 살을 빼는 사람들은 대부분 다이어트를 그만 두자마자 전보다 한층 더 살이 찌는 요요현상의 경우를 많이 볼 수 있다. 인간의 몸은 항상 일정한 체지방을 유지하려고 하는 조절 기능이 갖춰지고 있기 때문에 이것을 체중의 리바운드 현상이리고 부르고 있다. 1개월에 1~2kg페이스로 천천히 체중을 줄이면, 리바운드 현상도 낮게 억제되어 성공률을 높일 수 있다.

③ 균형적인 질 좋은 식사를

대부분 「비만은 영양의 과도한 섭취로 발생된다.」 라고 하지만, 놀라운 점은 비만자의 혈액검사를 하면, 영양실조나 빈혈을 많이 볼 수 있다는 것이다. 이는 식생활의 편향이, 건강의 편향으로 이어져 영양의 불균형이 생긴다. 때문에 영양가가 균형적인 좋은 메뉴로 선택하면 좋을 것이다.

④ 식사의 섭취하는 방법도 중요

최근에는 아침식사를 거르는 사람이 많은 듯하다. 이것은 살빼기 위해서라면 역효과이다. 같은 에너지양이라면 식사의 횟수가 많은 만큼 살찌기 어렵다고 하는 데이터가 나와 있다. 식사는 매일 규칙적으로 올바르게 섭취하는 것이 중요하다. 또, 식사를 느긋하게 먹는 편이 만복감 중추가 자극되기 쉽고, 과식하지 않는 요령이다. 게다가 저녁식사보다 아침식사에 중점을 둔 식생활을 유의한다. 아침에는 약간의 지방질도 섭취해야 한다.

2-2. 칼로리를 억제하는 요리법

① 분량은 정확하게

다이어트 제일 중요한 것은 분량을 제대로 지키고, 그것을 기록하는 것이다. 그저 눈대중으로 하면 양이 많아지기 쉽기 때문에 확실한 효과를 기대할 수 없다.

② 소재는 지방의 적은 것을 선택한다.

돼지고기를 삼겹살 약 26%의 지방이 포함됐지만, 순 살이라면 약 5%정도 이다. 닭고기는 다이어트에 효과적인데, 껍질이나 껍질아래의 지방은 없애고 살코기 위주로 먹는 것이 좋다. 생선은 일반적으로 저칼로리이며 오메가-3와 같은 몸에 좋은 불포화지방산이다.

③ 지방이 빠지는 조리법

생선이나 고기는 석쇠로 구이하면 지방성분이 아래로 떨어지므로 다이어트 에 적절하고, 고기의 지방성분 등은 삶으면 끓인 국물에 녹아 내기 때문에 삼겹살육 등은 이 조리법으로 하면 좋을 것이다. 찌는 조리법은 삶는 만큼 지방은 줄어들지 않지만, 기름을 거르는 이점이 있다.

④ 기름의 사용법에 요주의

기름은 큰 스푼 하나가 111kcal 이므로, 특히 주의가 필요하다. 탄수화물이 1g에 4kcal의 열량을 내는데 비해 지방은 9kcal의 열량을 내므로 가능한 한 적은 스푼으로 조리하는 것을 기억한다.

- 튀김; 옷이 얇고, 흡유율이 낮은 것을 튀기는데 사용하는 것이 좋으며, 표고버섯과 같은 흡유율이 높은 재료를 가급적 피하고, 오징어, 새우 등 흡유율이 낮은 재료를 선택한다.
- 볶은 것; 적은 량의 기름으로 볶으려면, 약한 불에 장시간 조리는 조림법을 이용하면 적은 기름으로도 맛있게 볶아서 먹을 수 있다.
- 드레싱; 드레싱은 큰 스푼 하나가 61kcal, 마요네즈는 큰 스푼 하나가 80kcal이다. 이렇게 칼로리가 많은 마요네즈 대신에, 레몬국물이나 감미 하지 않은 요구르트를 사용하면, 담백한 맛으로 저칼로리에 억제된다. 간장을 사용한 오리엔탈 드레싱도 칼로리가 적고 맛도 우리 입맛에 잘 맞으므로 좋을 것이다. 기름은 참기름, 들기름, 올리브유 등 풍미가 있는 것을 사용하면 좋다.

3. 비만치료와 영양보충제 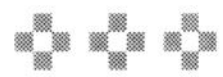

3-1. 비만치료와 식이 요법

비만 치료의 이론적 배경은 열량의 섭취보다 소모가 많도록 하는 것이다. 이런 이론적 근거에서 개발된 많은 식이요법 프로그램과 대부분의 영양 전문가에 의한 권고 방식이 대부분 실패하는 경우가 많은데 이는 비만치료의 성공을 위해서는 장기적인 노력이 요구되며 이는 대개 선호하는 음식의 교체나 식생활 습관을 바꿔야 하는데 그 원인이 있다.

우리가 1kg의 체지방을 감소시키려면 약 7,000칼로리의 열량을 소모해야 한다. 이것은 하루에 1,000칼로리 이상씩 감량식사를 적어도 일주일 이상 하여야 체중이 1kg 감소 될 수 있다는 사실이다. 이것은 키가 170Cm이고 체중이 65kg인 사람의 적절한 식사량이 1,900칼로리 내외임을 감안 하면 하루 전체 식사량의 약 절반 이상을 제한해야 한다는 것이다. 더구나 하루 섭취 열량의 최저 기준은 최소 1,100칼로리로서 이는 무기질과 비타민 등 필수 영양소의 건강 유지를 위한 최소섭취에 필요한 양으로 절식의 한계를 나타낸다고 할 수 있다. 열량 구성에 관해서는 다소 논란이 있으나 지방 15%, 단백질 25%, 탄수화물 60% 내외의 비율이 추천 되며 식품군으로는 밥, 국수, 빵 등의 곡류군, 생선, 고기, 계란, 두부 등의 어육류군, 참기름, 식용유 등의 지방군, 채소군, 과일군 및 우유 등 6개 식품군의 적절한 양을 골고루 섭취 하도록 해야 한다. 지나친 열량 섭취의 제한은 대개 체중감량에도 실패 할 뿐만 아니라 그 자체로도 심각한 위험 요소가 있어 피해야 한다. 유일한 장점은 단기간에 환자가 성취감을 맛 볼 수 있고 치료의 동기 부여를 강화 한다는 점이다. 그러나 식사의 제한 만으로 이룬 체중 감소는 체지방 뿐 만 아니라 기초대사량도 감소하며 식사량이 회복 되면 이로 인해 더 쉽고 빠르게 체중이 증가되는 현상으로 인해 효과가 의심되어 추천 되지 않고 있다. 완전 금식법은 심한 비만에서 단기간 시도 될 수 있으나 전해질 불균형과 체내 단백질 손실 등의 부작용 등이 있어 피하는 것이 좋다. 간혹 하루 300~400칼로리의 식사에 70~80g의 단백질과 무기질, 비타민을 포함하는 변형된 방식을 시도하기도 하지만 이 역시 원인 불명의 치명적인 부작용이 보고되어 있으므로 극히 주의하여야 한다.

3-2. 비만치료의 약물 요법

비만 치료의 대표적인 방법인 식사 요법, 운동 요법, 행동 수정 등을 장기간 지속적으로 수행하기에는 어려움이 많이 따르고 흔히 실패함으로 환자들은 대체 방법으로 약물 요법을 찾게 된다. 이런 이유로 최근에는 여러 건강 보조식품 등이 비만 치료의 특효처럼 과대 포장 되어 선전 되고 있으나 만족스런 결과를 찾기 힘든 것이 대부분이다. 또한 대부분의 약물 요법도 장기간 사용할 때의 안전성과 효용성 등의 여러 문제점을 가지고 있어 의사나 비만 환자 모두 치료제의 선택에 곤란을 겪고 있다. 현재까지 비만 치료로 쓰이는 약제는 크게 식욕 억제제, 열 생산 촉진제, 소화 흡수 억제제 등으로 나눌 수 있다. 그 밖에도 호르몬제와 부분적인 지방 조직 용해제 등도 사용되고 있다.

☞ 비만에 효과가 있는 영양보충제

지방질분해효소인 리파제(lipase)는 글리세롤 에스터(Glycerol ester)를 가수분해하여 지방산을 유리시키는 효소로서, 보통은 트리아크릴 글리세롤 리파제(triacryl glycerol lipase)를 가리킨다. 고등어, 돔, 성대 등의 췌장, 유문수, 장 전부에 지방질 분해효소의 활성이 강한 것으로 알려져 있으며, 또 가자미의 장 및 간장, 잉어의 장, 틸라피아의 위 등에서도 검출되고 있다.

추천하고 싶은 영양보충제는 지방의 흡수를 억제하는 키친·키토산, 흡수나 합성을 억제하는 가르시니아, 운동에 의한 지방 연소 효과를 높이는 L-카르니틴, 카프사이신, 시트라스·아란치움, 포르스코린, 아미노산, 마떼차등이 있다. 또, 비타민 B군도 지방을 태우는 데 효과적이다. 고등어, 돔, 성대 등의 췌장, 유문수, 장전부에 지방질 분해효소의 활성이 강한 것으로 알려져 있다. 또 가자미의 장 및 간장, 잉어의 장, 틸라피아의 위 등에서도 검출되는 리파제(lipase)는 글리세롤 에스터(Glycerol ester)를 가수분해하여 지방산을 유리시키는 효소로서 작용한다.

제5절 암

1. 암의 예방과 개선 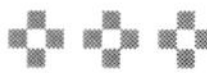

1-1. 암환자의 급증원인

최근 보도의 의하면 한국인 사망원인 제1위는 암이라고 한다. 평균수명까지 생존 시 암 발생 위험은 25.6%, 인구 4명당 1명은 암 발생위험이 있다는 결과가 보고되고 있다. 인구 4명당 1명이라는 확률은 어찌 보면 사망원인이 거의 대부분을 암이라고 해도 과언이 아니며, 실제로 우리나라 사망원인 1위가 암이라는 사실은 계속 보고되고 있다. 해마다 급증하고 있는 그 대상이 40~60대의 한창 일할 사람이 대부분으로 가정적으로도 사회적으로도 큰 손실이 되고 있다. 특히 폐암, 대장암, 간암, 유방암은 현저하게 급증하고 있는데, 그중에서 폐임, 췌장암의 치료방법은 거의 없는 상태로 이런 난치성의 암도 증가하고 있다. 이는 옛날에 비해, 각종 유해 물질의 영향이 강해진 것이 암의 증가에 깊게 관계되어 있다고 생각되고 있다.

1-2. 암 발생의 메커니즘

암의 원인은 현재 유전적 요인이 2할이면, 외적 요인이 8할이라 한다.

214

외적 요인의 대표적인 것이 식생활이다. 특히 염분이나, 동물성 지방질의 과도섭취가, 암의 증가에 관계하고 있다고 생각되고 있다. 술의 과음이나, 담배도 중요한 요인이 된다. 또, 운동부족도 발병에 관계하고 있다. 과도한 스트레스는 자율 신경의 균형을 미치게 해 면역을 저하시키는 것으로 암 발병을 촉구한다고 보고되고 있다. 체내의 세포가 두 개로 분열할 경우에 DNA는 복제되고, 새로운 세포에도 분배된다. 그런데, 이 DNA에 어떠한 계기로 상처가 나면, 그 세포에 이상이 생기고, 그 세포만이 주위의 세포와 무관하게 증식을 반복하게 된다. 이 상태가 암이다. 즉, 암은 그 원인이 본인의 세포 자체이기 때문에 예방이나 치료가 어렵다. 발암 물질은 음식이나 호흡을 개입시켜 체내에 침입해 오는 것과 동시에 체내에서 합성되는 경우도 생각할 수 있다. 또, 자외선이나, X선과 같은 방사선도 그 원인이 된다. 현재까지는 수천 종이 넘는 화학물질이 사람이나 실험동물에게 발암성을 보인다는 게 확인되었다. 음식물에 들어있는 발암물질의 기원은 식품에 항상 존재하는 성분을 비롯해서 식품첨가물이나 잔류오염물질, 조리하면서 만들어지는 이차생성물 등 여러 가지이다. 화학물질 중에서 음식물을 통해 실제로 사람에게 피해를 주는 것으로는 아플라톡신 B1 있으며 우리 주변에 발암성이 강한 물질로는 담배가 대표적이다. 식품에 항상 들어있는 성분으로 사카린(소철), 사프롤(Safrole; 사사프라스나무), 피롤리치딘 알카로이드(컴프리, 털머위), 프타키로사이드(Ptaquiloside; 고사리)가 발암물질이 발견되며, 식품첨가물로는 적색 1호*, 자색 1호*, 둘신(Dulcin)*, 사이클로헥실설파메이트 소다(Sodium N-cyclohexylsulfamate)*, AF-2*, BHA, 붕소산칼륨 등이 있다. 잔류 또는 오염물질로는 DDT, BHC, 비소화합물, 아플라톡신 B1, 오크라톡신 A와 이차생성물로 다환방향족탄화수소류, N-니트로화합물, 헤테로사이클릭아민류 등이 있다. 대부분의 발암물질은 개시작용과 프로모터 작용을 함께 갖고 있으므로, 한 가지 물질만으로도 암을 일으킬 수가 있으며 따로 작용해서 암이 일어나는 경우도 있다. 예를 들면, 음주습관과 흡연습관이 심한 사람들에게 서는 식도암에 걸릴 리스크가 비흡연자이면서 비음주자에 비해 150배나 많 아진다. 이것은 담배 연기 중의 이니시에이터가 식도에 작용하고 난 후 알코 올이 프로코터로서 작용하는 일이 반복적으로 일어났기 때문일 것이라고 추 측 된다.

☞ 암을 막기 위한 11가지 규칙

국립 암센터에서는, 『암을 막기 위한 11가지 규칙』을 만든바 있는데, 그 내용은 다음과 같다.

① 균형 잡힌 영양을 섭취 한다.

② 매일, 변화가 있는 식생활을 한다.

③ 과식은 피하고, 지방은 소극적으로 한다.

④ 술은 적당히 한다.

⑤ 담배는 피우지 않는다.

⑥ 음식으로부터 적당량의 비타민과 섬유질의 것을 많이 섭취한다.

⑦ 짠 것은 적은 듯하게. 너무 뜨거운 것은 반드시 식혀서 먹는다.

⑧ 탄 부분은 피한다.

⑨ 곰팡이를 주의한다.

⑩ 적당히 운동을 한다.

⑪ 몸을 청결하게 한다.

그밖에 유의해야 할 사항은 가능한 제철에 나는 채소와 과일을 충분히 섭취해야 하 며 유기농으로 생산된 식품을 위주로 하고 가공식품은 가능한 섭취를 절제하여야 한다. 우리나라 사람들은 대체로 식사를 빨리하는 습관이 있는데 식사시간을 충분 히 잡고 즐겁게 대화를 나누며 천천히 식사하는 것이 바람직하다.

2. 암의 예방 및 항암식품

2-1. 암 1차 및 2차 예방

암은 언제, 어느 부위에 발생할지는 예지할 수 없다. 예방을 위해서 할 수 있는 것이라면, 암으로 가는 길이 생활습관병을 막는 일이므로 먼저 식생활습관 개선에 만전을 다해 개선하는 것이 이상적이다. 암의 원인의 35%는 식생활, 30%가 흡연에 있다고 한다. 암의 원인이 명확히 알려지지 않은 현실에서 완전 예방은 어려운 형편이지만, 다만 현재까지 알려진 위험요인을 가능한 한 피하고 암 발생을 억제하는 요인을 살려 나가는 1차 예방과, 조기 진단 및 조기 치료로 장기 생존율을 추구하는 2차 예방이 있다.

1차 예방 가운데에서 흡연이 암의 단일 위험요인으로는 가장 큰 비중을 차지하고 있어, 모든 사람이 흡연하지 않는다면 남자에서는 전체의 30%, 여자에서는 15%의 암 발생 빈도가 줄 것으로 알려져 있으며, 폐암의 발생은 80~90%가 흡연이 원인으로 인정되므로 폐암 발생 빈도가 줄 것이며, 구강암·식도암·인후암·방광암 등도 줄 것이 기대된다. 또, 1차 예방으로 황색 또는 녹청색 채소는 비타민 A와 C를 많이 함유하고 있어 항암효과가 있다는 것이 실험통계상 인정되어 있으므로 신선한 채소를 섭취할 것을 권장하고 있고, 고지방 음식은 대장암·유방암·자궁체부암 등의 발생 빈도를 늘리므로 저지방 음식을 권장하고 있다.

2차 예방은 위암의 경우는 위내시경과 상부위장관 이중조영술에 의하여, 자궁경부암은 부인들의 6개월마다의 세포 검진에 의하여, 유방암은 한 달에 한 번 자가진찰법에 의하여 조기 진단할 수 있고, 또한 조기 치료가 가능하게 된다. 여기에서 일반적 암의 예방법을 기술하면, ① 맛과 영양소가 조화된 음식을 먹는다, ② 똑같은 음식이나 약을 계속 먹지 않는다, ③ 과식과 과음을 삼간다, ④ 흡연을 금한다, ⑤ 적당량의 비타민을 섭취한다, ⑥ 신선한 채소나 과일을 먹는다, ⑦ 너무 짜거나 너무 뜨거운 음식을 삼간다, ⑧ 너무 타거나 그을은 음식을 피한다, ⑨ 곰팡이가 핀 음식은 삼간다, ⑩ 햇볕에 너무 쬐지 않는다, ⑪ 과로하지 않는다, ⑫ 항상 깨끗한 물을 마시는 것 등이다. 소화기 암도 발암 리스크를 줄이기 위해서는 우선 무엇보다 적당량으로 균형적인 영양가 좋은 식습관을 유지하는 것으로 면역력을 높여 표준 체중을 지키고, 즐거운 식사로 스트레스의 해소를 도모하는 것이 효과적이다. 암 예방에 좋다고 여겨지는 영양소도 기능성 건강식품이 아닌 일반보통 식사로부터 섭취하는 것이 중요하다. 보통 식사라면 자연 환경에서 자란 식품에는 여러 가지 성분이 포함되어 있으므로 지금은 몰라도 암 예방에 효과가 있는 미지의 성분이 들어가 있을 가능성도 있기 때문이다.

2-2. 암의 발생인자

암의 발생에 관련되는 인자로서 비만, 알코올 과음, 흡연, 염분, 뜨거운 음식물을 들 수 있다. 암 억제에 대해서 가능성이 있는 것은 야채와 과일이며 식물성영양소인 파이토케미컬의 항암작용에 대해서 많은 연구보고가 있다. 최근에 초콜릿과 적포도주에 이어 맥주도 항암효과가 있다는 연구 결과를 영국의 선데이 텔레그래프가 보도했는데. 이에 따르면 미국 과학자 프레드 스티븐스는 맥주 원료 가운데 하나인 홉에 들어 있는 미량 영양소 '잔토휴몰'(xanthohumol)이 강한 항암효과가 있다는 사실을 확인했다. 잔토휴몰(Xanthohumol)은 향색(Flavonoid)의 일종이며 맥주의 원료로 사용되는 홉(Hops)에서 분리 추출한 영양소이다. 맥주에 향을 내기 위해 사용되는 홉의 성분인 잔토휴몰은

218

유방암, 결장암, 난소암, 전립선암을 예방하는 효과가 있다는 것으로 밝혀졌다. 잔토휴몰은 암을 일으키는 일련의 효소들의 활동을 억제함으로써 암 발생을 예방하며 초기의 암세포의 성장도 방해하는 것으로 나타났다. 하버드대 케네디 교수 연구에 의하면 프로테아즈 억제인자가 조직배양실험에서 이미 발생한 암을 정상세포로 환원시킴을 발견했는데 이는 종전의 연구가 암세포를 정상세포로 환원시킬 수 없다는 인식을 바꾸는 획기적인 결과이다. 이전까지는 세포핵 속에 있는 핵산(DNA)에 변화가 일어난 다음에 이를 정상적인 핵산으로 바꿀 수 없다는 선입견을 가지고 있었다.

프로테아즈 억제인자

프로테아즈억제인자에는 약 8종류가 있는데 메주콩과 가반조 빈(garbanzo beans,chickpea)가 가장 높으며 각종 견과류, 뿌리식품(고구마, 감자 등)에도 이 물질이 들어있는 경우가 있다. 또한 글루토시놀레이트 성분인 아이소타이오사이네이트(Isothiocyanates) 등도 모두 유방암, 간암, 대장암, 폐암, 식도암, 위암으로 진행하는 과정에 필요로 하는 효소들을 제어하는 성질을 가지고 있다. 글루코시놀레이트는 양배추, 브로콜리, 컬리플라워 등 십자화과에 속하는 식물에 들어있는 성분이다. 글루코시놀레이트는 백혈구 및 면역요소 중에 하나인 싸이토카인을 조절하는 기능이 있으며 이는 다시 말해 면역기능을 높여주는 효능이 있다는 것이다. 카로티노이드 중 감마 카로틴, 라이코펜(Lycopen), 루틴(Lutin)은 폐, 대장 및 유방암, 자궁 및 전립선암의 예방에 탁월한 효과가 있는 것으로 알려져 있다.

아미다그린과 항암효과

살구를 위시한 복숭아, 사과의 씨 속에는 천연의 항암, 또는 제암 성분이 충분히 들어 있는데 그 성분이 바로 아미그다린이라고 하는 청산배당체이며 지상에 존재하는 1,200종의 식물 속에 함유되어 있다. 살구 씨(杏仁)와 복숭아(桃仁)그리고 사과 씨는 이 아미그다린이라는 제암 성분의 보고이기 때문에 약으로 쓰인다. 이 아미그다린이라는 성분은 베타글루코시다제에 의해서 가수분해가 되면, 맹독성 물질인 청산(HCN)과 벤즈알데하이드, 그리고 두 개의 설탕 성분이 유리된다. 그래서 이 맹독성 물질인 청산과 벤즈알데하이드가 상승작용을 통하여, 이상 세포, 즉 암세포를 파괴시키게 된다. 암 세포는 이 베타글루코시다제라는 효소에 싸여 있기 때문에 아미그다린은 암 세포 주위에서만 분해되어, 암 세포를 파괴시키고 있다. 위와 같은 3단계 생화학에 의해서 암 세포는 파괴되고, 생체 내에는 유익한 작용이 연쇄적으로 일어나게 된다. 동양의학에서는 기침, 천식, 해소, 호흡곤란, 신체 부종 등에 사용한다고 되어있다. 살구 씨 한 개 속에 들어 있는 아미그다린의 양은 약 5mg 정도다. 건강한 사람들도 하루에 50mg 정도의 아미그다린이 필요하므로, 매일 10개 정도의 살구 씨를 먹는 것이 좋으며 환자의 경우 하루 30 – 60개 정도의 살구 씨를 먹는 것이 바람직하다.

후코이단(Fucoidan)

후코스(Fucose)라는 기본당과 황산기가 결합한 후코이단은 콜레스테롤의 배설을 도와 혈중 콜레스테롤 수치를 낮추며 혈관 질환을 예방할 수 있고 비만이 성인병으로 연결되는 것을 미리 예방하여 준다. 또한 일본과 미국의 연구에서는 후코이단이 혈액응고방지작용, 항종양작용, 위궤양 치료 촉진작용, 항균작용, 혈압상승억제작용, 간세포증식인자(HGF)생산유도, 혈당상승억제작용, 항알레르기작용, 항바이러스작용이 있다고 하였다. 특히 소화기계통 암 종류 치유에 70-80% 효과가 있는 것으로 보고된 바 있으며, 대부분의 암 치유에도 탁월한 효과가 있는 것으로 나타났다. F-후코이단은 임파종 세포줄기의 자살을 유도하며 토끼에서는 이상증식을 억제할 수 있다는 보고가 있었다.

220

각종 항암식품의 종류와 효과 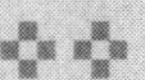

다음은 대한암예방학회 발표한 대표적인 항암식품들에 대해서 식품이 지닌 항암효과와 특이사항을 설명한 내용이다.

◆ 쑥

항암효과; 쑥이 암을 예방하는 데 있어 가장 주요한 성분은 항산화활성이 높아 활성산소 제거에 탁월한 효과가 있는 비타민 A와 베타카로틴이다. 쑥이 함유한 대표직인 항암성분으로는 요모긴과 아르테미시닌이며 그 중 요모긴은 아폽토시스(암세포 자살 유도)를 유도해 암을 예방하는 역할을 한다.

특이사항; 쑥의 독특한 향기는 치네올이란 성분에 의한 것인데, 이것은 섭취 시 소화액 분비를 촉진시켜 위장을 보호하여 주고, 또 다른 성분인 유파틸린은 위벽 보호 기능과 함께 위암의 발생을 예방하는 기능이 있다.

◆ 새싹 채소

항암효과; 브로콜리에 다량 함유되어 항암 및 면역 활성작용을 하는 설포라판은 성숙한 브로콜리보다 어린 브로콜리 새싹에 40배 이상이나 많이 들어 있다. 메밀 새싹에는 항산화활성이 높은 플라보노이드 화합물인 루틴이 다량 힘유되어 있어 체내의 유해신소를 제거함으로써 암 발생과 성장을 억제한다.

특이사항; 새싹 채소는 몸에 좋은 영양소가 가득하면서도 성숙한 채소에 비해 그 재배기간이 짧고 키우기 쉽다는 장점이 있다. 종자를 뿌린 후 1주일 정도면 식용이 가능하다. 가정에서 쉽게 길러 섭취할 수 있는 채소로는 순무, 밀, 메밀, 브로콜리, 청경채, 보리, 케일, 녹두 등이 있다.

◆ 생강

항암효과; 미국 미네소타대학 연구소는 생강의 대표적 매운 성분인 '6-진저롤'이 대장암을 예방하고 치료하는 효과가 있음을 밝혀냈다. 이 성분은 강한 항산화 및 항염증 작용을 하는 성분으로, 대장암 세포에 직접 작용하거나 종양 촉진물에 작용하여 암을 예방하고 치료한다. 게다가 난소암과 유방암에도 항암효과를 발휘하는데, 난소암의 경우 최근 미국 미시간대학 종합암센터는 생강이 난소암 세포의 자연사를 유도하는 '세포자살'과 자기 세포를 먹어치우는 '자가 소화작용'의 두 가지 역할을 한다고 보고했다.

특이사항; 생강은 플라보노이드를 함유한 흰색 채소에 속하여 유방암을 예방하고 폐경을 앞둔 갱년기 여성에게 도움이 된다.

◆ 셀레늄

항암효과; 셀레늄은 항산화, 항암, 면역증강작용이 뛰어나다. 셀레늄은 발암물질의 생성을 억제하고 해독작용을 촉진하며, 특히 암의 원인이 되는 활성산소를 제거함으로써 암을 예방한다. 활성산소는 노화, 암, 동맥경화, 관절염, 당뇨, 치매의 원인이 된다. 나이가 들수록 인체는 점차 활성산소에 대한 방어능력이 위축되어 노화 등의 질병에 걸릴 가능성이 더욱 커지나 셀레늄을 섭취하게 되면 활성산소를 제거하여 그만큼 질병에 대한 저항능력이 증진된다.

특이사항; 세계적으로 '기적의 원소'라는 말이 붙은 셀레늄은 암 예방 외에도 생식기능 증강, 중금속 독성 제거, 에이즈와 사스 등 바이러스 증식 억제, 고혈압·당뇨병·노화 방지 등에도 효능이 있다.

◆ 시금치

항암효과; 시금치는 DNA를 복구할 암 예방성분이 풍부하여 위암과 대장암 발병률 감소에 탁월한 채소이다. 암과 관련해서는 시금치의 DNA 합성과정에서 필수성분인 엽산이 작용한다. 엽산 부족은 손상된 DNA를 복구시키는 능력을 떨어뜨리고 암과 관련된 유전자 이상을 초래해 암 발병을 유발하는데, 시금치를 통한 풍부한 엽산의 공급은 위암과 대장암 예방효과를 가져다준다.

특이사항; 시금치는 조리 시 너무 오래 삶거나 끓이면 시금치의 베타카로틴이 삶은 물에 유출되어 버리고 비타민C와 엽산이 파괴된다.

◆ 신선초

항암효과; 신선초가 흡연자의 체내에 쌓이는 독성물질들을 중화시키고 항산화효과를 높여 폐암 등 각종 암으로부터 보호해주는 역할을 하기 때문이다.

특이사항; 신선초에 비타민C, 카로티노이드 등의 항산화 영양소뿐만 아니라 클로로필, 플라보노이드 등이 풍부하게 포함되어 있어서 암 예방효과를 나타낸다. 신선초의 효과를 제대로 보기 위해서는 신선초를 녹즙으로 섭취하는 것이 가장 좋다. 특히 흡연자는 더욱 그러하다. 50도 이상의 뜨거운 물로 조리할 경우, 함유된 효소들이 비활성화되므로 항암효과를 보기 힘들다.

◆ 새우젓

항암효과; 새우젓의 암 예방은 새우젓이 발효하는 동안 새우 딱지에 존재하는 키틴의 일부가 분해되어 생기는 '키틴 올리고당'이 담당한다. 키틴 올리고당은 면역에 관여하는 대식세포를 활성화하고, 면역담당 세포를 강화시켜

암을 극복하게 한다. 키틴에서 화학적으로 원자인 아세틸기를 70% 이상 제거시킨 것을 키토산이라고 한다. 키틴은 용매에 녹지 않기 때문에 일반적으로 유기산에 녹여 활용이 가능한 키토산으로 만들어 사용하게 된다.

특이사항; 암 유발에 관여하는 효소인 MMP-2에 대한 키토산 올리고당의 효과에 관한 연구에서도 중간 크기의 올리고당이 MMP-2 유전자 발현을 완전히 억제시켰다.

◆ 아마씨

항암효과; 아마씨에는 2가지 항암성분이 포함되어 있다. '리그난'과 '오메가3'가 그 성분들인데, 리그난은 호르몬에 민감함 유방암, 자궁암, 대장암 그리고 전립선 비대증을 예방하는 효과가 있다. 아마씨에는 리그난이 다른 식품보다 많이 포함되어 있는데, 항암 및 항독성 작용이 뛰어나 이미 형성된 종양을 강하게 억제하며 예방하는 기능이 있다.

특이사항; 아마씨는 암을 치료하고 예방하는 데에도 탁월할 뿐 아니라 관

절염에 좋기로도 유명하다. 또 혈액순환을 개선하고 뇌졸중을 예방해 노년기 어른들에게는 더없이 좋은 건강식품이라 할 만하다. 또한 최근 들어 늘어난 아토피성 피부염 등 피부질환에도 아마씨 가루로 세안을 하고 아마씨를 복용하면 효과가 있다.

◆ 알로에

항암효과; 알로에의 항암효과는 이모딘, 알록틴A 등의 함유성분들에 의해 이뤄진다. 특히 이모딘은 암세포의 유전자가 복제되는 과정을 억제하여 암세포의 증식을 억제한다. 또 최근 국내 연구진에 의해 이모딘이 암세포의 성장 및 전이에 관계되는 신생혈관의 생성을 억제함으로써 항암효과를 나타내는 것이 밝혀지기도 했다.

특이사항; 알로에가 위산 분비를 억제하고, 분비된 위산을 중화하여 궤양 부위의 균을 죽이고 새살을 돋게 하기 때문에 위궤양이 암으로 발전하는 것을 막아준다. 알로에는 세포의 재생기능이 뛰어나 노화방지에 효과적이고, 미용효과도 누릴 수 있다.

◆ 양배추

항암효과; 서양에서는 3대 장수식품(요구르트, 올리브, 양배추) 중 하나로 꼽힐 만큼 영양가 있는 채소로 주목받고 있으며 무엇보다 항암작용에 대하여 그 효능을 인정받고 있다. 양배추의 암 예방효과에는 양배추에 존재하는 글루코시놀레이트가 씹거나 또는 소화과정 중 미로시나제에 의해 가수 분해되어 생기는 이소티오시아네이트, 인돌-3-카비놀, 아릴 시아나이드, 설포라판 등의 산물들이 작용한다. 이 중 이소티오시아네이트는 발암과정의 전 단계에 걸쳐 암을 예방하는 효과가 있다.

특이사항; 양배추의 항암효과를 극대화하기 위해서는 가장 적게 열을 가해 먹는 것이 좋다.

◆ 양파

항암효과; 양파 섭취가 위암, 전립선암, 유방암 등의 발생을 예방하고 감소시킨다고 알려져 있다. 양파의 이러한 항암효과는 양파의 성분 중에서 암 예방에 탁월한 효능을 갖는 유기황화합물과 플라보노이드 화합물들 때문이다.

특이사항; 양파의 대표적 성분인 플라보노이드 중에서 쿼세틴의 경우 우수한 항산화력을 가진 물질로 산화에 의한 세포 손상을 억제하는 데 유효한 물질이다. 쿼세틴은 노란색 계열의 플라보노이드를 다량 함유하고 있는데 색깔을 띠는 껍질 부분에 그 함량이 높다.

◆ 올리브 오일

항암효과; 올리브 오일은 심장병과 동맥경화, 노화 그리고 암에 탁월한 치료효과가 있다. 그래서 올리브 나무가 많이 자라는 지중해 연안 사람들은 올리브 열매에서 짜낸 올리브 오일을 '기적과 치유의 오일'이라고 부르며 식생활뿐 아니라 모든 질병에 사용하고 있다. 올리브 오일의 암 예방은 올리브 오일 구성 성분의 약 70%를 차지하는 '올레산'의 역할이라고 볼 수 있다.

특이사항; 올레산은 허셉틴과 같은 유방암 치료제들의 효과를 강화시켜서 암 환자들의 생존기간을 연장시키는 데 도움을 주기도 한다. 올리브 오일은 되도록 열은 가하지 않고 압력으로만 짜내기 때문에 식용유에 비해 상대적으로 천연 항산화제가 손상되지 않고 그대로 남아있는 것도 암 예방 효능의 큰 원인이 된다.

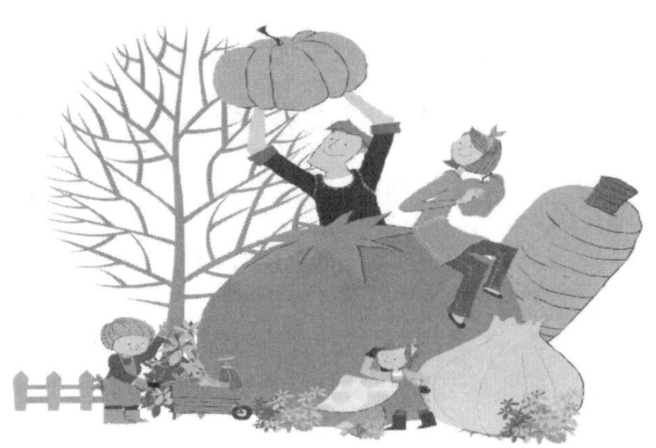

암 예방 지침 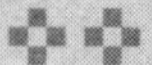

국립 암센터 암 예방·검진 연구 센터에서는 여러 과학적 근거를 기초로 두고, 한층 더 우리나라 사람의 실정을 가미해서 다음과 같은 암 예방 지침을 정리하여 발표하였다.

- 담배를 피우는 사람은 금연한다.

  흡연하지 않는 사람도 타인의 담배 연기를 가능한 한 피한다.
- 적당한 음주를 한다. 구체적으로는 소주를 환산으로 1일 반병(맥주로 대병 1개)정도 이내로 한다. 마시지 않는 사람은 무리하게 마시지 않는다.
- 야채·과일을 적어도 1일 400g 섭취하도록 한다.

  예를 들어, 야채는 매식, 과일은 매일 섭취한다.
- 염장 식품·염분의 섭취는 최소한으로 한다.

  구체적으로는 식염으로서 1일 10g미만, 젓갈이나 짠지식품은 주에 1회 이내로 한다.
- 정기적인 운동의 지속적으로 한다.

  예를 들어, 거의 매일 합계 60분 정도의 보행등이 적당한 운동으로 하고, 1회 정도는 땀을 흘리는 격렬한 운동을 한다.
- 성인기의 표준체중을 유지(너무 뚱뚱하거나, 너무 마르지 않게)한다. 구체적으로는 BMI로 27을 넘지 않고, 20을 하회하지 않는다.
- 뜨거운 음식물은 최소한으로 한다. 예를 들어 뜨거운 음료는 식히고 나서 마신다.
- 간염 바이러스 감염의 유무를 알아보고, 그 치료나 예방이 조치를 취한다.

☞ 보건식품처방 선택의 포인트

주식으로 현미나 먹기 쉽게 가공한 보리를 20~30% 백미와 혼합해 밥을 지어 먹는다. 현미에는 식이 섬유가 충분히 포함되어 있으며 암을 예방하는 휘친산이 들어 있다. 반찬으로 1식에 등 푸른 생선 50~80g, 계란이라면 1개 정도면 충분하고, 녹황색 야채, 담색 야채에는 암을 막는 성분이 포함되어 있어 항산화 작용의 식품을 선택하여 섭취한다. 그 외의 신선한 과일은 암 예방에 도움이 된다고 여겨지고, 비타민이나 식이 섬유의 귀중한 공급원이다. 게다가 생으로 먹을 수 있으므로 조리로 인한 영양 손실도 적어 효율적으로 섭취할 수 있다. 보리에는 탄수화물, 지방, 단백질을 위시한 3대 영양 물질과 비타민B_1, B_3, B_5, B_6, B_{15}, B_{17}들이 고루 들어 있다. 보리밥은 장내 세균 활동을 왕성하게 하여, 자체 내에서 합성되는 비타민의 양을 증가시키고 있다. 특히 비타민 B_5, B_6를 많이 합성시켜 혈압 조정을 위시하여 혈당의 강하, 변비의 해소, 충치를 예방하는가 하면 임파구의 생성을 촉진시켜 면역기능을 왕성하게 함으로써 질병에 대한 저항력을 길러주며 이상세포(암 세포 포함) 파괴에 일익을 담당하고 있다.

☞ 건강 기능성식품섭취의 중요성

세포의 유전자를 손상시켜 암을 발생시키는 원흉이 활성산소이다. 활성산소는 체내에서 지방질과 결합되면 과산화 지방질이 되어, 활성산소와 같이 유전자를 손상시킨다. 이것들 활성산소나 과산화지방질을 소거시키는 기능, 즉 항산화 작용이 있는 물질의 대표적인 것은 비타민A나 C등이지만, 파이토케미컬이라고 하는 각종 식물영양소에는 항산화 작용이 있는 물질이 여러 가지 포함되어 있어 그것을 총칭해 건강기능성 식품이라고 한다. 암의 예방에는 이러한 건강기능성 식품들을 섭취하는 것이 매우 중요하다.

☞ 암 예방에 효과가 있는 영양보충제

영양보충제에서는 암 세포의 활성화를 막는 아가리쿠스나 에노키타케, 상어연골, 메시마코브, 항산화 작용이 인정되고 있는 카테킨, 프로폴리스 등이 유효하다. 암에 대한 면역력을 높이는 마이타케, 영지, 세사민, 항산화비타민이라고 하는 비타민 A도 권장한다. 셀레늄에서는 항산화 외의 면역력을 높여 발암 물질을 분하고, 해독하는 작용을 높이는 기능이 있다. 그 밖에 비타민 C, E, 식이 섬유, 유산균도 효과적이다.

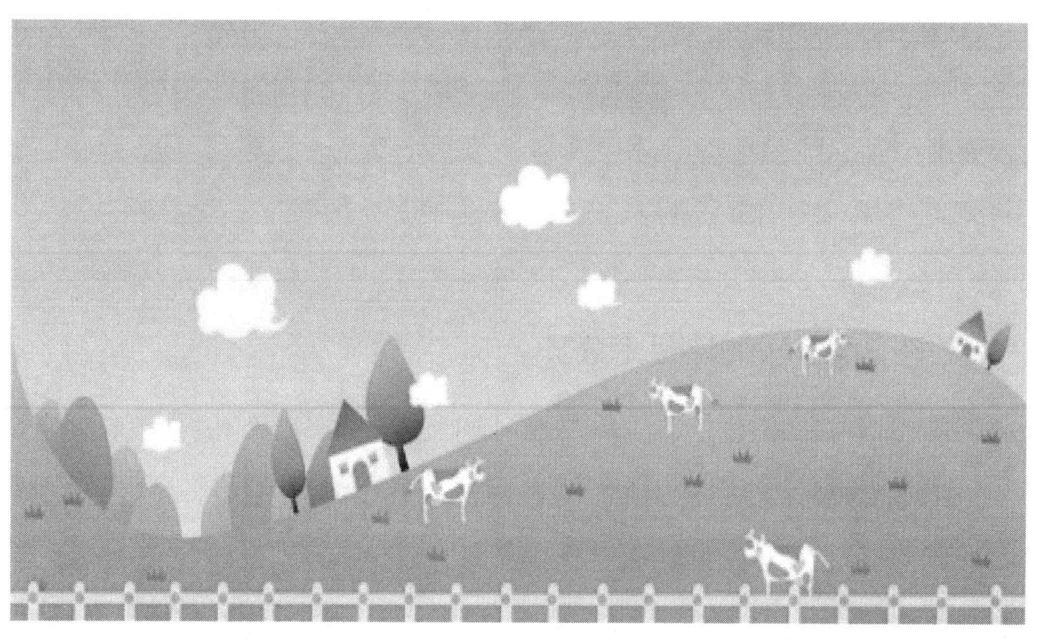

제6절 고혈압

1. 고혈압의 예방과 개선 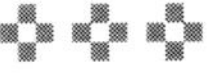

1-1. 고혈압의 원인과 증상

혈압이란, 한마디로 말하면, 혈관 내에 흐르는 혈액의 압력을 가리킨다. 심장이 수축하여 전신에 혈액이 이송될 때 동맥의 K압력을「위의 혈압」또는「수축기 혈압」이라고 한다. 다음에 전신으로부터 혈액이 돌아와 심장이 확장했을 때의 동맥에의 압력을「아래의 혈압」또는「확장기 혈압」이라고 한다. 고혈압은 본태성과 이차성 고혈압으로 나뉜다. 본태성 고혈압은 아무런 증상이 없는 경우가 대부분이나 이차성 고혈압은 다른 질환이 있는 경우이기 때문에 적극적인 치료와 관리가 필요하다.

(1) 본태성 고혈압의 원인

혈압은 심박출량과 말초저항에 의하여 결정되므로 심박출량이 증가하거나 말초저항이 증가하여 발생한다. 본태성 고혈압은 간혹 심박출량 증가에 의해 고혈압이 되는 경우도 있으나 주로 말초저항이 증가되는 것이 특징이다. 이러한 두 인자에 영양을 미치는 요인에는 유전적 소인, 스트레스, 비만, 과다한 염분 섭취 등이 있다. 복잡하고 경쟁이 심한 현대사회에서는 스트레스가 많아지는데 스트레스를 받으면 교감신경계를 자극하여 카테콜라민이라는 호르몬이 분비되어 혈압을 상승시킨다. 일시적으로 올라간 카테콜라민은 꽤 오랫동안 혈압 상승효과를 나타내기 때문에 일시적 스트레스가 연속적으로 발생하면 꽤 오랫동안의 혈압상승이 지속적인 고혈압으로 정착하게 된다. 대체로 유전적 소인은 고혈압 생성기 전에 30~60% 정도 기여한다고 본다.

☞ 혈압이 높아지는 원인

고혈압 환자의 80%는 원인이 불분명한, 혈압만이 높아지는 본태성 고혈압이다. 유전을 배경으로 하고, 여기에 환경 인자가 더해져 발병한다고 보고되고 있다. 환경 인자에서 ① 식염 ② 운동부족 ③ 비만 ④ 기후 ⑤ 스트레스 ⑥ 기호 ⑦ 직업 등이 있다.

(2) 이차성 고혈압

이차성 고혈압을 일으키는 원인질환들을 간단히 계통적으로 열거하면 다음과 같다.

1) **신장의 질환;** 만성사구체신염, 신혈관성 고혈압, 신우신염, 당뇨병성사구체경화증, 신결핵, 신종양 등

2) **내분비 질환;** 원발성 알도스테론증, 갈색세포증, 쿠씽씨 병 등

3) **혈관 질환;** 대동맥협(교)착증 등

4) **신경계 질환;** 뇌염, 만성뇌막염, 뇌종양 등

5) **그 외 질환;** 임신중독증, 자간증, 피임제 등의 약물중독, 각종 종양 또는 혈종, 신경(원인)성 방광증, 요로폐쇄증 등

2. 고혈압의 증상 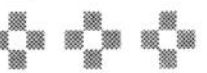

2-1. 고혈압의 증상

고혈압 자체의 증상은 별로 없지만 고혈압에 의한 합병증이 발생되면 합병증에 의해 증상이 나타나게 된다. 본태성 고혈압은 아무런 증상이 없는 경우가 대부분이라고 보는 것이 타당하다. 일반적으로 고혈압의 증상으로 알려져 온 대표적인 증상으로는 두통, 현기증, 코피가 나는 것 등이 있다. 대부분 본태성 고혈압 환자는 특별한 증상이 없는 반면에 이차성 고혈압 환자는 증상이 분명하며, 이는 수술에 의하여 완치될 수 있다. 이차성 고혈압의 원인에는 신장질환, 갈색세포종[1], 원발성 알도스테론증, 신동맥질환 등 여러 가지가 있는데 이때 고혈압과 함께 여러 가지 증상이 나타난다. 대표적인 증상으로는 갈색세포증의 경우, 간헐적으로 혈압이 상승하면서 맥박이 빨라지고 당뇨병이 관찰되며 원발성 알도스테론증[2]의 경우에는 근육쇠약감, 이상감각 등이 나타날 수 있다.

2-2. 고혈압 합병증에 의한 증상

---

1) 갈색세포종 ;크롬친화성종양이라고도 함. 에피네프린과 노르에피네프린의 과다분비로 인해 비정상적인 고혈압을 유발하는, 대부분의 양성 종양. 보통 부신수질에서 생기지만 신경절의 크롬친화성세포 등 어디에나 생길 수 있다. 고혈압은 지속되기도 하고 주기적으로 발생할 수도 있다. 고혈압 환자는 대개 몸이 여위고 계속 머리가 아프며 신경질적이고, 혈당량이 높아지며 기초대사율도 높아진다. 발작성고혈압 환자는 고혈압이 30~45분 정도 지속되는데, 두통이 훨씬 더 심하고 발한·창백·진전(震顫) 등을 동반하게 된다. 이 질환의 가장 효과적인 치료방법은 수술로 종양을 제거하는 것이다.
2) 알도스테론증(aldosterone症); 알도스테론이 과잉 분비되어 생기는 병. 고혈압, 알칼리 중독 따위가 있다

고혈압을 방치 할 경우 합병증에 의해 나타나는 증상의 종류는 아주 다양하다. 높은 혈압 자체에 의한 합병증과 동맥경화의 촉진에 의해 병발하는 질환에 의한 합병증의 증상으로 나누어 볼 수 있는데, 먼저 높은 혈압에 의한 합병증 증상은 출혈성 뇌출혈, 악성 고혈압, 울혈성 심부전, 신장혈관의 경화, 대동맥이 박리되는 것을 보이며, 동맥경화의 촉진에 의한 증상에는 관상동맥 질환, 급사, 부정맥, 허혈성 뇌졸중, 말초혈관 질환이 있다. 치료받지 않는 상태에서 장기간 고혈압이 진행되면 합병증이 생기게 되는데, 이때 비로소 증상이 나타나기 시작한다. 고혈압은 뇌졸중의 최대의 위험 인자이며, 사망원인으로서는 암이나 심장병에 이어 제3위를 차지하지만, 와병생활이나 치매 노인이 증가하고 있는 것부터도 알듯이, 뇌졸중에 의한 후유증에 고민하는 사람은 해마다 증가하고 있다. 반대로 말하면, 와병생활이나 치매를 부르는 뇌졸중을 위해서는 고혈압을 예방, 개선하는 것이 선결이다. 또, 고혈압은 별명 침묵의 살인자로 불릴 만큼 협심증이나 심근경색, 고혈압성 신장병, 등 다양한 질병을 일으킨다.

3. 고혈압 대책과 식이요법

3-1. 고혈압의 효과적인 대책

고혈압의 효과적인 대책으로는 다음과 같이 정리 할 수 있다.

① 감염(減鹽)

다양한 환경인자 속에서 영향의 큰 것이 식염이다. 식염은 체내에 들어

가면 염소와 나트륨으로 나누어지는데, 고혈압에 관계하는 것은 나트륨이다. 고혈압의 유전 소인을 가지는 사람은 신장의 나트륨 배제 기능이 저하하고 있어서 염분의 과도섭취로 나트륨이 모이면, 가는 혈관을 수축시켜 혈압을 올린다. 고혈압의 예방이나 치료에는 감염이 효과적인 방법이라고 할 수 있는데, 그중에는 식염에 대해서 감수성이 약하고, 감염에도 혈압이 내리지 않는 사람도 있다. 그 경우에는 감량이라든지 스트레스 해소 등에 중점을 두면 좋을 것이다.

② 비만 해소

비만은 고혈압뿐만이 아니라, 동맥경화를 촉진시키는 원흉이기도 하다. 비만을 해소하면 혈압이 내리는 것을 많은 데이터로 실증되고 있다.

③ 운동

운동을 하면 혈압이 오르는 것은 아닐까 무서워하는 사람이 있지만, 적당의 운동은 혈압을 내릴 뿐만 아니라, 동맥경화의 진행을 10년 늦춘다고 한다. 다만, 운동의 종류나 정도는 혈압의 높이나 장기장애의 정도 등에 따라서 다르기 때문에 의사와 운동처방사에게 전문적인 상담을 받아야 할 필요가 있다.

④ 기타 주의사항

추위, 스트레스, 알코올, 음연도 혈압을 올리는 위험 인자이기 때문에 가능한 한 피해야 한다. 또, 약물요법에 관해서는 의사의 지시를 지키는 것이 중요하다. 제멋대로 양을 줄이거나 중지하거나 하는 것은 대단히 위험하다. 또, 약물요법을 실시하게 되었을 경우에서도 식사요법을 병행하여 제대로 실행하는 것이 전제 조건이 된다.

⑤ 칼륨과 식이 섬유의 섭취

칼륨은 세포내에 쌓여 있는 나트륨을 내쫓아, 염분의 해를 완화하고, 혈압강하에 도움이 된다. 특히 이뇨 강하제를 복용하고 있는 사람은 나트륨과 함께 칼륨이 배출되어 버리므로, 적극적인 칼륨보급이 필요하다. 칼륨의 섭취목표량은 1일 2~4g정도이다. 식이 섬유도 체내의 여분의 염분을 배설하여 콜레스테롤 값을 내리는 기능이 있고, 혈압을 올리는 변비의 해소도 되므로, 섬유질 보충을 의식해서 식단메뉴나 영양보충제를 이용한다. 1일에 20g을 목표로 정한다.

⑥ 양질의 단백질섭취

단백질에도 나트륨을 체외에 내쫓는 기능이 있다. 메티오닌이라고 하는 아미노산으로, 동물성 단백질, 특히 생선에 많이 포함되어 있다. 또, 단백질에는 혈관을 강화하는 기능도 있어서, 고혈압이나 동맥경화의 개선에 빠뜨릴 수 없다. 식품의 종류를 다양하게 하여, 동물성 단백질과 식물성 단백질을 1대 1의 비율로 균형 있게 섭취하도록 한다.

3-2. 고혈압의 식이요법

고혈압은 혈관의 수명을 줄이는 위험 인자이나 식생활과 크게 관계되어 있으므로 식이요법이 매우 유효하다. 콜레스테롤이나 중성지방이 증가하는 원인이 되는 염분과 지방의 과도섭취에 주의하고, 균형적인 좋은 식사를 하는 것이 식이요법의 주요 포인트가 된다. 비만은 고인슐린혈증을 동반하여 고혈압의 원인이 된다. 인슐린은 교감신경계를 자극하여 심박수와 혈관의 수축을 증가시켜서 혈압을 상승시키며, 신장에서의 염분(Na+)과 수분의 재흡수가 촉진되어 그 결과 혈장량이 증가됨으로써 혈압이 상승된다. 또한 혈관 내경을 감소시켜 혈류저항을 증가시켜 혈압이 상승하게 된다. 따라서 고인슐린혈증을 가져오는 비만은 고혈압을 유발시킬 수 있는 위험인자로 본다.

염분섭취량이 많을수록 고혈압 발병률이 높은 것은 많은 역학조사에 의

234

해 잘 알려진 사실이다. 한국인의 염분섭취량은 하루 20~25g이며 고혈압 발생빈도는 15~20% 로 고혈압과 염분섭취량과는 밀접한 관계가 있다고 볼 수 있다. 그 외에 알코올섭취, 흡연, 환경요인, 운동부족 등이 있는데 알코올은 심박출량과 박동수를 증가시키고 교감신경계를 항진시키며, 혈관 수축률이 증가되면서 혈관 긴장도가 항진되어 혈압을 높인다. 흡연은 담배 속에 들어있는 니코틴이 부신피질을 자극하여 혈압상승 물질인 아드레날린의 분비를 촉진시켜 혈압을 증가시킨다. 이것은 고혈압인 사람에게만 한정하지 않고, 생활습관병을 예방하고, 건강을 유지하기 위해서는 누구에게나 필요한 일이므로, 가족 전원이 개선에 임해야 한다.

☞ 박미(薄味)로 맛있게 조리하는 요령

① 신선한 재료를 선택한다.

식품은 신선도가 떨어지면 맛이 좋다는 느낌이 반감되어, 맛내기(조미료)를 진하게 사용하지 않으면 맛있게 먹을 수 없다. 그러나 신선한 재료를 사용하면, 짠맛을 거의 사용하지 않아도 식품의 맛만으로 충분히 맛을 느낄 수 있다.

② 천연이 맛도 좋다는 느낌이 들도록 한다.

시판되고 있는 화학조미료에 포함된 염분량은 일반적으로 높을 뿐 아니라 미각을 혼란시키는 반면에 천연 소재는 건강에 이롭고 맛도 좋다는 느낌이 들도록 국물 맛을 내도록 한다.

③ 산미(시큰한 맛)를 이용한다.

음식에 염분을 줄이고, 시큰한 맛을 즐기는데, 식초대신에 레몬, 키위,

굴 등을 이용하는 것도 추천한다.

④ 향신료나 향미의 야채로 맛을 낸다.

향신료로서는 참깨, 들깨, 검정깨 및 고추장, 겨자, 고추, 와사비, 카레가루, 후추와 향미 야채로서는 양파, 대파, 당근, 부추, 배추, 샐러리 등 이용해 본다. 불포화지방산인 참기름, 들기름, 올리브유 등 식물성기름을 적당히 가미해서 섭취한다.

⑤ 뜨거운 성질의 것은 뜨겁게, 차가운 성질의 것은 차갑게

요리가 맛있다고 하는 조건에는 양념 뿐 만이 아니라, 온도나 제철이 크게 영향을 준다. 뜨거운 성질의 것은 뜨겁게 한 상태로 먹고, 차가운 성질의 것, 예를 들면 두부나 소면 등은 차게 해서 먹는다.

⑥ 채소 절임은 손수 만들어 먹는다.

시판되는 채소 절임은 매우 염분이 많기 때문에 가정에서 먹을 만큼 손수 만들어 적절한 기간 숙성시켜 먹는 것이 몸에 필요한 염분을 섭취할 수 있다.

4. 고혈압과 영양보충제 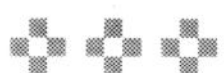

4-1. 고혈압과 영양보충제 및 기능성식품

고혈압의 예방·개선에 영양보충제를 병용하는 것이 효과적이다. 사과에 많이 포함되어 있는 칼륨은 체내의 과잉된 나트륨을 배출 시킨다. 혈관의 수축을 피해 혈류를 부드럽게 하는 칼슘도 필수적이다. 뿐만 아니라 혈관벽 세포의 기능을 유지하여, 혈압을 내리는 기능이 있는 올리브 리프(Olive Leaf)

와 나쁜 콜레스테롤 줄이고 LDL의 산화를 방지하는 코엔자임 Q10은 고혈압 효과적인 영양제들이다. 또한 마늘이나 양파, 키친·키토산, 영지, 세사민(참깨에서 추출되는 물질) 등도 혈액순환을 개선시키고, 동맥경화를 예방하고, 지방질의 생성을 억제하는 LDL의 저하를 촉진하는 대에는 최적이라 할 수 있다. 특히 양파의 껍질부분에는 고혈압에 좋은 성분이 들어 있으므로 이것만 모아서 차를 만들어 마시는 것도 좋은 효과가 난다. 근래에 건강식품으로 널리 이용되는 흑마늘은 마늘을 숙성하거나 발효해 추출액을 뽑아, 항산화력이 생마늘에 비해 몇 배로 상승하며 암 예방, 콜레스테롤억제, 동맥경화개선, 심혈관계 질환예방, 알츠하이머 등에 효과가 있는 S-아릴시스테인 등의 물질이 생성된다. 피 속의 콜레스테롤을 줄여 혈액의 흐름을 좋게 하고 마늘 속의 칼륨이 피 속에 나트륨을 없애 혈압을 정상화 시키는데 도움을 주므로 고혈압에 효과가 있다.

☞ 지방 섭취의 요령

① 콜레스테롤 섭취량

식품으로부터 섭취하는 콜레스테롤은 1일에 300~400mg을 기준으로 하고, 나머지는 가자의 혈액중의 콜레스테롤 수치에 맞추어 조정하도록 되어있다. 우리 몸에 해로운 콜레스테롤(LDL)을 늘리는 것은 포화 지방산이다. 포화 지방산은 간장으로 콜레스테롤에 만들어 바꿀 수 있기 때문이다.

② 동물성 지방과 식물성지방의 비율

포화 지방산이 많은 수육 지방의 과도한 섭취를 주의한다. 반대로 콜레스테롤을 줄이는 기능이 있는 불포화 지방산이 많은 식물성 지방을 활용한다. 동물성 지방과 식물성 지방을 1대 2의 비율로 섭취하면 가장 이상적이다.

제7절 고지혈증

1. 고지혈증의 예방과 개선 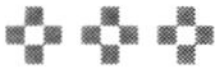

1-1. 고지혈증

고지혈증이란 혈액중의 지방질이 비정상적으로 많아진 상태이며 혈액 중에 콜레스테롤이나 중성지방등의 지방질이 비정상적으로 증가하는 질병이라고 할 수 있다. 너무 많은 지방질은 혈관 벽에 쌓여 혈액의 가는 길을 좁게 하여, 동맥경화의 원인이 된다. 고지혈증 가운데, 특히 문제가 되는 것은 고콜레스테롤혈증, 고중성지방(트리그리세라이드) 혈증의 두 가지로 양자가 합병하고 있는 경우도 있다. 원인의 대부분은 치우친 식생활과 운동부족이며 심근경색이나 협심증을 부르는 경우도 있어서 아주 무서운 병이다. 고지혈증은 자각 증상이 없어, 방치하면 증가한 콜레스테롤이나 중성지방이 혈관의 안쪽에 모여 동맥경화의 원인이 된다. 동맥경화가 되어도 자각증상이 없기 때문에 심근경색이나 뇌경색의 발작을 일으키는 등 위험성이 높아진다.

1-2. 고콜레스테롤 혈증

고콜레스테롤혈증이란, 고지혈증의 하나이다. 혈액중의 콜레스테롤치 220ml/dl를 넘으면, 고콜레스테롤혈증이라고 하여 치료가 필요하게 된다. 콜

238

레스테롤을 크게 나누면, HDL(유익한 콜레스테롤)와 LDL(나쁜 콜레스테롤)
가 있는데, HDL이 많은 경우는 오히려 바람직하다고 여겨지고 있다.
고콜레스테롤 혈증은 무섭다! 그 이유는 콜레스테롤 수치가 높아도 자각증상
은 거의 없기 때문에 모르는 사이에 콜레스테롤이 혈관 벽에 쌓이고 동맥경
화를 진행시켜 협심증이나 심근경색, 뇌졸중등을 일으키게 된다.

☞ 고콜레스테롤혈증의 예방과 치료

예방, 치료의 기본은 식생활이다.
1. 쇠고기, 돼지고기, 버터 등, 동물성의 지방의 섭취를 멀리 한다.
2. 어류는 넉넉하게 섭취한다.(포함된 EPA나 DHA가 콜레스테롤 값을 내린다)
3. 야채, 버섯, 해초, 과일 등 식이 섬유가 많은 것을 섭취한다.
4. 과식하지 말고 비만을 해소한다.
5. 불포화지방산인 식물성의 기름을 사용한다.
6. 알, 어란, 레버 등, 콜레스테롤이 많은 식품은 삼간다.

1-3. 고중성지방혈증

고중성지방혈증이란, 고지혈증의 하나이다. 혈액중의 중성지방이 150ml
/dl를 넘은 것을 말한다. 증상은 전혀 없지만, 중성지방이 너무 증가하면, 동
맥경화를 촉진하는 것 이외에 당뇨병, 고혈압, 지방간, 비만, 고요산혈증(통
풍)등의 질병에 악영향을 미친다.

고지혈증 검사

일반적으로 질병은 하등의 증상이나 징조가 나타나 진찰하는 것이 많지만,
고지혈증의 별칭은 「사일런트 디지즈(Silent diseage)」 라고 하여 침묵의 질

병으로 대부분의 경우 자각 증상이 없는 것이 특징이다. 때문에 많은 경우, 건강진단이나 종합건강진단 검사로 발견되고 있다.

> ☞ **고중성지방혈증의 예방과 치료**
>
> 가장 중요한 것은 식사와 운동이다.
> 1. 비만을 예방하고, 개선한다.
> 2. 당질을 과도하게 섭취하지 않는다.
> 3. 알코올을 과음하지 않는다.
> 4. 식이 섬유가 많은 것을 즐겨 먹는다.
> 5. 적당한 운동을 하고, 일상생활 속에서 적절히 몸을 움직인다.

1-5. 고지혈증의 콜레스테롤 수치

총콜레스테롤치가 220mg/dl이상, LDL(악인) 콜레스테롤치가 140mg/dl 이상, 중성지방(트리그리세라이드)치가 150mg/dl이상, HDH(선인) 콜레스테롤치가 40mg/dl 미만이 고지혈증이다. 비교적 정상으로 볼 수 있는 콜레스테롤치는 총 콜레스테롤치가 200mg/dl미만, LDL 콜레스테롤치가 120mg/dl미만이다. 검사결과가 이 수치를 넘었을 경우, 의사는 연령이나 성별, 혈액 상태에 맞춘 진단을 내린다.

고지혈증과 동맥경화의 상관관계

고지혈증이 무서운 것은 그 상태가 오래 지속되면 동맥경화가 조금씩 진행되어, 수년 혹은, 수십 년이 경과한 후, 어느 날 갑자기, 심근경색이나 협심증, 뇌경색의 발작이 일어날 위험이 크다. 고지혈증이라고 진단이 내려지면, 자신의 혈액이나 혈관 상태를 정기적으로 항상 수치로 인식하는 것이 중요

하다. 총콜레스테롤치가 220mg/dl의 사람은 1. 5배, 240mg/dl의 사람은 2배
나 동맥경화가 될 확률이 높아진다. 총 콜레스테롤치가 220mg/dl 이상, LDL
(악인) 콜레스테롤치가 140mg/dl이상, 중성지방(트리그리세라이드)치가 150
mg/dl이상, HDL(선인) 콜레스테롤치가 40mg/dl 미만이 고지혈증이다. 비교
적 정상으로 볼 수 있는 콜레스테롤치는 총콜레스테롤치가 200mg/dl미만, L
DL 콜레스테롤치가 120mg/dl미만이다. 검사결과가 이 수치를 넘었을 경우,
의사는 연령이나 성별, 혈액상태에 맞춘 진단을 내린다.

2. 고지혈증의 예방과 식이요법 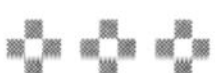

2-1. 고지혈증을 예방하는 식이요법

고지혈증의 주된 원인이 되는 것은 과식이나 치우친 식사, 운동부족 등
의 생활습관이다. 또, 갱년기의 여성은 주의가 더욱 필요하다. 중성지방이나
LDL 콜레스테롤을 줄여, HDL 콜레스테롤을 늘리는 기능이 있는 여성호르
몬의 에스트로겐이 갑자기 감소하므로, 콜레스테롤 수치가 높아지기 쉬워진
다.

고지혈증의 예방에 유효한 영양 성분은 IPA, DHA, 리놀산, 리놀렌산등의 불
포화 지방산이나 식이 섬유 등이 있다. 음식에서는 불포화 지방산의 풍부한
어패류, 식이 섬유의 풍부한 야채, 과일, 해조류 등이 있다.

① 자신의 적성 에너지를 안다.

고지혈증은 총에너지 과도섭취가 원인으로 일어나는 것이 대부분이다.

과식과 좋아하는 것만 먹는 치우친 편중된 식생활이 체지방을 늘리고, 내장에 여분의 지방을 축적시켜, 고지혈증으로 진전시켜 버린다. 고지혈증의 식사의 기본은 적정 에너지를 균형 있게 섭취하는 식생활로 전환하는 것이다. BMI법에 따라 표준 체중을 산출하여, 자신의 운동량에 맞춘 1일의 적정 에너지를 아는 것이 식이요법에서 중요하다.

② 하루 세끼를 규칙적으로 먹는다.

비만을 조절하기 위해서 식사를 억제하는 사람이 많지만, 이것은 오히려 역효과를 일으킨다. 몸의 자위본능으로 영양소가 보다 흡수되어 오히려 비만이 되어 버린다. 고지혈증의 식이는 하루 3식의 에너지양을 배분하여 잘 먹고, 식사는 시간을 들여 천천히 먹는 것이 중요하다. 3식의 에너지양의 배분은 1일 1600kcal로서 매식 400~600kcal를 기준에 메뉴를 세운다.

③ 편식을 하지 않는다.

식사에서 잊어서는 안 되는 것이 전체적인 균형이다. 편향되고 영양적으로 치우친 식사는 건강을 해치는 주요 원인이라 할 수 있다. 특히 고지혈증의 식이요법은 평생 동안 지속적으로 조절해 가야 하기 때문에 제한이 너무 힘들면 지속되지 않는다. 가볍고 길게 지속되는 방법으로 예방하여 극복해 나가는 것이 중요하다.

2-2. 고지혈증에 주의해야 할 식품

① 고콜레스테롤 식품

계·소의 간, 연어알, 대구알 등의 어란(魚卵), 바지락조개나 정어리통조림, 성게에는 콜레스테롤이 많이 포함되어 있어서 적게 먹는 것이 좋다.

② 당질

과자류, 청량음료수는 다량의 설탕이 포함되어 있다. 100%의 과즙 주스도 1일 컵 한잔을 목표로 한다. 알코올은 적당량이라면 좋겠지만 과음하면 중성지방을 늘릴 수 있으므로 주의한다.

③ 지방질

포화지방산을 많이 포함한 우(牛), 돈(豚), 양(羊)의 육(肉), 알(卵), 야자유. 버터 등 상온으로 고형상태가 되는 것은 포화 지방산이 많이 포함되어 있다. 다만, 이러한 것을 일절 섭취하지 않는다고 하는 것은 잘 못된 것으로, 가정에서는 식물유 2, 고기의 지방 1, 생선의 지방 1의 비율로 섭취하는 것이 가장 이상적이라 할 수 있다.

④ 염분과 에너지

중·노년이 되면 고혈압과 고지혈증에 합병이 되어 있는 사람이 대부분이다. 이러한 경우에는 혈압을 올리지 않기 위해서 식염의 제한이 필요하다. 조미료뿐만이 아니라, 채소절임, 젓갈, 인스턴트식품 등을 삼가 한다.

2-3. 고지혈증에 효과가 있는 영양보충제

식이 섬유는 과잉인 콜레스테롤을 배출해 준다. 한층 더 콜레스테롤을 줄이는 작용이 있는 대두 단백질, 혈전 예방 효과가 있는 DHA나 EPA를 포함하고 있는 푸른 생선도 섭취한다. 식생활의 재검토와 함께 영양보충제의 활용도 유효하다. 콜레스테롤 값을 내리는 마늘이나 로열젤리, 항산화작용이 있는 안토시안인, 자낭균류의 버섯과 콜레스테롤의 합성을 억제해 중성지방을 저하시키는 홍국 등을 추천하고 싶다. 중성지방을 억제하는 DHA나 EPA와 혈전을 녹이는 생청국장에 포함된 낫트우키나제는 혈액의 흐름을 부드럽게 한다.

제8절 심근경색

1. 심근경색의 예방과 개선 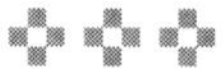

1-1. 심혈관계 질환과 심근경색

심장병을 비롯한 심혈관계 질환은 암에 이어 한국인의 사망 원인의 제 2위를 차지하고 있다 그 중에서도 대표적인 질환이 협심증, 심근경색이라고 하는 허혈성 심장질환으로 불리는 질병이다. 협심증의 경우에는 잠시 동안 안정하게 하고 있으면, 곧 괴로움이 사라져 원래 대로에 회복하지만, 심근경색의 경우는 다르다. 발작은 협심증의 경우보다 강하고, 체험자는 자주 죽음을 예감 한다. 예전에는 사망률 30%라고 말해졌지만, 실제로 1회의 발작으로 적절한 치료를 해도 20명에게 1명은 사망하는 무서운 질병이다.

심근경색에 걸리기 쉬운 사람은 심근경색을 일으키는 가장 많은 위험 인자인 흡연, 당뇨병, 고지혈증, 비만, 운동부족, 그리고 과도한 피로, 수면부족, 스트레스 등과 크게 관련이 있는 사람이다. 특히, 중년 남성은 과로로 인해 수면부족과 식생활이 불규칙하고 음주의 기회가 많고, 스트레스를 쌓아두는 경우가 많으므로 주의가 특별히 필요하다.

1-2. 심근경색의 증상

예고도 없이 돌연 발병하기도 하지만, 일반적으로는 며칠 혹은 수 주간 전부터, 발병의 징조로서 협심증의 발작을 경험한다. 발작이 일어나면, 가슴의 정중앙 또는 약간 좌측의 가슴을 쥐어짜는 통감, 가슴이 쎄한 느낌이든다고 호소하고, 통증과 함께 압박감이 생기는데, 수시 분에서부터 수 시간에 걸쳐 지속된다. 그러나 이러한 증상 없이도 명치가 아프다거나 턱 끝이 아프다고 호소하는 경우도 있다. 통증의 장소의 상당수는 가슴의 중앙이지만, 왼쪽 가까이에서 심장의 고동을 느끼는 부분이나, 좌흉, 왼쪽 어깨, 등, 목, 왼쪽 팔 안쪽으로 통증이 퍼지는 느낌의 경우도 있다. 심장의 고동이나 호흡에 관계없이, 차츰 안색이 나빠지고, 손발이 차갑고, 구토나 식은땀을 수반하고, 소화가 안 되거나, 속이 쓰리다고 호소하는 경우도 있다. 이상과 같이 심근경색의 가장 중요한 증상은 흉통이다. 발생 초기에 심한 부정맥으로 사망할 확률이 높기 때문에 조기 진단과 치료가 매우 중요하다. 그러므로 심한 흉통이 30분 이상 지속되면 최대한 빨리 응급실에 도착하여 심근 경색증 여부를 가려야 하고 진단이 확인되면 시술을 빨리 할 수 있도록 의료진에 협조하여야 한다.

2. 심근경색의 원인과 개선방안 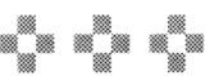

2-1. 심근경색의 원인

심근경색의 원인은 대부분이 관상동맥에 동맥경화가 생겨 혈전에 의해 혈관이 좁아지면, 일단 심장에 혈액이 원활히 공급되지 못하는 이른바「허혈」상태가 돼서 협심증이 생기고, 이런 증상이 심해지면 폐색으로 혈류가 없어져, 괴사가 일어난다. 결국 고지혈증 → 동맥경화 → 협심증 → 심근경색 등의 순으로 질환이 악화되는 과정을 밟는 것이다. 또 심장판막증이나 심방세포가 있는 사람의 심장의 테두리에 있던 혈액의 덩어리(혈전)가 벗겨져 흘러 들어가 관상 동맥에 차서 심근경색을 일으키는 경우도 있고, 전혀 원인을 모르는 경우도 있다. 발병하기 쉬운 것으로 정신적 긴장이 높을 때, 운동 중에, 기후의 급변이나 폭음 폭식 후에, 술에 취한 상태에서 입욕했을 때, 체중이 갑자기 증가 하거나 줄어들거나 했을 때 등이 있다.

☞ 심근경색의 응급 처치

환자는 가장 편한 체위로 눕혀 절대 안정을 유지한다. 10분 이상 통감이 지속되고, 아초산제(이소솔바이트)가 효과가 없는 경우는 즉시 응급실로가 의사의 진찰을 받지 않으면 안 된다. 통증 때문에 호흡이 불규칙하게 되기 쉽지만, 가능한 한 깊게 쉰 호흡을 하도록 노력한다. 구토가 있다고 해서 무리하게 말을 하거나, 대변을 보는 것은 위험하다. 의사가 1시간 이내에 올 수 없는 경우에는 가슴 진통이나 발한이 계속 되고 있으면, 미온수를 한입 먹고, 토하지 않을 것 같으면 수면제나 진통제를 복용시킨다. 가슴이 답답함이 심한 경우에는 적당한 등받이로 지지하면서 편하게 앉아 있도록 한다.

2-2. 심근경색의 치료

발병 후 1~2주간은 가장 불안정한 시기로 상태가 갑자기 변화 하는 것이 많기 때문에, 전문의의 감시 하에 두지 않으면 안 된다. 가능한 한 빨리 전문 병원 응급실에 옮기는 것이 중요하다. 발병 초기에는 안정을 유지하고, 산소흡입과 절식을 하고, 링거 주사를 실시해야 한다. 적정한 맥박을 유지하기 위해서는 각종의 약제와 함께 전기 쇼크나 페이스메이커 등의 기계를 이용한다. 그 외에, 강심제, 이뇨제, 혈압을 조절하는 약물, 항응결제 등을 이용한다. 이 외에, 재발의 위험과 관계가 있는 협심증, 당뇨병, 고지혈증 등의 치료도 충분히 실시하지 않으면 안 된다.

☞ 심근경색 발병 후의 주의할 점

심근경색의 발병 전에는 협심증이 없었던 사람이 발병 후에, 협심증을 발병하는 경우가 있다. 심근경색의 급성기를 무사하게 지나고 나서, 가장 주의하지 않으면 안 되는 증상은 협심증, 심부전과 부정맥이다. 심부전의 징조는 헐떡임, 다리의 부종, 만복감으로서 나타나는 것이 많아, 야간에 갑자기 가슴이 답답해져, 심장 젠쇼크의 발작으로 발병하기도 한다. 또, 동계를 수반하는 부정맥은 돌연사의 원인으로도 되므로 약을 복용하여 처치도록 주의하지 않으면 안 된다.

2-2. 심근경색의 예방과 주의점

주의할 점은 질병의 정도에 따라 다양하지만, 체중을 가능한 한 일정하게 유지하도록 하고, 정신적인 긴장이나 과로를 피해 규칙적인 올바른 생활을 해야 한다. 운동량을 늘릴 때는 신중하게 조금씩 실시하고, 뜨거운 물이나 장시간의 입욕, 술, 담배를 피해야하며, 발작 후 2~3개월은 성생활도 조심한다. 식사는 소량씩 자주 먹고, 폭음 폭식은 절대로 하지 않는다. 발병 후 1~2 주간을 무사하게 벗어나면, 재발이 일어나지 않는 한 위험은 적다.

(1) 심근경색의 예방

심근경색을 예방하려면 동맥경화의 위험인자를 줄이는 것이다. 남성, 고령, 유전, 이 3인자는 바꿀 수 없기 때문에 불변 인자라고 말하고 있다. 한편 흡연, 고혈압, 고지혈증, 당뇨병, 비만 등의 생활습관병은 생활습관의 개선에 의해 막는 것이 가능하다. 그 외에도, 과도한 피로, 수면부족, 스트레스, 운동부족, 과도한 음주등도 발단이 되는 경우가 있다. 구체적으로 어떤 생활을 유의해야할 것인가는 다음 항에서 제시하고 있다.

(2) 심근경색을 예방하기 위한 생활

① 금연한다.

② 염분·당분·지방성분을 과도하게 섭취하지 않는다.

③ 균형 있는 질 좋은 식사를 한다.

④ 적당한 운동을 한다.

⑤ 스트레스를 피하고 규칙적인 올바른 생활을 한다.

⑥ 혈연자 중에 심근경색의 환자가 있으면 생활습관에 특히 주의한다.

⑦ 고혈압·당뇨병·고지혈증의 조기 발견을 한다.

⑧ 강한 가슴 진통을 느끼자마자 병원 응급실로 간다.

2-3. 심근경색에 효과가 있는 영양보충제

생활습관의 개선을 충분히 유의해 영양보충제의 보급을 하면 한층 더 효과적이다. 콜레스테롤이 산화하고, 혈관 벽에 부착하는 것을 피하기 위해서 항산화 작용이 있는 비타민 A, C, E, 등을 보급한다. 해로운 콜레스테롤인 LDL의 산화를 막는 붉은 와인 엑기스, 라이코펜(라이코펜을 평소에 많이 섭취하는 사람들 즉, 토마토를 많이 먹는 사람들은 심근경색증에 걸리는 확률이 현저히 낮다.), 체내에서 일부의 성분이 EPA, DHA, 심장 부근의 혈관을 확장시키는 작용이 있는 징코발로바 등 은행잎 추출물등도 효과를 기대할 수 있다.

✔ 라이코펜

라이코펜(Lycopene)은 빨간 카로티노이드의 색소로, 토마토와 다른 빨간 식물에서 찾을 수 있는 파이토케이컬이다. 리코펜이라고도 하며, 카로틴과 이성질체 관계에 있다. 라이코펜은 사람의 몸에서 가장 흔한 카로티노이드이며 가장 효능이 좋은 카로티노이드 산화 방지물 가운데 하나이다. 라이코펜이라는 이름은 토마토의 종의 분류 가짓과 리코퍼시컴(Solanum lycopersicum-주로 Lycopersicon esculentum)에서 비롯된 것이다.

라이코펜은 특히 토마토에 많이 들어있는데 수박이나 키위에도 라이코펜이 들어있지만 그 양이 토마토에 비해 절반내지 5분지 1에 불과하다. 라이코펜은 우리 몸속에 흡수 된 다음에는 간, 전립선, 대장 및 피부에 가장 많이 저장된다. 라이코펜 역시 영양보충제를 통한 섭취보다는 음식을 통해 섭취해야 다른 영양소와 같이 상승작용을 한다. 토마토의 경우 열을 가하면 더 흡수가 잘되며, 신선한 토마토보다도 토마토 케첩에 들어있는 라이코펜의 흡수가 5배나 높다.

제9절 뇌경색

1. 뇌경색의 예방과 개선 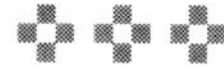

1-1. 뇌졸중의 이해

뇌졸중이란, 뇌에 혈액을 공급하고 있는 혈관이 막히거나 터짐으로써 정상 적인 혈액공급이 이루어지지 못해 그 부분의 뇌 기능이 갑작스럽게 손실되어 나타나는 신경학적 증상을 가리킨다. 뇌출혈(뇌내출혈), 뇌경색 등의 뇌혈관 질환을 총칭하여, 뇌졸중이라고 부르고 있다. 현재 사망 원인의 3위에 있는데, 응급의학의 발달로 사망률은 내려오고 있지만, 환자 수는 오히려 증가하고 있다. 뇌졸중으로 한 번 쓰러지면, 후유증이 남아 사회생활이 곤란하다. 또 치매증에 발병에도 관계되므로 무엇보다도, 예방이 중요하다.

1-2. 뇌경색의 원인

뇌경색은 뇌졸중 중에서 가장 많은 증상으로 근년에 크게 증가하는 경향에 있다. 뇌경색은 동맥경화를 위해서 동맥이 좁아져 막히거나 혹은 동맥이나 심장 내에 있던 혈전(피의 덩어리)이 뇌의 동맥에 흘러들어, 막혀버리는(뇌색전) 때문에 일어나는 것이다. 그 혈관에 의해서 산소나 영양소를 받고 있는 뇌의 부분 조직에 혈액이 가지 않게 되므로, 조직이 파괴된다. 돌연 발병하는 경우와 단계적으로 악화되어 가는 것 등, 다양하지만, 많은 경우, 초기 증상으로 현기증, 두통, 손발의 저림 등을 볼 수 있다.

뇌경색의 원인

뇌경색의 발병에는 다양한 것이 원인으로 영향을 주는데, 그 중에서도 깊은 관계가 있는 것이 동맥경화와 고혈압, 고지혈증, 당뇨병이다. 당뇨병과 같이, 혈당치가 높은 상태가 장기간 지속 되면, 혈관 벽에 콜레스테롤이 침착하기 쉬워져, 동맥경화가 촉진된다. 또 혈당치가 높으면 혈관 내에서 혈소판의 응집 작용이 높아져, 혈전이 생기기 쉬워진다.

1-3. 뇌경색의 예방

뇌경색을 예방하려면, 동맥경화, 고혈압, 고지혈증, 당뇨병을 막는 것이 중요하다. 잘못된 식생활, 운동부족 등을 개선해야 한다. 특히, 지방성분의 과도한 섭취는 주의할 필요가 있다. 생선의 지방에 포함되어 있는 DHA(도코사헥사엔산)는 동맥경화를 예방하는 기능이 매우 강한 것을 알 수 있고 있다. DHA가 특히 많이 포함되어 있는 푸른 생선(정어리, 사바, 꽁치)을 적극적으로 먹도록 한다.

☞ 뇌경색 예방에 도움이 되는 영양보충제

영양보충제는 아가리쿠스, 마이타케, 영지 등의 버섯류에 콜레스테롤을 제거하는 작용이 있기 때문에 뇌경색의 예방 효과가 기대된다. 은행나무잎 엑기스에는 가늘어진 혈관을 확장하는 기능이 있다. DHA, EPA는 혈중의 중성지방을 줄이고, 혈소판의 응집을 억제한다. 혈전용해 효소로서의 기능을 가지는, 생청국장에 낫트우키나제도 효과적이다. 혈액중의 칼슘도 혈관을 막히게 할 우려가 있으므로, 과잉인 칼슘을 억제하는 마그네슘도 섭취한다. 혈관의 노화를 막는 비타민 E, β-카로틴도 권장하고 있다.

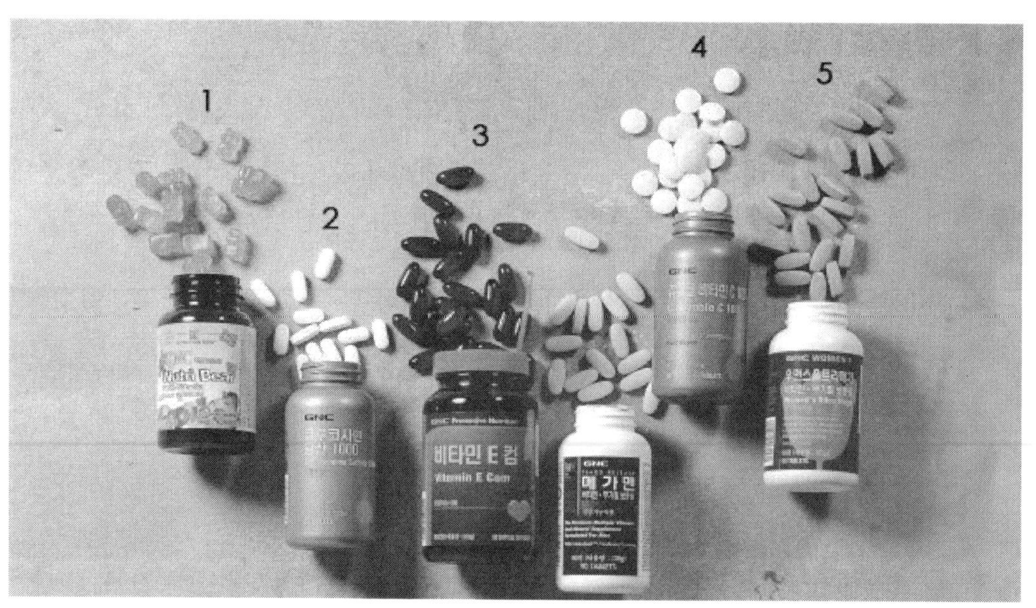

[사진; 각종비타민과 영양보충제]

제10절 간질환

1. 간장병의 예방과 개선 

1-1. 간장병의 이해

간장은 몸 중에서 제일 큰 장기로 우리가 먹은 것이나 마신 것은 모두, 일단 이 간장에 모아진다. 간장은 그 영양분을 몸이 필요한 형태로 조립해 지방의 소화에 빠뜨릴 수 없는 담즙을 형성하여, 알코올이나 독소 등의 이물은 분해하고 체외로 배출해 내는 세 가지의 중요한 역할을 담당하고 있다. 말하자면 몸 안의 화학·생산 공장과 같은 것이다. 이러한 작업이 없이는 우리 인간은 생명을 유지 할 수 없다. 한마디로 간장병이라고 하면 그 종류는 비교적 많은 편이며 원인별로 바이러스성, 약제성, 자기면역성, 선천성 등으로 나눌 수 있다. 또 간장상태, 즉 병명으로 분류하면, 간염, 간경변, 지방간 등이 주된 것이다. 그 중에 생활습관병의 하나로 여겨지는 것은 알코올성의 간장 장애인, 지방간, 간경변, 간염, 간장암 등이 있다.

1-2. 지방간

지방간이란, 간장에 지방질(중성지방)이 축적된 상태를 가리킨다. 대부분이 무증상으로, 건강진단이나 헌혈 시에 간기능 장애가 지적되어 정밀검사를 통해 지방간이 판명되는 경우가 대부분이다. 지방간의 사람은 그 대부분이 비만자이기 때문에 감식(減食)요법으로 체중을 줄이면, 확실히 개선된다. 간기능 검사에서 과영양성 지방간에서는 GPT가 높아지고, 알코올성 지방간에서는 GOT가 높아지기 십상 이다. 그 외에, 콜레스테롤이나 중성지방도 높아진다.

지방간의 치료

치료의 기본은 식이요법과 운동요법이다. 식이요법으로는 체중 1kg 당 25kcal(체중 60kg의 사람으로 1일 1500kcal)로 하고, 운동요법을 맞추어 실시하면 효과적이다. 지방간을 빨리 고치기 위해서는 매일 생활로 다음과 같은 것을 지켜야 한다.

① 술을 마시지 않는다.

② 식사는 저에너지로 하고, 조개류, 대두 등, 양질의 단백질을 넉넉하게 섭취하도록 유의한다.

③ 적극적으로 운동을 해서 에너지를 소비하도록 한다.

1-3. 간경변

간경변이란, 간장에 일어난 염증의 결과, 장애 된 간장에 섬유화가 일어나 간장이 딱딱해진 상태로, 만성간질환의 마지막 도착지이다. 그러나 중증이 아니면 보통으로 생활할 수 있고, 병의 진행을 억제하는 것도 잘 된다.

초기의 간경변에 특징적인 자각증상은 없지만, 진행되면서 간장의 충분한 기능을 수행 할 수 없게 되면, 복수(배에 물이 고여 개구리 배와 같이 된다)가 차고, 하지의 부종, 황달, 의식장애 등의 증상이 나타난다.

간경변의 치료

① 식이요법

고단백 저칼로리식이 기본이다. 소화가 잘되는 음식을 먹어야 하며 알코올성 간질환일 경우 비타민과 무기질이 풍부한 과일을 먹는 것이 좋다. 일반적으로는 체중 1kg당 에너지는 30~35kcal, 단백질은 1.3g의 식사로 한다. 따라서 체중 60kcal의 사람은 총에너지는 1800~2100kcal, 단백질은 약 70g이 된다. 그러나 의식장애가 보이는 경우에는 반대로 단백질의 제한이 필요하다. 복수와 부종이 있을 경우는 염분과 수분을 제한하여야 한다. 간경변의 증상은 시간이 지날수록 메스꺼운 증상이 나타나므로 아침에 음식을 충분히 먹는 것이 좋다.

② 운동요법

지금까지 간경변에서는 과도의 안정을 강요할 수 있는 것이 많았지만, 최근에는 복수나 의식장애가 없는 경우, 어느 정도의 운동도 필요하다고 말하듯이 바뀌어 가고 있다. 적절한 워킹 등이 운동이 권장된다.

1-4. 간염

급성간염에는 미음과 같이 소화되기 쉬운 음식을 조금씩 소량 섭취하여야 한다. 맑은 국물이나 채소, 과일 스프 또는 신선한 과즙 등을 먹는 것이 좋다. 손상된 간 세포의 재생을 위해서는 살코기, 생선, 달걀, 두부, 콩제품, 우유와 유제품 등 양질의 단백질을 많이 먹는다. 아울러 간의 회복을 위해서 비타민과 무기질이 많이 함유된 과일과 채소를 곁들여야 한다. 간에 문제가 생겼을 때는 특히 금주가 필요하며 수분을 충분히 섭취하도록 한다.

칡뿌리나 민들레 뿌리와 잎을 말려서 달여 차처럼 마시거나, 모과, 오수유(산초과)를 소금에 함께 찧어서 끓인 물을 마시면 효과가 있다. 간질환에는 약쑥의 줄기 잎을 말린 다음 삶아서 매일 목욕을 하면 도움이 된다.

1-5. 간장병에 효과가 있는 영양보충제

간장을 지키는 대표적인 영양보충제는 울금(우콘/鬱金), 엉겅퀴의 성분 추출물이다. 간장의 기능을 보호하고, 병을 예방해 주는 것은 울금이고, 이미 간장에 장애가 있는 사람은 엉겅퀴라고 하는 식용약제 사용이 가능하다. 또, 치료약으로부터 간장을 지키기 위해서도 엉겅퀴는 유효하다. 그 이외에는 아미노산, 간유 엑기스, 프로폴리스, 노른자 코린, 레시틴 등. 특히 알코올을 마실 때는 울금(우콘), 지방간에는 달걀노른자의 코린을 추천한다.

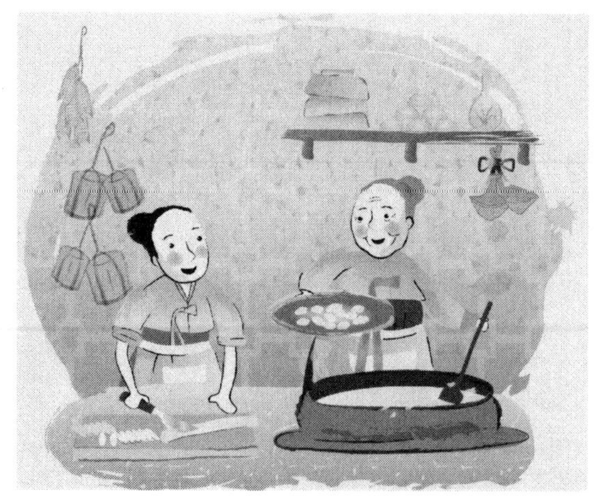

제11절 신장질환

1. 신장병의 예방과 개선 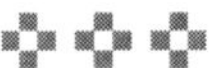

1-1. 신장과 신장질환

    신장은 콩팥이라고도 하는데 모양은 강낭콩의 형태로 장기의 척주의 양측의 위치에 좌우 1개씩 있다. 크기는 정확히 손바닥에 오르는 정도의 작은 장기이지만, 1분당 1000~1200ml의 대량의 혈액이 심장으로부터 타고 들어와 신장의 사구체에서 여과되어 대량의 뇨를 생산하고 있다. 혈액을 여과하여 유해 물질이나 노폐물 등 불필요한 것은 소변으로 배출하고, 필요한 것은 재흡수 한다고 한다, 말하자면 정화 장치적인 역할을 한다. 신장질환과 관련된 대표적인 증상으로는 야뇨, 단백뇨, 몸이 붓는 것을 들 수 있는데 단백뇨는 소변으로 단백질이 빠져나가는 것을 말한다.

    신장질환은 은행의 창구업무를 담당하는 직원들에게 흔히 나타나는데 그 이유는 오랜 시간 화장실에 가지 않고 참거나 수분이 부족한 상태에서 물 대신 카페인이 들어있는 커피 등을 주로 마시는 습관이 원인이 된다고 본다. 커피나 알코올 등을 마시게 되면 탈수에도 불구하고 이를 배출하기 위해 수분을 배출하는 데에서 신장과 핵심세포들이 손상을 입게 되면서 나타나게 된다. 신장병 치료의 기본적 방법은 저단백, 고칼로리의 식이요법이다.

1-2. 신장병의 원인과 증상

신장병은 원인이나 증상이 다르고, 다양한 병의 용태가 있지만, 가장 많은 것은 만성 신장염이다. 신장에 병변이 생기면 그 배설 기구가 작동하지 않게 되어, 배설 다 할 수 없어 노폐물이 체내에 쌓여 그 결과 다양한 증상이 생긴다. 신장병은 통증이나 배뇨이상의 자각증상이 없고, 단백뇨, 혈뇨, 고혈압이나 부종 등, 검사하지 않으면 이해하기 어려운 증상으로서 나타난다. 일반적으로 신장의 이상을 나타내는 증상에는 다음과 같은 것들이 있다.

- 혈압이 높고 몸이 붓는다.
- 소변 보기가 힘들고(잔뇨감 등) 아프다.
- 소변에 단백뇨와 혈뇨가 보이고 거품이 많다.
- 밤에 소변을 자주 봐 잠을 설친다.(신부전증의 초기 증상으로 야뇨증이 생기는 것)
- 옆구리가 통증이 있고 불쾌감이 있다.
- 입맛이 없고 구토가 나고 몸이 가렵다.
- 요독증으로 인한 것으로 소변에 있는 독소가 몸속에 남아있어 나타나는 증상

2. 신장병의 식이요법 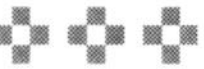

2-1. 신장병의 식이요법

신장병의 식이요법의 중요 포인트는 저단백, 즉 단백질의 제한이다. 그리고 저단백식의 효과를 올리기 위해서는 에너지를 충분히 섭취하는 것도 빠뜨릴 수 없는 조건이다. 신장에 좋은 음식은 검은콩, 검은깨, 아욱, 부추, 호두, 밤, 새우, 해삼, 오미자. 영지버섯 등이며 신장에 좋은 약재는 새삼씨, 생강나무, 겨우살이 등이다.

① 단백질을 섭취하는 방법

신장기능이 저하됐을 경우, 체내에 쌓여 오는 노폐물의 주역이 단백질의 대사산물이기 때문에 필요한 양의 최소한으로 단백질을 섭취하는 것이 중요하다. 반대로 단백질은 부족해도 노폐물은 증가하므로, 그 사람의 신장 기능 상태에 알맞을 만한 적당량을 과부족 없이 지키도록 한다.

② 에너지를 섭취하는 방법

신장 기능이 저하돼도 에너지를 제한할 필요는 없고, 오히려 부족하지 않게 충분히 섭취하지 않으면 안 된다. 단 과도한 섭취로 비만을 부를 우려가 있으므로 주의한다. 일반적으로는 표준 체중 1kg당 1일의 섭취 에너지 량을 30~40 kcal이지만, 증상에 따라 전문인과 상담하여 조절한다.

③ 염분을 섭취하는 방법

나트륨의 가장 큰 배설구는 신장이기 때문에 신장 기능이 저하되면 염분의 제한이 필요하다. 증상에 따라서 지시량은 다르지만, 일반적으로는 자택요양

중이라면 1일 5~8g이 적당량이다. 이 분량은 건강시의 1/3정도이다.

④ 수분을 섭취하는 방법

수분 제한은 상당히 증상이 격렬해서 입원치료를 하고 있을 때는 필요하지만, 일반적인 경우에는 필요 없다. 오히려 신장병에 있어서 위험한 것은 수분 부족에 의한 탈수증상이나 탈염증상이다.

⑤ 칼륨을 섭취하는 방법

혈중의 칼륨 농도가 높아지는 고칼륨혈증은 생명의위기가 될 수도 있는 위험한 증상이다. 고칼륨혈증이 되지 않기 위해서는, 칼륨의 섭취 제한과 함께, 에너지나 단백질의 부족에 조심한다.

⑥ 인을 섭취하는 방법

혈중의 인의 농도가 오르면 저칼슘혈증을 불러, 그 결과 골다공증이나 골연화증을 부르기 쉬워진다. 특히 인공투석 시기는 과도한 섭취에 주의가 필요하다.

3. 신장의 생리기능 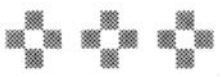

3-1. 신장의 기능

전통의학에서 신장은 정을 저장하고 생장. 발육. 생식을 주관한다고 하고 있다. 다음은 신장의 생리기능을 동양의학적으로 설명한 내용이다.

1)신장정(腎藏精) : 신은 정을 저장한다.

신에 저장된 정기는 선천의 정과 후천의 정으로 나눈다.

260

선천의 정은 생명을 구성하는 기본 물질로 배태에서부터 출생한 후의 생
장발육, 생육번식에 이르기까지를 지칭하는 것으로 신정의 작용에 의한다.
후천의 정은 음식물에서 흡수된 영양물질로서 비에서 생성되어 각 장부
로 보내져 오장육부의 정이 된다.

2) 정(精)의 생리기능은 생장. 발육. 생식을 주관한다.

신에 저장된 정기의 중요한 생리기능은 생장발육과 생육번식의 양면으로
나타난다. 신기는 연령에 따라 생장, 소멸한다. 유년에서 시작하여 신의
정기가 점차 충만하고 왕성해지기 때문에 치아, 머리카락이 자라는 등의
변화가 있게 되며, 청년시기(보통 여자14세, 남자16세)에 이르면 신의 정
기가 충만해지기 시작하여 성기능을 촉진시키는 물질을 생산하게 되는데
이를 천돌(天癸)라고 한다.

3) 신양, 신음(腎陽. 腎陰)

신음은 인체 음액의 근본으로 각 장부를 부드럽고 축축하게 길러주는 작
용을 말한다. 신양은 인체 양기의 근본으로 인체의 각 장부를 따뜻하게
하고 생화하는 작용을 한다.

신음과 신양은 모두 신의 정기를 기초로 삼아 인체 내에서 서로 제약하
고 의존하면서 상대적 평형을 유지한다. 이러한 평형상태가 파괴되면 신
양이나 신음이 허약해지는 병리변화가 발생한다.

4) 신과 골. 수(髓)의 관계

신은 정(精)을 저장하고 정은 수(髓)를 생산하며 수(髓)는 뼈 속에 머물
면서 뼈를 길러준다. 치아는 골의 여분이고 뇌(腦)는 수(髓)의 바다라고
하는 것은 뇌수는 신정의 끊임없는 화생에 힘입어 정신과 의식의 활동을

유지하고 있다는 것이다.

☑ 신주수(腎主水)

신은 수액을 주관한다.

입으로 들어온 수액은 위. 소장을 경유하여 비의 운화작용을 거쳐 폐로 수포되고 폐. 비. 신 .삼초 등 장기의 기화작용을 통하여 진액으로 화생되어 전신을 자양한다. 그 노폐물은 땀구멍이나 방광을 통해 몸 밖으로 배출함으로써 인체 내의 수액 대사 평형을 유지한다.

☑ 신주납기(腎主納氣)

신은 납기를 주관한다.

신이 납기를 주관한다는 것은 폐가 받아들인 청기를 고섭, 수납하여 청기가 인체의 심부에까지 도달하도록 하는 작용을 말한다. 인체의 호흡운동은 폐 가 주관하나 신의 납기작용에 의해서 청기가 신까지 도달함으로써 체내외 기체의 정상적인 교환이 보장된다. 신의 납기작용은 신의 봉장 특성이 호흡에 반영된 표현이다.

☞ 신장병 예방에 효과가 있는 영양보충제

신장병을 예방하기 위한 기본은 평상시의 생활이나 식사이다. 구체적으로는 감기에 걸리지 않게 하는 것이다. 더운 날씨에 걷거나 격렬한 운동을 한 다음은 충분히 수분 보급하고 탈수증상을 막고, 염분 섭취를 줄인다. 예방을 위한 영양보충제는 아가리쿠스와 같은 면역력을 올리는 것과 비타민 C와 같이 항산화 작용이 있는 것을 선택하면 좋을 것이다.

한방에서는 육미지황탕, 저령탕, 팔정산, 청심연자탕가미방을 사용한다.

제12절 소화기계 질환

1. 위 십이지장 궤양의 예방과 개선 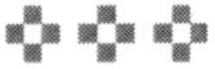

1-1. 위 · 십이지장 궤양과 역류성 식도염

위나 장 등의 소화관은 몸 안에서 가장 스트레스의 영향을 받기 쉬운 장기이다. 위·십이지장 궤양은 스트레스 사회를 상징하는 현대병이라고도 할 수 있다. 위·십이지장 궤양은 음식을 소화하기 위해서 분비하는 위액에 의해서 위나 십이지장 자체가 소화되어 버리는 현상으로 소화성 궤양이라고도 일컬어지고 있다. 위장질환 역시 주원인은 스트레스에 의한 자율신경이나 호르몬의 문란이 원인이라고 생각되어지고 있다. 트림을 할 때 신물이 올라오면서 가슴이 죄는 것 같은 느낌이 들거나 목이 답답하고 기침이 자주 난다면 역류성 식도염을 의심해 봐야 한다. 역류성 식도염이란 식도와 위 사이에 위치한 식도의 근육에 이상이 생겨 위액이 거꾸로 올라오게 되면서 식도의 벽을 자극해 염증과 출혈을 일으키는 질병을 말한다.

1-2. 위 · 십이지장 궤양의 식사 요법

자연치유력을 높이고, 또한 다친 점막을 복원시키기 위해서도 식의요법은 빠뜨릴 수 없는 치료법 중에 하나이다. 현재는 상처를 자극하거나 위에 부담을 주는 것 이외는 너무 어렵게 제한하지 않고, 적극적으로 영양을 섭취하도록 진행시키고 있다. 식사 내용뿐만이 아니라, 먹는 방법도 위장의 기능에 큰 영향을 준다. 식사 시간은 가능한 한 매일 일정하게 하고, 덜 차게 먹는 것을 지키도록 한다.

1. 식사는 가급적 규칙적으로 하도록 한다. 위가 오랫동안 빈 상태로 있으면 위산농도가 높아져 위궤양이 악화된다. 흡연은 위액을 증가시키므로 금연한다.

2. 식사는 천천히 즐겁게 하고 충분히 씹어 위의 부담을 줄인다. 대화하면서 식사하면 스트레스가 해소되고 소화기능이 높아진다.

3. 음식은 소화가 잘 되는 것을 선택한다.

4. 위장질환이 생기더라도 식사는 영양의 균형을 생각한다. 상처 입은 위점막을 회복시키는데 필요한 단백질과 신진대사를 돕는 비타민 등이 부족하지 않도록 한다.

5. 위장질환에는 자극성 있는 음식은 피한다. 향신료, 향기가 강한 야채, 탄산음료, 술은 위점막을 자극하고 위액을 늘려 궤양을 악화시킨다. 맥주를 포함, 탄산음료는 가스를 생성하기 때문에 더욱 피해야 한다.

6. 가능하면 빨리 정상식사를 되찾아야 한다. 죽과 같은 유동식은 수분이 많고 영양소가 적어 궤양부위의 회복을 더디게 한다. 따라서 감식이나 유동식은 10일을 넘지 않도록 한다.

7. 위에도 준비 운동이 필요하다. 식사하기 전에 음식 이야기를 하거나 좋은 냄새를 맡으면 위액 분비가 활발해진다.

8. 위도 잠을 자므로 잠자기 직전에는 먹지 않는 것이 좋다. 따라서 취침 2시간 전에는 음식을 먹지 않는다.

9. 위는 뇌신경과 연관이 있어 스트레스에 민감하다. 평소에 과중한 스트레스

를 피하도록 노력한다.

10. 위장질환의 원인이 될 수 있는 약물의 복용을 가급적 피하는 것이 좋다.
위궤양이나 십이지장 궤양 등의 질병이 있을 때 신트림이 나온다.

2. 위 십이지장 궤양과 식품

2-1. 위궤양의 치유와 식품

알로에와 양배추 등 노란색 식품이 우선적으로 권장되는 식품이며 주
영양소 중에서 섭취가 권장되는 것은 단백질이다. 단백질을 많이 포함되어있
는 식품은 고기나 물고기, 대두제품, 란(卵), 유제품 등이다. 비타민, 미네랄류
도 단백질의 흡수를 높여 점막이나 혈액의 주성분으로서 필요한 영양소이다.
출혈을 수반하는 궤양은 빈혈에 걸리기 쉽기 때문에 철분이 많은 물고기, 녹
황색 야채를 섭취한다. 철분은 위액의 분비를 높이므로 보통은 피한다. 양배
추는 체내의 손상된 조직을 복구하는 비타민U를 포함하고 있어 위염과 위궤
양에 탁월한 효능이 있으며 우유만큼 체내에 흡수가 잘 되기 때문에 아무리
많이 먹어도 더부룩하지 않고 비타민 K도 풍부하며 골다공증으로 고생하는
이들에게 좋다. 위궤양에는 당질도 회복력을 높이기 위한 에너지원으로서 불
가결하다. 특히 곡류는 영양소를 균형 있게 포함하고 있으므로 추천하고 싶
다. 다만, 당질에서도 단당류인 설탕은 삼가 한다. 알로에는 위산 분비를 억
제하고, 분비된 위산을 중화하여 궤양 부위의 균을 죽이고 새살을 돋게 하기
때문에 위궤양이 암으로 발전하는 것을 막아준다.

2-2. 위궤양에 피하여야 할 식품

반드시 피하여야할 식품은 알코올, 담배, 향신료이다. 이 외에는 카페인, 엑기스도 위액의 분비를 높이는 자극물이다. 녹차가 건강에 이롭다고 알려져 있지만 위에는 좋지 않다는 주장도 제기되고 있다. 세계 최고 위장(胃腸) 전문의인 일본 신야 히로미 박사는 그의 저서 '병 안 걸리고 사는 법'에서 녹차에는 살균효과와 항산화 작용이 있어 녹차를 많이 마시면 암 예방과 장수에 좋다고 하지만 녹차를 즐기는 일본 사람들은 대부분 위가 나쁘고 다도(茶道) 선생들도 예외 없이 위장질환으로 고생하고 있다고 말한다. 두류는 건강에 이로운 식품이지만 콩과 된장국 등을 공복 시에 대량으로 마시는 것은 역시 피해야 한다. 특히 콜라, 사이다 등 탄산음료 종류도 위장에는 바람직하지는 않은 음료들이다.

☞ **위장병 예방에 효과가 있는 영양보충제**

위산과다증이나 위궤양에 치료 효과가 있는 비타민U이다. 양배추 속에 들어 있는 성분은 단백질, 탄수화물, 지방은 물론 회분, 유황, 인, 철분 등 미네랄과 주로 녹색 부위에 비타민A, 황색 부위에 비타민B군, 그리고 비타민U가 들어 있어, 비타민의 창고라고 불릴 만큼 풍부한 비타민을 함유하고 있다. 그래서 양배추를 원료로 하여, 비타민U를 추출, 제제화시켜, 위장병 치료제로 시판되고 있다. 이러한 작용을 하는 양배추의 색깔을 볼 때 노란색의 식품이 위장병에 약효를 준다는 동양의학적 소견이 현대 의학적으로 입증된 것이다. 위장병 환자식에는 양배추나 노란색의 좁쌀이 들어가야 한다는 것이 바로 식이요법의 핵심이 된다.

266

3. 장질환과 식이요법

3-1. 만성 염증성 장질환

장에 문제가 생기면 항상 배를 따뜻하게 유지하고 안정을 취하며 식품은 소화흡수가 잘되는 것으로 소량씩 자주 섭취하도록 한다. 만성염증성 장질환이란 소화관에서 발생하는 만성적으로 생기는 염증성 질환을 말한다. 궤양성 대장염과 크론병으로 분류를 하는데 병의 증상과 치료 또한 같기 때문에 구분할 필요는 없다.

1, 궤양성 대장염

궤양성 대장염은 장의 점막에 많은 궤양이 생겨서 출혈이 일어나는 병이며 가가면역이 원인이라는 설과 세균감염이 원인이거나 스트레스가 원인이라는 설이 있으나 여러 가지 복합적으로 얽혀 궤양성 대장염을 일으킨다고 볼 수 있다. 궤양은 직장으로부터 오른쪽의 상행결장으로 번져 설사에 피가 섞여 나오고 열이 발생한 것이 특징이다. 또 소화가 완전히 안되어 며칠간 변이 하얗게 나오기도 한다.

2, 크론병

크론병은 입에서 항문까지 소화관 전체 어디서나 염증이 발생할 수 있는 병으로 아직까지 완치를 할 수 있는 치료법이 개발되어 있지 않다. 대장층에 염증을 일으킬 수도 있고 대부분 대장과 소장이 연결되는 부위에 많이 발생한다. 만성염증성 장질환의 치료법은 약물요법이 주를 이루고 수액, 수혈 등을 시행하기도 한다. 식사는 고칼로리이면서 섬유질이 적은 음식을 섭취해야 한다.

3-2. 만성장염과 보건식품처방

만성장염은 영양 상태를 나빠지게 하므로 영양이 높은 식품을 부드럽게 조리해서 충분한 당질, 단백질, 비타민, 무기질을 공급한다. 동물성 지방은 소화흡수가 나쁘므로 피하고 당질식품과 양질의 고단백식을 권장한다.

장출혈이 심한 경우 오이풀뿌리를 잘 말려서 물을 붓고 끓여서 마시면 좋은 효과가 있다. 민간요법으로 초청을 그릇에 부어 은근한 불에 데우다가 달걀 1개, 정종 한잔을 넣고 잘 섞은 다음 마신다.

황련, 차전초(질경이), 현초(이질풀의 여름철 줄기), 결명초 등의 약초를 달여서 복용하면 좋다.

4. 췌장염과 식이요법 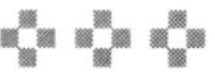

4-1. 췌장질환의 이해

췌장질환은 급성췌장염과 만성췌장염으로 나누어진다. 소화효소가 들어 있는 췌액을 분비하는 췌장에 염증이 생긴 상태를 말하며 크게 급성췌장염과 만성췌장염으로 나뉜다. 췌장염은 과음, 과식이 원인이 되어 음주 후 생기는 경우가 많다. 대부분의 만성췌장염은 과음이 원인이며 임상적인 증상으로는 구토, 오심(속이 불쾌해지면서 토할 듯한 기분이 생기는 증상), 소화불량, 체중감소 등을 동반한다. 그 외에 췌장염의 원인은 유해 독성 및 약물의 체내 흡입, 영양결핍, 담관 질환, 바이러스 감염, 자가면역결핍 등이다. 특히 급성췌장염은 담석증·담낭염·알코올중독·위장염 등이 원인이 되어 발생하는데 상복부의 심한 통증과 발열, 구토 등의 증상이 나타난다. 효과적인 치료

방법 중 한 가지는 금식을 하여 췌장을 쉬게 하는 것이다. 금식을 함으로써 췌장의 소화효소 분비를 억제하며 췌장염이 심한 경우 코를 통하여 위장 내에 관을 설치하여 십이지장으로 음식물을 넘어가게 하는 것을 방지함으로써 가스트린과 같은 췌장의 효소 분비를 자극하는 호르몬이 생성되지 않도록 한다. 췌장염 발병의 원인 규명에 따른 자연 의학적 치유는 다음과 같이 나누어 볼 수 있다. 첫째, 세포영양 공급으로 췌장에서 분비되는 단백질 합성. 분해효소는 이러한 효소를 체내의 췌장세포에 충분한 영양을 공급해 줘야 우량의 효소를 생산하여 췌장의 본래 기능을 할 수 있으며 체력을 유지할 수 있다. 담관(담낭,담도)질환 역시 담즙 효소는 지방질을 분해하는 기능을 하는데 담즙을 생산하는데 필요한 필수영양의 공급이 안 되어 결국 알코올과 지방의 분해가 원만히 이루이 지지 않으므로 담도가 막히거나 간기능이 저하되는 결과를 초래하게 된다.

둘째는 해독으로 췌장의 기능 저하와 간기능 저하 및 담관 질환의 일차적 요인이 세포가 필요로 하는 필수 영양소 결핍이라면 이로 인해 발생하는 또 하나의 문제는 과다하게 생성되는 유해 활성산소로 과산화지질이 만들어지어 췌장 및 간장, 담관에 고지질이 형성되어 해독 능력이 현저하게 떨어지게 된다. 따라서 유해활성산소의 억제와 과산화지질을 분해. 배출시켜서 췌장, 간담의 기능을 활성화시키는 것이 필요하다.

셋째로 자가면역력 증진과 자연치유로 첫째와 둘째의 요인이 결국 면역력을 저하시키는 원인을 제공하지만 면역력 강화를 동시에 실시해 주면 치유의 효과가 신속하고 배가시킬 수 있을 것이다. 최근의 학설로 대두된 자가면역 결핍과 바이러스 감염이 췌장염의 원인이 될 수 있다는 것은 의미심장한 이론으로 대부분의 난치병의 치유는 자연치유력(면역력)의 회복에 있다.

4-2. 췌장질환의 식이요법

식사요법은 통증이 심한 처음 2~3일간은 절식하고 급성 증상이 가라앉으면 탄수화물을 중심으로 한 미음 등의 유동식부터 시작하여 점차 죽·쌀밥·식빵·국수 등으로 이행한다. 단백질의 섭취는 초기에는 소량의 우유, 흰살생선, 두부 등에서 시작하며 간, 닭고기, 다진 살코기 등으로 점차 진행한다. 지방은 가능한 한 오랫동안 제한하는데 초기에는 소량의 버터에서 시작하여 점차 양질의 식물성 지방을 증가시킨다. 채소와 과일은 초기에는 삶아서 익힌 것을 걸러 사용하고 알코올음료, 커피, 향신료는 일체 금한다. 식사량이 많으면 췌액의 분비가 촉진되므로 소량씩 서서히 증량하고 과식은 절대 피한다. 만성췌장염에서는 급성췌장염의 회복기에만 탄수화물과 단백질을 충분히 공급하되 지방은 하루 25g 이내로 제한한다.

보건식품과 영양보충제처방

제 1절   생활습관병과 식생활

제 2절   질환별 보건식품 및 영양보충제 처방

『식의(食醫)요법은 현대인의 생활습관병인 각종 성인병과 암을 예방 치유하는 가장 효과적인 수단으로 인정된다. 오늘날 음식에 사용되는 화학 첨가물은 여러 가지의 자가면역 질병, 활동항진, 알러지, 호르몬불균형, 선천성결손, 관절염 그리고 암에 이르기까지 건강문제와 관련된다. 음식과 건강은 직접적으로는 인체에 영향을 미치고, 간접적으로는 환경에 영향을 미치는 상관관계를 갖고 있으므로 현명한 소비자들의 선택이 음식과 공기와 식수를 정결하게 하는데, 가깝게는 우리의 현재의 건강과 멀리는 자연환경의 균형에 큰 영향을 줄 수 있다는 점에서 중요한 의미를 차지한다. 서양의 의성 히포크라테스도 섭생법을 강조하였으며 음식으로 고치지 못하는 병은 약으로도 고칠 수 없다고 하였다. 』

제4장

보건식품과 영양보충제처방

제1절 생활습관병과 식생활

오늘날 우리의 음식과 식수에는 각종 암을 유발시킬 뿐만 아니라, 암을 키워주는 수많은 발암물질이 함유되어 있다. 여기에는 색소, 맛, 그리고 식품의 저장기간을 연장시키는 방부제 등으로 사용되는 수천 종의 식품첨가물이 포함되어 있다. 제초제, 살충제, 화학비료 등이 농산물에 사용되어 결국에는 저수지로 스며들고 축산물의 사료에는 항생제나 성장호르몬 등이 사용되고 있다. 이러한 사실들은 우리의 식생활이 얼마나 심각한 수준에 와 있는가를 단적으로 가리키고 있다. 사람들이 이 수많은 발암물질들이 인체에 얼마만큼 영향을 미치느냐를 질문하는 사이에 그 물질들은 이미 인체의 면역기능에 장애가 되고 있다.

1. 식생활과 보건식품처방 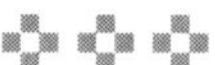

1-1. 생활습관병 증상별 식이치유법

몸의 불쾌한 증상은 무심코 놓치기 십상이지만 만성적으로 불쾌한 증상은 우선적으로 식생활 혼란의 신호라고 볼 수 있다. 식사는 몸을 만들어 활동의 근원이 되는 에너지를 낳지만, 영양의 기능은 그것만이 아니다. 전신의 기관이나 세포를 정상적으로 일하게 하는 것도 영양의 힘이다. 예를 들어 병원체에 대한 저항력이나 우리 몸이 원래 가지고 있는 내면의 의사인 자연 치유력도, 영양의 서포트 없이는 충분한 파워를 발휘할 수 없다. 마음의 트러블과 밀접한 관계를 가지는 자율 신경계의 기능에도 식생활은 영향을 미친다. 피부의 트러블이나 위장 장애, 만성적인 피로감등의 불쾌증상이 계속 될 때는 식생활을 되돌아 봐야 한다. 연령의 탓, 누구에게도 있는 것으로 생각하는 증상이, 실은 영양 밸런스가 부족한 불규칙한 식사가 가져온 결과일지도 모른다.

스트레스

흐트러진 식생활에는 스트레스의 영향도 있다. 적응하기 어려운 환경에 처할 때 느끼는 심리적, 신체적 긴장 상태. 장기적으로 지속되면 심장병, 위궤양, 고혈압 따위의 신체적 질환을 일으키기도 하고 불면증, 노이로제, 우울증 따위의 심리적 부적응을 나타내기도 한다. 스트레스를 받을 때 부신피질에서 내는 호르몬 분비의 증가, 림프샘의 축소, 부신피질(皮質)의 비대, 위의 출혈성 궤양 따위의 경고반응이 나타나게 된다. 직장생활의 과중한 업무이나 대인관계에서 불안감을 해소하기 위해 폭음 폭식을 하고 있지는 않는가를 체크한다.

불규칙

기분이 향하는 대로 불규칙한 식사는 어느새 내 몸의 상태에 악영향을 미치게 한다. 이러한 생활습관 때문에 빚어지는 잦은 결식은 폭식과 간식을 자주 많이 하게 되므로 평소에 정해진 시간에 맞추어 3식을 제대로 챙겨 먹는 것이 바람직하다. 아침식사는 뇌의 영양을 주는 뇌식(腦食)이 되며 점심은 장부에 영양을 주는 장식(腸食)이 되므로 충분히 식사를 하여야 하지만 저녁은 변을 만드는 변식(便食)이므로 조금 적게 먹는 것이 바람직하다.

에너지 불측(不測)

결식이나 극단적인 다이어트에 의한 에너지 부족도, 과식에 의한 에너지오버도 문제가 된다. 특히 원 푸드 다이어트와 같은 편식은 심각한 위험성이 있다. 우리 몸은 에너지를 탄수화물에서 60%~65% 정도 얻는 것이 이상적이다. 탄수화물 섭취원으로 백미보다는 현미가 좋은데 씨눈까지 먹는 현미는 섬유질이 풍부하여, 위장의 활동을 강화시키는 것을 물론, 소화의 시간을 지연시킴으로서 허기감이 없어 음식을 많이 먹는 것까지 방지해 주고 있다. 혈중에서 문제가 되고 있는 나트륨이라는 미네랄과 칼륨이라는 미네랄이 가장 조화로운 균형을 유지하는 곡물이 현미이다. 평소에 편식을 피하고 균형식을 유지하면서 몸이 필요로 하는 적당량의 균형적인 영양 섭취가 중요하다

1-2. 영양 부식(腐植)과 현미식

영양소의 부족이나 편향은 신진대사를 무디어지게 하여 면역력을 저하

시켜 컨디션 불량을 부르는 원인이 된다. 반대로 영양소의 너무 과도한 섭취도 건강을 해친다. 건강을 위해서는 반드시 현미식을 위주로 잡곡을 주식으로 하는 것이 바람직하다. 환자의 건강에 도움이 되는 물질은 씨눈 속에 들어 있기 때문이다. 탄수화물, 지방, 단백질은 쌀의 덩어리 속에 들어 있지만, 비타민이나 미네랄은 씨눈 속에 들어있다. 현미의 씨눈 속에는 중금속을 해독시키는 "휘친산"을 위시해서 각종 섬유질과 비타민B_1, B_2, B_3, B_6, B_{15}, B_{17}, 비타민E, 비타민C, 판토텐산, 콜린, 칼슘, 나트륨, 리놀산 등의 비타민과 미네랄이 그 특유의 균형을 유지함으로서 생리적인 기능을 한다. 현미의 씨눈 속에 들어있는"휘친산"은 일종의 중금속 해독물질로서 공해물질을 흡착, 배설시키는 작용을 한다. 정상적인 세포는 산소에 의해서 생명을 유지하는데 만일 산소가 없거나 부족하면 이상세포 즉, 암세포로 바뀌거나 사멸한다. "판가민산"은 항암제의 기능이 있어 현미식이 암환자에게 권장하고 있다. 현미 속에 들어있는"휘친산"에 의해 체내에 들어온 수은(Hg)이 머리털, 손톱, 발톱을 통하여 배설된다. 머리털에서 수은 함량을 분석해 본 결과, 현미를 먹는 사람보다 백미를 먹는 사람의 머리털 속에서 5배 이상 수은이 검출되었다는 실험결과도 있다.

제2절 증상별 보건식품 및 영양보충제처방

1. 정통적인 보건식의처방의 개념 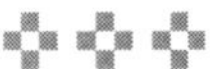

동양전통약초는 자연계의 식물은 물론, 동물, 광물을 원료로 한 약초(藥草)를 두 가지 이상 조합하여 만든 약을 말한다. 병의 원인 뿐만이 아니라 환자의 체질이나 전체적인 몸 상태의 "證(증)"을 잘 분석하고 논의하여 진단한 결과에 근거하여 환자에게 알맞도록 처방하여 경험으로 증명되었다. 전통의학의 기본적인 생각은 인간이 가지고 있는 병과 싸우는「자연치유력」을 높이고, 돕는 일을 하며, 병의 원인이 되고 있는 불필요한 것을 제거하고, 부족한 것을 보충하여 병과 싸울 수 있는 힘을 길러 몸 전체의 균형을 정상적인 상태에 되돌려서 건강을 유지할 수 있도록 하는 것이 동양전통약초식의의 원리이다.

생기(生氣)는 병의 원인이 되는 사기와 이에 대항하는 인체의 저항력, 생명력이다. 병은 정기가 부족하여 일어나는 경우와 사기(병의 기운)가 침입한 것에 의해서 일어나는 경우가 있다. 어느 쪽이 주된 원인 인가에 의해서 처방이 바뀌어 질 수 있다. 단순히 **"감기"**라 해도 증상에 **의해 처방이 바뀐다.** 감기에 걸렸을 때 「머리가 아프다」·「열이 난다」·「오한이 난다」 등의 증상이 나타나는 경우와 「고열이 난다」「열기가 있다」·「목이 붓고 아프다」 등의 증상이 나타나는 경우가 있다. 서양의학에서는 별로 중요하게 생각하지 않지만, 감기가 들었을 때 나타나는 「춥다 · 뜨겁다」의 증상은 병의 진단과 처방을 선정하는데 있어서 빠뜨릴 수 없는 소중한 요소이다. 한방의 경우, 감기에 있어서 한열(寒熱)이 다름에 따라, 완전히 작용이 다른 처방이 사용되기 때문이다. 한열(寒熱)의 진단은 열이 나도 한방에서는 체온계로 측정하는 열이 아니고, 환자가 느끼고, 호소하는 증상을 중시한다. 예를 들어 40도 가까운 열이 있어도, 환자가 오한을 호소하고 있는 경우에는 「한성(寒性) 감기」로 파악한다. 즉, 「한열」은 병의 성질을 나타내는 개념으로 한성(寒性)의 병인가, 열성(熱性)의 병인가를 판별하여 한·열에 치우친 상태를 정상적으로 되돌리기 위한 진단 기준이다. 한(寒)이면 따뜻한 성질의 약물을, 열(熱)이면 냉(冷)한 성질의 약물을 사용하여 치료한다.

2 감기의 보건식품처방 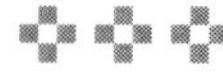

2-1. 감기와 영양 및 수면과의 관계

감기에 걸려 열이 나면 기초대사량이 증가하는데, 한편으로는 식욕부진이나 소화기능의 저하에 의해 에너지 섭취량은 감소한다. 열이 나는 것은 인체가 면역력을 높이는 작용으로 체온이 1° 상승할 때 면역력은 5배 정도 증가한다. 체력을 회복시켜, 원인균인 바이러스에 대한 저항력을 높이려면, 영양가 높은 식사를 균형 있게 섭취하여 에너지를 충분히 확보하는 것이 중요하다. 영양 면에서는 기초체력을 길러 저항력을 높이거나, 면역력을 높이는 비타민 C, 목이나 코 등의 점막을 보호하는 비타민 A를 적극적으로 섭취하도록 한다. 그러나 소화·흡수를 방해하는 지방이나 식이 섬유는 삼가 한다.

278

발열이나 설사를 수반하는 경우는 충분한 수분공급을 잊지 않는다. 하지만 감기환자가 지나치게 물을 많이 마시면 염분 결핍상태인 제나트륨 혈중 증세가 초래 될 수 있다. 감기 예방에는 뒷목을 따뜻하게 하는 것이 좋으며 찔레순을 흑설탕이나 꿀로 발효시켜 복용하면 어리이 성장발육과 오뉴월 감기를 예방하는 효과가 있다.

또한 충분한 수면과 보온으로 바이러스의 활동을 억제한다. 감기에 걸리면 영양공급·보온·안정 등, 의무적으로 숙지하여 초기단계에 고치는 것이 최고이다. 무리하게 몸을 움직이지 않고, 수면을 충분히 취하는 등 안정에 노력하고, 균형 잡힌 영양가 높은 식사를 하면 치유된다. 바이러스의 활동을 억제하기 위해서 실내를 따뜻하게 하고 적절한 습도를 유지하는 것도 아주 중요하다. 목욕은 몸을 따뜻하여 체온을 오르게 해 면역력을 높이고, 또 피부를 청결하게 하는 작용이 있다. 다만, 장시간 목욕은 여분의 체력이 소모되기 때문에 적당히 하는 편이 좋을 것이다.

> ☞ **감기를 예방하기 위한 7가지 생활습관**
>
> 1. 손을 자주 씻고 외출 후에는 양치질을 한다.
> 2. 야채와 과일을 자주 먹는다.
> 3. 신선한 공기를 자주 마시도록 노력한다.
> 4. 정기적으로 유산소 운동을 한다.
> 5. 물을 자주 만든다.
> 6. 손으로 얼굴을 만지지 않는다.
> 7. 금연하고 술을 적당히 절주한다.

2-2. 「寒」「熱」에 따른 감기의 식의처방

한사(寒邪)가 침입한 감기는 한기(寒氣)를 느끼며, 열이 나는데, 인후는 붓지 않고, 아픔이 없거나 미약하고, 온난(溫暖)을 좋아하여 맑은 물 모양의 콧물과 맑은 가래 등의 증상이 있다. 이러한 감기의 경우는 한기를 제거하고, 몸을 녹여 저항력을 높이는 약초를 사용하여 치료를 한다. 예를 들면 「갈근탕」 등이 사용된다. 열사(熱邪)가 침입한 감기는 열기를 느끼며, 인후가 붓고 아프며, 차가운 음료를 좋아하고, 코가 막히거나 누런 코물과 누런 가래 등의 증상이 있다. 이러한 경우는 열을 제거하고, 염증을 억제하여 저항력을 높이는 약초를 사용하여 치료를 한다. 예를 들면 열독 감기치료 기능이 있는「은교산」 등이 사용된다. 서양의학의 경우 감기라고 하는 병명이 붙으면, 대개 같은 작용이 있는 약이 사용하게 된다. TCM학의 경우는 감기라고 하는 병에서도 같은 약이 사용된다고는 할 수 없다. 감기라고 하는 병에서도 한열이 다르면 작용이 완전히 다른 한방약이 사용되는 것으로써, 만성병도 같은 치료방법으로 임상치료에 적용하고 있다.

☞ 보건식품 처방 선택의 포인트

식욕이 없어지므로 영양가 높은 식품재료와 소화흡수가 좋은 조리법으로 선택하고, 발열이 있을 때는 수분을 충분히 공급한다. 감기로 목이 부은 어린이에게는 뜨겁거나 차가운 것, 시거나 단것을 먹이지 않는 것이 좋다. 생선의 알이나, 비타민 C가 풍부한 시금치나 토마토 등은 감기에 좋은 채소이며 솔잎을 달여 수기로 마시면 좋다. 발열, 설사에 의한 탈수증상을 막는 데는 과일이나 우유, 녹차, 주스로 수분을 공급한다. 계피는 몸살과 감기에 동반되는 해열, 진통에 효과가 있다. 영양보충제는 권장량의 2배로 처방하고, 발한해표

제의 한방 허브티를 처방한다.

2-3. 감기에 효과적인 처방

감기에는 들국화차, 사삼차가 좋으며 독감에는 영신해독차가 효과가 있다. 또한 감기와 기침을 다스리는데는 감미생맥차가 좋다. 풍지혈, 태양혈, 합곡혈, 내관혈과 코의 양쪽을 지압하는 지압법으로도 효과를 볼 수 있다.

「기능성영양보조제처방」

기능성영양보조제 처방

- 비타민 C : 1일 1,000mg (설사가 있을 경우 감량)
- 비타민 A : 1일 1만~1만 5,000 IU (4일 동안 1일 1회 매일 섭취)

  주의 : 임산부의 경우 5,000 IU을 넘어서는 안 되므로 감량한다.
- β - 카로틴 : 1일 5만~10만 IU
- 아연 트로키제 : 아연 원소 15~25mg과 글리신 감미료를 포함한 트로키제 (빨아먹는)를 초기에는 2배 용량을 2시간간격으로 입으로 녹여 먹는다.

※ 이상의 처방은 감기발병 초기부터 적용되는 처방이므로 7일간만 섭취한다. 감기 예방으로 섭취할 경우 권장량을 초과하지 않는다.

「 약차 처방 」

한방 허브티처방

- 들국화차

  재료1

들국화 50g + 행인(살구 씨) 30g

만들기

① 끓는 물 2L 에 들국화 넣고 10시간을 우려낸다.(찌꺼기 제거)

② 행인 넣고 15분 끓임(찌꺼기 제거)

재료2

들국화 70g + 길경(도라지) 20g + 호두 5개

만들기

① 끓는 물 2L에 들국화 넣고 10시간 울려 낸다. (찌꺼기 제거)

② 길경+호두(껍질째) 넣고 15분 끓임(찌꺼기 제거)

• 사삼차(더덕)

재료

사삼(더덕) 30g + 갈근(칡뿌리) 20g + 오미자 10g

만들기

① 물2L에 사삼+갈근 넣고 15분 끓임(찌꺼기 제거)

② 오미자 넣고 10분 끓임

• 영신해독차(독감)

재료

생지황 15g, 육계, 강황, 독활, 백지, 천궁, 창출, 황기 각 20g,

감초 각 5g, 생강 5쪽, 파 5뿌리를 물 2L에 넣고 15분간 끓인 후

1시간 조림

3. 변비의 보건식품과 영양보충제처방 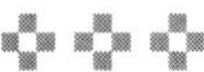

3-1. 변비(Constipation)

변의 양을 늘리는 식이 섬유와 수분의 공급을 충분히 한다. 변비는 많은 경우 대장의 연동운동의 저하(이원성)나 변의(便宜)의 저하(직장성) 등에 의해 일어난다. 변비해소에는 아침 식사를 시작해 하루 3회식사로 식이 섬유가 많은 식품이나 수분을 충분히 공급하여 장의 운동을 활발하게 하는 것이 중요하다. 식이 섬유는 소화, 흡수되지 않고, 변의 양을 늘리는 것과 동시에 장벽을 자극해 장의 운동을 촉진한다. 장을 활성화 하는 유산균이나, 변의 미끄럼을 원활하게 하는 지방질도 맞추어 섭취하면 좋을 것이다. 다만, 스트레스 등이 원인으로 일어나는 경련성 변비의 경우는 장에 자극을 주지 않게, 식이 섬유가 적은 식품을 섭취하도록 한다.

변비가 지속 될 때는 안이하게 설사약 등에 의지하지 말고, 식사의 양이나 식이 섬유의 섭취량 등을 체크하거나 적당한 운동을 하는 것으로 자연스러운 대변을 보도록 리듬을 회복하는 것이 중요하다. 변비약에 의존하다보면 대장의 운동이 약해지므로 식이요법으로 개선하는 것이 바람직하다. 특히 아침이 중요한데 예를 들어 기상 시에 차가운 물이나 우유를 마시면 장이 자극되어 활발하게 된다. 또 변에 수분이 더해져 배설하기 쉬워진다. 그리고 아침식사를 섭취하는 것으로 음식이 장을 자극하고 변의(便宜)가 일어나기 쉬워지며 변의가 시작되면 급하기 때문에 참지 말고 화장실에 가는 것이 좋다.

☑ 변비의 예방하는 생활습관

1. 규칙적인 생활을 한다.

2. 일찍 일어나는 습관을 갖는다.

3. 규칙적인 배변 습관을 갖는다.

4. 배변감을 느끼는 순간 화장실로 간다.

5. 하루에 8~10 잔의 물을 마신다.

6. 식사는 규칙적으로 즐겁게 한다.

7. 식이섬유가 들어있는 식품을 많이 먹는다.

8. 아침에 일어나 물이나 우유 한잔을 마셔 잠자는 대장을 깨운다.

☞ 보건식품처방 선택의 포인트

주식으로 정백도가 낮고 식이 섬유가 많은 정백미인 현미밥과 청국장, 비지의 대두류, 그리고 우엉, 당근 등의 근채류를 중심으로 한 야채, 버섯, 감자, 해조류 등을 충분히 섭취한다. 그 외 과일이나 요구르트, 불용성 식이 섬유의 펙틴이 많은 사과나, 바나나, 오렌지 등의 과일을 추천한다. 요구르트와 고구마를 으깨어 함께 먹으면 변비 예방과 치료에 효과가 있다.

3-2. 변비에 효과적인 처방

변비에는 사과 등 과일을 자주 먹고 하루 20g 이상의 식이섬유를 섭취해야 한다. 감자전분으로 스프 또는 떡을 만들어 먹으면 효과가 있으며, 아기가 변비가 심할 경우 이유식에 깨, 호두죽을 갈아 넣으면 좋다. 변비로 인한 요통에는 야채샐러드가 아주 효과적인 처방이 된다.

「기능성영양보조제처방」 

기능성영양보조제 처방

- **습관성변비**- 결명자, 육종용 각 10g과 꿀을 이용한 차를 마신다.

- **식이 섬유가 포함된 알로에 제품을 섭취**

  주의 : 많이 섭취하면 설사를 초래하므로 변이 원활하면 중지한다.

- **비타민 C와 바이오플라보노이드** : 1일 5,000~20,000mg을 나누어 섭취한다.

  해설 : 정화와 치유 작용을 한다. 완충제를 사용한다.

- **흑 마늘** : 1일 5쪽, 액상은 1일 3회 섭취한다.

  해설 : 대장에 있는 해로운 세균을 파괴한다.

「약차 처방」

허브티처방

- **장수차**

  재료

당귀 15g + 구기자 10g + 오미자 10g + 산수유 10g + 영지 5g + 대추 1개 + 감초 3쪽 + 생강 2편

  만들기

① 물을 1.5L 넣고 약 2시간 정도 끓인다.

② 반으로 물이 졸아들면 나눠서 3번 정도에 나눠 먹는다.

기호에 따라서 설탕이나 올리고당을 넣어 먹는다.

* 허약한 체질로 인한 변비에 좋다. 특히 노인이나 여성

4. 피로회복의 보건식품과 영양보충제처방 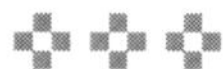

4-1. 피로회복과 당분

피로(Fatigue)는 쉽게 지친, 나른하다, 집중력이 떨어진다. 등은 같은 증상이지만, 식사를 거르면 기초 대사나 신체활동에 필요한 에너지가 부족해 좋지 않게 연결되는 경우가 있다. 또, 비타민 B1등의 비타민이나 미네랄 부족, 빈혈 등의 원인으로 에너지원은 먹고 있어도, 에너지로서 전신의 세포에 파급 되지 않는 경우도 생각할 수 있다. 어쨌든 균형 잡힌 식사의 축적이 아주 중요하다. 일시적인 피로나 나른함에는 단 것을 먹어 혈당치를 올리는 것도 효과적이다.

4-2. 피로회복과 영양처방

피로회복에 불가결한 영양소 비타민 B1로 젖산을 분해한다. 에너지가 소비된 결과, 근육 중에 쌓인 피로물질의 젖산을 분해하는 영양 성분의 보급도 중요하다. 발아나 돼지고기에 많이 포함되는 비타민 B1에는 이 젖산을 분해하는 작용이 있다. 마늘에 포함되어 있는 아리신과 함께 섭취하면 흡수력이 올라가 효과가 높아진다. 레몬이나 매실, 식초 등에 포함되는 구연산에도 같은 효과가 있다. 또 육체적인 피로에는 균형 잡힌 식사와 함께 가벼운 운동이나 충분한 수면과 휴식이, 또 정신적 피로에는 가볍게 몸을 움직이거나 취미 활동을 하거나 여행 등에서 기분전환을 하는 것이 효과적이다.

☞ 보건식품처방 선택의 포인트

현미밥과 같은 비타민 B1가 많은 발아 포함의 곡물과 피로회복에 효과가 있는 무틴을 많이 포함한 참마나 오크라, 아리신이 많은 마늘 등의 채소류, 그리고 돼지고기나, 뱀장어 등, 그 외에, 구연산이 풍부한 레몬이나 딸기, 매실, 식초 등을 식사와 함께 조합하여 섭취한다.

「기능성영양보조제처방」 

- 고효능 종합 비타민제나 미네랄 보충제
- 비타민 C : 2시간 간격으로 500mg을 섭취한다.

  해설 : 면역력을 높여 피로감이나 무력감을 개선한다.
- 비타민 B1 : 1일 3회 500~1,000mg을 섭취한다.

  해설 : 젖산분해 작용을 한다.
- 비타민 E : 1일 200~400 IU을 섭취한다.

  해설 : 항산화작용으로 피로물질을 해소한다.

「약차 처방」 

허브티처방

- 생맥산차

  재료

– 오미자   10g

- 인삼(건조)   40g

- 맥문동   40g

만들기

① 끓인 물 2L에 오미자를 넣고 10시간 우려낸다. (찌꺼기 제거)

② 인삼+맥문동을 넣고 20분 끓인다. (찌꺼기 제거)

• 오가피차(나팔꽃씨)

재료

- 오가피   40g

- 인삼(건조)   30g

- 산조인(대추씨)   40g

- 또는 대추알 5개, 계피   7g

만들기

① 물 2L에 오가피를 넣고 5분 끓인 후 3시간을 우려낸다.(찌꺼기 제거)

② 인삼+산조인(또는 대추+계피)을 넣고 20분 끓인다.(찌꺼기 제거)

• 쌍화차

재료

- 백작약   50g

- 숙지황, 황기, 천궁   각 20g

- 계피, 감초   각 7g

- 생강 3쪽, 대추 2알

만들기

① 물 2L에 재료를 모두 넣고 20분 끓인다.(찌꺼기 제거)

• 솔잎가루차

재료

- 솔잎(4-5월)   600g

- 밤, 호도, 현미   각 50g

- 땅콩   100g

- 검정콩   2홉

만들기

① 생으로 가루를 혼합한다.

② 따뜻한 물에 소량 타서 마신다.

• 레몬 티

재료- 레몬 티

• 모과차

재료

- 모과(생것)   3개

- 흑설탕   500g

만들기

① 모과 씨를 뺀 다음 2mm 두께로 썰어 6토막을 낸 후

② 용기에 모과를 한 겹 깔고, 흑설탕을 뿌리고 다시 모과로 덮는다.

③ 10일간 냉장고에 보관하여 모과 청을 만듭니다.

④ 따뜻한 물에 수시로 타 먹는다.

* 감기, 기관지염, 근육 경련, 변비에도 좋다.

5. 스트레스·불안, 불면 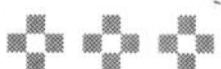

5-1. 스트레스 · 불안 · 불면

　균형 잡힌 식사로 스트레스에 강한 몸을 만든다. 스트레스에는 그 원인이 인간관계나 마음의 문제 등에 의한 정신적인 것과 환경이나 피로, 영양부족 등에 의한 육체적인 것이 있다. 스트레스 해소에는 기분 전환과 항 스트레스 작용이 있는 영양소의 충분한 섭취가 도움이 된다. 스트레스 해소에 효과가 있는 영양소로서는 스트레스를 느꼈을 때에 부신피질 호르몬과 함께 소비되어 버리는 단백질이나 비타민 C, 비타민 B군 등이 있다. 칼슘이나 마그네슘이 부족하면 신경을 흥분시켜, 초조감의 원인이 된다. 이런 영양소들을 평상시부터 충분히 보급해 두면 좋을 것이다. 기분을 이완시켜 스트레스를 이기는 힘으로 스트레스의 예방이나 해소에는 스트레스를 이기는 마음과 몸의 힘이 중요하다. 마음을 풀고, 비타민 C나 칼슘 등의 영양소를 확실하게 섭취하는 것으로 스트레스나 불안, 또 그것들의 원인으로 일어나는 불면을 예방, 개선할 수 있다. 스포츠나 취미 등, 자신 나름의 해소법을 이용하면 더욱 효과적이다. 또, 불안이나 스트레스는 몸의 피로에 의해서도 일어나기 때문에, 충분한 수면으로 몸을 쉬게 하는 것도 중요하다. 잠을 이루지 못할 때는 자기 전에 카밀레 등의 허브티나 따뜻한 우유를 마시면 기분이 이완되어 수면을 취할 수 있다.

☞ 보건식품 처방 선택의 포인트

　비타민 B군이나 마그네슘이 풍부한 현미, 그리고 연어나 청국장과 같은 단백질이 풍부한 식품과 이완작용이 있는 아미노산이나 칼슘을 포함된 우유나 요구르트, 비타민 C가 많은 과일을 섭취한다.

「기능성영양보조제처방」 

- 비타민 C : 1일 3회 1,000mg을 섭취한다.

  해설 : 항산화제로 섭취량을 대폭 늘리면 과로, 스트레스, 흡연이 비타민 C를 잡아먹는다. 비타민 C는 가장 이상적인 항산화물질로 노화방지에 효과적이다.

- 나이아신(비타민B3) : 50mg

  해설 : 혈액순환을 원활하게 하고, 에너지 생산에 중요한 역할을 한다.

- 비타민 B6 : 50mg

  해설 : 신경전달물질의 합성작용과 산소를 운반하는 헤모글로빈을 합성하는데도 중요한 역할을 한다.

- 마그네슘 : 250mg

  해설 : 신경전달에 도움으로 스트레스를 푸는데 꼭 필요하다.

- 아마인유 : 1일 15ml

  해설 : 필수지방산으로서 정상적 생리기능에 중요한 역할을 한다.

「약차 처방」 

허브티처방

- 산조인차

재료

| - 감초 | 5g |
| - 산조인(볶은 것) | 15g |

만들기

① 산조인은 노릇하게 볶아 분말로 만들어 감초 달인 물에 잘 풀어

② 취침 전, 하루 1번만 복용한다.

• **상추차(나팔꽃씨)**

재료

| - 상추(생즙) | 1컵 |
| - 산조인(볶은 것) | 150g |

만들기

① 물 2L에 상추즙+산조인을 넣고 15분 끓인다.(찌꺼기 제거)

• **대추차**

재료

- 대추	30개
- 감초	15g
- 소맥	1홉

만들기

① 끓인 물 2L에 감초를 넣고 10시간 울궈 낸다.(찌꺼기 제거)

② 대추+소맥을 넣고 15분 끓인다.(찌꺼기 제거)

6. 당뇨병의 보건식품 및 영양보충제처방 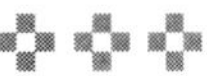

6-1. 당뇨병의 이해

당뇨병은 인슐린의 절대적 또는 상대적 결핍 및 조직에서의 인슐린 작용저하에 기인한 고혈당 및 이에 수반되는 대사장애를 특징으로 하는 질환군이다. 이러한 당뇨병은 1980년 세계보건기구 당뇨병 연구그룹의 분류를 따르고 있으며 그것은 다음과 같다.

◆ 당뇨병 분류

1. 임상군

● 인슐린 의존형 당뇨병; 인슐린 의존형 당뇨병은 유형 I 로 불리며 주로 소아에서 급성적으로 발병하고 유전적 감수성을 갖고 있는 사람이 바이러스 감염과 같은 환경요인에 노출 시 자가 면역기전에 의해 췌장이 베타세포[1]가 파괴되고, 그에 따른 인슐린의 절대적 결핍이 초래되어 발생되는 질환이다. ● 인슐린 비의존형 당뇨병; 인슐린 비의존형 당뇨병은 유형 II 라고 불리며 대부분이 성인에게 발병하고 전체 당뇨병이 여기 속하며 발병원인은 명확히 밝혀져 있지는 않으나 유전적 소인과 환경적 요소가 함께 관여하여 발생된다. 이것은 인슐린의 분비장애와 간, 근육에서 인슐린 작용의 저하, 즉 인슐린의 상대적 결핍과 인슐린 저항성에 의해 발생된다.

---

1) 베타세포(beta細胞) ; ①선성 하수체(腺性下垂體)의 전엽에 있는, 염기성 색소에 염색되는 세포. ②인슐린을 분비하는 이자의 세포

- 영양실조형 당뇨병; 영양결핍성 당뇨병은 빈곤한 국가의 젊은 연령층에서 주로 발행한다. 임신성 당뇨병은 임신 중에 처음 발생되었거나, 임신 중에 처음 발견된 경우이며 전 임신부의 약 2~3%에서 발생된다.
- 그 밖의 특정한 상태나 증후군과 관련되어 있는 당뇨병
- 임신성 당뇨병

☞ 내당능이상군; (a) 비비만군
　　　　　　　　　(b) 비만군
　　　　　　　　　(C) 특정한 상태나 증후군과 관련된 군

2. 통계적 위험군; • 과거 내당능 장애의 병력이 있었던 군
　　　　　　　　　　• 내당능 장애 위험군

당뇨병은 혈액 중에 포함되는 포도당의 농도를 말하는 혈당치와 관련이 있는데 혈당치는 식사 내용이나 식후에 의해서 크게 바뀐다. 일반적으로 혈당치의 기준은 공복 시 혈당치로 저녁 식사 후 10시간 이상 절식하고 측정한 것을 가리킨다. 공복 시 혈당치가 126mg/dl이상의 경우를 당뇨병이라 한다. 110~125mg/dl의 경우는 당뇨병 예비군으로 여겨지고 있어 실로 우리나라성인의 6명에게 1명이 당뇨병 혹은 당뇨병 예비군이라고 하고 있다. 당뇨병은 체내의 인슐린이 분비되지 않게 되거나 양이나 기능의 저하로 포도당을 체내에서 효율적으로 에너지로 변환할 수 없어지거나 해서 발병하는 질병이다. 서구형의 에너지 과다한 식사나 단 것을 많이 먹는 식생활이 혈당치의 상승과 깊게 관련되고 있다.

6-2. 당뇨병의 영양처방

당뇨병은 적정한 에너지양을 알고 식사습관을 개선하는 것이 중요하다. 고혈당이나 당뇨병은 자각 증상이 적다고 생활습관의 개선을 하지 않으면 다양한 합병증을 일으킨다. 자신의 적정한 섭취 에너지를 파악하여 식생활을 개선하는 것이 최대의 예방이라 할 수 있다. 자신의 표준 체중에 기초대사와 신체 활동량으로부터 1kg당에 필요한 에너지를 건 숫자가 1일에 필요한 에너지양을 기억한다. 그 에너지양의 범위에서 주식과 반찬을 통해 당질, 단백질, 지방질, 비타민. 미네랄 등을 균형 있게 섭취하는 것이 중요하다.

고혈당이나 당뇨병의 사람은 포화 지방산을 포함한 동물성지방의 과도한 섭취를 주의한다. 고기 요리는 주 2회로 세우고, 야채는 반드시 매 식사 때마다 섭취하도록 유의한다. 특히 버섯 등 식이 섬유를 많이 포함한 식품은혈당치의 상승을 완만하게 하거나 혈중 콜레스테롤 값을 내리는 기능이 있다. 외식은 에너지 과다로 되기 십상임으로 가능한 한 피한다.

☞ **보건식품처방 선택의 포인트**

주식으로 비타민·미네랄을 섭취할 수 있는 잡곡식과 식이 섬유가 풍부한 현미등도 추천한다. 반찬으로 필수 아미노산을 균형 있게 포함한 식품으로 전갱이를 추천한다. 전갱이는 등 푸른 생선 중에서도 지방질이 적은 편으로 단백질이 100g에 약 20%도 있고, 그 밖에 가죽을 제외한 살코기등도 지방질이 적다. 콜레스테롤 값을 내리는 타우린도 풍부하게 포함되어 있다. 그 외에 식이 섬유가 많은 당도가 낮은 과일을 선택한다. 그중 사과에는 수용성 식이 섬유 펙틴이 풍부하고, 또 껍질의 붉은 색소로 안토시아닌 성분이 있는데 지방질의 발화를 막고, 당뇨병 예방에도 효과적인 과일이다. 또, 풍부하게 포함되어 있는 구연산이나 린코산은 피로 회복에도 효과적이다.

「기능성영양보조제처방」 

기능성영양보조제 처방

• 비타민C : 500~1,000mg, 1일 3회

해설 : 면역기능, 신경전달물질과 호르몬 생성, 그 밖에 영양요소 흡수와 이용에 중요한 역할을 한다.

• 비타민 B6 : 50~100mg, 1일 2회

해설 : 당뇨병성 신경질환 예방에 상당한 효과가 있다.

• 비타민 C : 500~1,000mg, 1일 3회

해설 : 면역기능, 신경전달물질과 호르몬 생성, 그 밖에 영양요소 흡수와 이용에 중요한 역할을 한다.

• 비타민 B6 : 50~100mg, 1일 2회

해설 : 당뇨병성 신경질환 예방에 상당한 효과가 있다. 특히 합병증 예방에 중요한 역할을 한다.

• 혼합 플라보노이드 : 1일 1,000~2,000mg

해설 : 당뇨병 환자에게 유익한 영양소이다.

• 비타민 E :1일 800~1,200 IU

해설 : 장기간의 당뇨병 합병증 예방에 효과적이다.

• 아마인유 : 1일 약 15ml

• 마그네슘 : 250mg, 1일 2~3회

해설: 당뇨병환자에게 마그네슘 수치가 최저이므로 반드시 섭취량의 2배를 보충해야 한다.

「약차 처방」

허브티처방

• 산약차

재료

- 산약(또는 참마120g)　　　60g
- 계피　　　15g
- 산수유　　　20g

만들기

① 생 참마는 즙을 내고, 산약은 볶은 다음 분말로 만들어서 뜨거운 물에 타 마십니다.

② 또는 물 2L에 산약 60g과 계피와 산수유를 한께 넣고 끓인 후에 복용

• 영지차

재료

- 영지(자연산)　　　20g
- 대추　　　3개

만들기

① 영지버섯을 작게 썰어 넣은 것으로 구해서

② 물 1.5L를 넣고 대추와 함께 끓인다.

*장기 복용하면 더욱 좋다. (비만 관리와 고콜레스테롤을 방지 한다.)

7. 통풍의 보건식품과 영양보충제처방 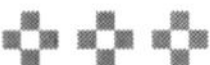

7-1. 통풍의 이해

통풍은 혈액, 조직 및 소변에 과잉 요산이 있을 때 생기는 흔한 종류의 관절염이다. 통풍환자는 몸이 비교적 불용성인 요산을 높은 수용성의 화합물로 산화시키는 요산 분해요소를 충분하게 만들어 내지 못한다. 그 결과 요산이 혈액과 조직 속에 축적되고, 결국은 결정화 된다.

요산은 근본적으로 해로운 물질은 아니며 오히려 산화적인 손상으로부터 세포를 보호하는 비타민 C와 같이 효과적인 강력한 항산화제라 할 수 있다. 하지만 이것은 농도가 비정상적으로 증가할 때만 문제를 일으키게 된다. 혈중 요산농도가 상승하는 것은 신장기능이 떨어진다는 징후이다. 요산은 어떤 음식을 먹느냐에 따라서 몸에서 생기는 대사 부산물이므로 무엇보다 식이와 밀접한 관련성이 있다. 그래서 통풍은 진수성찬과 과도한 음주와 관련되기 때문에 일명 부자 병이라 부르기도 한다. 오늘날 우리의 식탁은 서구형 식생활로써 증가하는 고요산혈증은 생활습관, 특히 식생활의 개선이 무엇보다 중요하다. 1일의 섭취 에너지를 제한하고, 정어리, 꽁치, 오징어 등 같은 푸딩체가 많은 식품은 피해야한다. 또 알칼리성의 식품을 많이 섭취하고, 수분을 많이 섭취해 소변 량을 늘리는 것이 중요하다. 통풍은 유전적 체질뿐만이 아니라 식생활이나 비만과 깊은 관련이 있다.

7-2. 고요산혈증의 처방

고요산혈증은 일반적으로 균형 잡힌 요산의 합성과 배설이 잘 되지 않는 경우에 혈액중의 요산치가 높아지는 것으로 요산치가 7.0mg/dl를 넘으면 고요산혈증이라고 진단된다. 요산이란, 유전자 정보를 가지는 핵산의 주성분이며, 근육이 사용될 때의 에너지 전달 물질로서 일하는 퓨린이라고 하는 물질이 간장으로 분해되었을 때에 할 수 있는 노폐물로 일반적으로 소변과 함께 배설되어 버린다. 고요산혈증의 원인에는 유전적인 체질도 관계하지만, 비만이나 알코올 섭취, 퓨린의 과잉섭취, 격렬한 무산소운동 등의 생활습관도 요인으로 되어 있다. 무엇보다도 에너지를 너무 섭취하지 않은 것이 최우선이다. 고요산혈증은 방치하면 통풍이나 동맥경화 등을 일으킨다. 특히 비만의 사람은 요산의 배설이 억제되어 버리기 때문에 요산치가 높아지기 십상인 것으로 에너지 제한이 필요하다. 또, 퓨린이 많은 식품이나 알코올은 가능한 한 피한다. 돼지 간, 닭 간, 새우, 게, 꽁치, 마구로, 넙치, 맥주 등은 특히 푸딩체가 많은 식품이다. 식품으로부터 퓨린은 1일 400mg이내를 목표로 하고, 야채나 해조류, 우유 등의 알칼리성 식품을 많이 섭취하는 것이 중요하다.

☞ **보건식품처방 선택의 포인트**

고기와 생선의 내장 부분은 특히 푸딩체가 많은 식품이다. 단백질·지방질의 과도한 섭취는 피해야 한다. 주식은 당질에서도 체지방이 되기 어렵기 때문에 제대로 섭취를 한다. 푸딩체가 적게 포함된 곡류나 야채, 과일, 감자, 유제품 위주로 섭취해야 할 식품이다. 그 외 수분은 차 중심으로 청량 음료수나 과즙으로 섭취하는 것을 피하고 물이나 차를 중심으로 한다.

권고사항

◎ 통풍발작이 있을 때, 2주일간은 생과일과 먹도록 한다. 즙이 가장 좋다.

특히 체리와 딸기는 요산을 중화시키고 항산화 특성이 있으므로 많이 먹도록 한다.

◎ 많은 양의 물을 마시도록 한다.

「기능성영양보조제처방」

기능성영양보조제 처방

- 필수지방산 EPA : 1일 1.8g 또는 아마인유 1일 15ml

  해설 : 조직재생과 치유를 돕고, 적절한 지방산 균형을 회복한다.

- 비타민 C와 바이오플라보노이드 : 1일 3,000~5,000mg을 나누어 섭취한다.

  해설 : 혈청요산 치를 감소한다.

- 비타민 E : 1일 400~800 IU

  해설 : 순환을 개선한다.

- 엽산 : 1일 10~40mg

  해설 : 핵단백질 대사에서 중요하다.

- 브로멜린 : 200~400mg, 1일 2~3회 식간 투여

- 케르세틴 : 200~400mg. 1일 2~3회 식간 투여

「약차 처방」

허브티처방

- 상백피차

  재료

- 상백피   10g
- 산수유   10g
- 감초   5g

만들기

① 모든 재료를 약 1L의 물에 넣고 끓인 후 마신다.

8. 암의 보건식품과 영양보충제처방 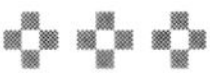

8-1. 암(Cancer)의 이해

암은 악성종양의 하나이다. 인체에서 무절제하게 번식하여 장기를 파괴하는 조직의 일종을 종양이라고 하는데, 이 가운데 번식력이 강하며 전이성이 높아 생명을 위협하는 것을 악성종양 또는 암이라고 한다. 인체에 생기는 바람직하지 않은 종양에는 성장속도가 느리고 어느 정도까지 자라면 더 자라지 않으며 주위의 정상조직과 경계가 분명하고 일반적으로 생명에 영향을 주지 않는 양성종양과, 성장 속도가 매우 빠르며 주위의 정상조직을 침범하고 자라서 결국 주위의 장기를 파괴하는 악성종양이 있다. 이 악성종양은 무절제한 증식 및 침윤의 특성이 있으며 발생한 첫 장기를 떠나 임파선이나 혈관을 통해 신체의 각 부분, 특히 간·폐·뼈·뇌 등으로 전이하여 결국은 생명을 위협한다. 이들 암세포의 생물학적 특성은 강력한 핵산의 복제력과 각종 분해효소의 분비에 의한 주위 조직파괴력, 자분비물질에 의한 성장 및 증식의 촉진력이 정상세포보다 월등하다. 암은 상피세포에서 생기는 암종(癌腫)과 지지조직(支持組織) 및 결체조직(結締組織)에서 생기는 육종(肉腫)으로 대별

된다. 우리 몸에 생기는 150여 종류의 암 가운데서 약 90%가 상피세포에서 생기며, 지지조직 및 결체조직, 순환세포 중에서 10%가 생기고 있다.

8-2. 암의 원인과 영양 및 식품처방

암의 발생 원인이나 기원에 대해서는 현대의학의 발전에도 불구하고 완전히는 밝히지 못한 실정이지만, 현재 발생 원인으로 생각되고 있는 것들은 발암화학물질(약 1,500여 종)·방사선·계속적 자극 및 손상, 유전력 요소, 바이러스에 의한 것 등이 인정되고 있다. 역사적으로 영국의 퍼시발·토트가 굴뚝 청소부의 음낭에 암이 생긴 것을 발견하고 화학적 또는 기계적 자극이 암의 원인이 될 수 있다고 보고하였다. 발암실험은 일본의 야마기와(山極)가 토끼의 귀에 콜타르를 같은 자리에 계속해서 발라 암을 발생시킨 것이 최초의 보고(1915년)이다. 그 뒤 영국에서 벤즈피렌으로 생쥐의 피부에 암을 발생시키는 실험 등을 하였다. 현재 발암화학물질로 생각되는 1,500여 종 가운데 50여 종이 인체에 암을 일으키고 있다. 암발생의 80~90% 정도가 직접 또는 간접으로 환경요인과 관련되어 있으며, 외인성 발암인자의 90% 이상이 자연환경에 존재하는 각종 화합물이라고 인정되고 있다. 즉, 자동차 배기가스, 담배연기, 공장에서 쓰는 각종 화공약품, 농약·인공감미료·식품첨가물·의약품의 일부가 원인이 될 수 있다. 암이 바이러스에 의해서도 생길 수 있다는 설에는 미국의 록펠러연구소의 라우스가 바이러스를 닭에 이식하여 육종을 일으키는 실험에 성공한 보고(1910년)가 있고, 갤로가 급성백혈병 환자의 세포에서 바이러스가 원인인 것을 증명하고, 이 바이러스의 배양에 성공하여 HTLV-I로 명명하였다. 간암이 B형간염바이러스에 의하여 발생할 수 있으며, EB바이러스에 의하여 임파선암이 생기는 것이 증명되었다. 암의 예방과 치유에는 금연, 운동습관과 함께 좋은 식생활 등 생활습관의 유지와 특히 식이섭생이 중요하다.

☞ 암과 유전관계

암의 유전적 요소에 대해서는 나폴레옹 일가가 모두 암으로 죽었다는 유명한 사실과, 또 일란성 쌍둥이는 같은 암에 걸릴 확률이 높고, 유방암의 발생도 어머니가 유방암일 때 딸에게도 2~4배의 위험도가 있다는 것도 인정되고 있다. 그 밖에 망막아세포종이나 가족성용종 등도 유전되는 것이 사실이나, 실제로 유전하는 암은 극히 드물다.

「기능성영양보조제처방」 

기능성영양보조제 처방

- **조효소Q10 유비퀴논(코엔자임 큐텐, Coenzyme Q10; Ubiquinone)** : 1일 90mg
  해설 : 세포의 산소 처리를 개선한다.
- **코엔자임 A(Coenzyme A)** : 권장량의 지시를 따른다.
  해설 : 면역계의 위험 물질 해독을 지원한다. RNA와 DNA의 재생을 촉진한다. 우울증과 피로를 완화하고 에너지를 증가시킨다.
- **초유** : 권장량의 지시를 따른다.
  해설 : 면역계를 부양하여 치유를 가속화한다.
- **6인산이노시톨(1P$_6$)** : 권장량의 지시를 따른다.
  해설 : 강력한 항암특성이 있고, 천연적인 킬러세포 작용을 한다.
- **셀레늄** : 1일 200mcg. 식사를 포함한 합계로 1일 800mcg를 초과하지 않는다.
  해설 : 단백질 소화를 돕고, 강력한 유리기 제거 인자이고 암에 대해서 보호한다.
- **멜라토닌** : 1일 2~3mg을 취침 전 2시간 이내에 복용한다.
  해설 : 1일 2~3mg 촉진하는 강력한 항산화제이다.
- **비타민 A** : 10일간 1일 50,000IU를 복용하고 나서 1일 25,000IU로 줄인다. 임신이

면 10,000IU를 초과하지 않는다.

해설 : 암환자는 이 항산화제를 정상 용량 이상으로 필요하다.

- 비타민 E : 1일 1,000IU 까지

  해설 : 강력한 항산화제이고, 암 억제제이다.

- 비타민 C와 바이오플라보이드 : 1일 5,000~20,000mg을 나누어 섭취한다.

  해설 : 체내에 인터페론의 생산을 촉진하는 강력한 항산화제이다.

- 마늘 :식후 익힌 것을 수시 섭취하면 면역기능을 강화한다.

「약차 처방」 

허브티처방

• 율무차 (의이인차)

재료

- 율무(의이인)   20g
- 계피(가루)   조금

만들기

① 율무를 노릇하게 볶아서 분말로 만든 후에 따뜻한 물에 타서

② 계피가루 조금 넣어서 마신다.

• 상황차 (상황버섯)

재료 – 상황버섯

- 마늘 잼을 만들어 하루 3회 큰 수저로 먹는다.

9. 고지혈증의 보건식품과 영양보충제처방 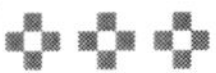

9-1. 고지혈증의 이해

고지혈증은 혈중 중성지방수치가 높다. 고지혈증의 일부는 유전적인 원인에 의해 발생되기도 하는데 이를 가족성 고지혈증이라고 하며 이는 때로 치료가 어려운 경우도 있다. 둘째로는 포화 지방산이 많이 함유된 동물성 지방과 당질의 과다 섭취로 나타난다. 콜레스테롤의 함량이 많은 식품으로는 계란 노른자가 많이 거론되는데 계란 노른자 하나에는 하루 허용량의 최대량에 달하는 콜레스테롤이 함유 되어 있으므로 섭취 시에 주의 하여야 한다. 그 외에도 소의 간, 염통, 콩팥 같은 내장이나 소골 ,닭이나 돼지의 내장, 베이컨 등의 육류와 오징어 ,새우, 장어. 굴 등의 어패류에도 콜레스테롤 함량이 비교적 많은 것으로 알려져 있다. 기름 종류로는 버터, 마요네즈. 생크림 등이 있다. 또한 지방 식품이 아닌 당질 식품도 과다 섭취 할 경우 체내에서는 지방으로 변화되어 저장 되므로 당질의 섭취도 주의 하여야 한다.

비만증이나 당뇨병, 신장병, 갑상선기능 저하증 등의 질환이 있을 경우 2차적으로 고지혈증을 일으킬 수 있으므로 주의를 요한다. 혈청 총콜레스테롤치가 위험수치를 넘을 정도라면 즉시 치료에 들어가는 것이 바람직하나 이것이 경계수치 정도를 보이면 다른 위험요인들을 고려하여 치료의 시작 여부를 결정하게 된다. 즉, 총콜레스테롤이 높아도 그 중 고밀도 저단백의 형태가 많은 경우는 심장질환 예방 효과가 있으므로 오히려 다행이라 할 수 있겠고, 반면에 고밀도 저단백이 낮은 경우라면 운동이나 체중조절, 금연 등을 통해 이를 높이도록 노력하는 것이 좋다.

① 과일과 야채를 많이 먹는다.

② 튀긴 음식은 피하고 끓이거나 굽는 방법으로 조리한다.

③ 육류는 살코기로 양은 적게 먹으며 껍질을 벗겨서 조리한다.

④ 섬유질이 많은 식품을 먹는다.

⑤ 포화지방이 많은 음식(아이스크림, 버터, 팜유, 코코넛유)을 피한다.

⑥ 계란 노른자, 소간 등의 내장을 피한다.

⑦ 계란을 먹는다면 1주에 계란 노른자는 4개미만으로 한다.

⑧ 육류보다는 생선을 먹는다.

9-2. 고지혈증의 개선과 영양보충제 처방

고중성지방혈증을 방치하면 동맥 경화의 원인이 된다. 정상적인 혈중 중성지방치는 150ml/dl미만으로 되어 있다. 이 값을 넘었을 경우를 고지혈증(고중성지방혈증)이라고 부른다. 혈액검사를 하지 않는 한 특별히 눈에 띄는 증상도 없고, 발견되기 어려운 경우도 많은 증상이지만, 수치가 과도하게 되면 동맥경화의 위험으로 나타난다. 지방질 그 자체의 섭취도 원인으로는 되지만, 중성지방을 만드는 큰 요인은 당질이나 알코올의 과도한 섭취이다. 대부분이 에너지가 되어서 사용되지만, 여분의 당질은 중성 지방이 되어 지방 조직에 축적된다. 또, 과도한 알코올 섭취는 간장으로 중성 지방을 합성한다. 기본적으로 식사와 운동의 양면으로부터 생활을 개선하는 것이 중요하고 혈중의 중성지방값을 내리려면 우선 생활습관을 개선하는 것이 최우선이다. 당질을 포함한 대표적인 식품은 밥이나 빵, 감자류 등의 전분, 과자나 음료에 포함되는 설탕(자당), 과일의 과당 등이다. 특히 설탕은 1일 50g이상 섭취하면 중성지방의 수치를 올린다. 또, 과일에는 비타민류나 항산화성분이 풍부한 이미지가 있지만, 과일에 포함되어 있는 과당은 흡수되기 쉽고, 중성지방치를 올리기 쉽기 때문에 주의가 필요하다. 청량 음료수에는 과당이나 포도당이 많이 포함되어 있으므로 식사뿐만이 아니라, 음료에도 조심한다. 과도한 에너지섭취는 중성지방의 증가로 연결된다. 1일 3회 규칙적인 올바른 에너지 식사를 하고, 정기적으로 적당한 운동을 하는 것이 가장 유효한 방지책이다. 1일 2식을 하거나 식사의 간격을 너무 벌리거나 하면 중성지방의 합성이 활발하게 된다.

또, 운동부족이 되면 섭취 에너지를 소비를 다 할 수 없게 되고, 혈중 중성지방이나 내장지방을 효율적으로 연소시키는 작용이 저하되는 원인이 된다. 식생활의 개선과 함께 워킹이나 조깅, 자전거타기, 수영 등의 유산소운동을 천천히 지속하는 것으로 전신의 혈액순환을 원활히 하여 혈압을 내리면, 당질의 대사가 좋아진다. 1일 30분 이상, 3일 이상의 페이스로 지속하는 운동습관을 만든다.

☞ 보건식품처방 선택의 포인트

주식으로 백미는 당질이 대부분이다. 정제도가 낮고, 식이 섬유를 포함한 현미를 주식으로 선택한다. 현미는 식이 섬유가 풍부해 변비 개선이나 흡수를 억제하는 효과가 있다. 주 반찬 불포화 지방산을 많이 포함한 정어리나 꽁치 등을 섭취한다. 불포화 지방산에는 혈중 중성지방값을 내리는 기능이 있다. 또한, 항산화 작용의 높은 $\beta 1-$ 카로틴이나 비타민 C·E가 풍부한 녹황색 야채를 자주 섭취한다. 지방이 떨어뜨리지 않게 신선한 생선회 등으로 먹는 것이 효율적이다. 그 외에 녹차에 포함된 폴리페놀의 일종인 카테킨에는 강력한 항산화 작용이 있다.

중성지방과 콜레스테롤은 혈액 안에 있는 지방질과 혼동되기 십상이다. 그러나 체내에서의 기능은 완전히 다르다. 중성지방은 혈액의 흐름에 오르고 전신에 옮겨지고, 에너지원이 되는 한편, 콜레스테롤은 호르몬이나 담즙산의 재료가 되고, 주로 세포를 구성하는 성분의 하나이지 에너지로는 되지 않는다. 다만, 어느 쪽이든 과잉이 되면 고지혈증으로 연결된다고 하는 공통점을 갖고 있다.

「기능성영양보조제처방」 

기능성영양보조제 처방

- **칼슘** : 1일 1,500mg을 취침 시에 복용한다.

  해설 : 혈관에 있는 근육의 적절한 긴장상태를 유지하는데 필요하다.

- **마그네슘** : 1일 750mg을 취침 시 복용한다.

- **비타민 D3** : 1일 400mg

  해설 : 칼슘흡수를 돕고 면역력을 강화한다.

- **필수지방산(아마인유, EPA와 오메가3)** : 권장량 지시에 따른다.

  해설 : 혈압을 낮추고 콜레스테롤 수치를 낮추게 하고, 혈관의 탄력성을 회복하도록 한다.

- **비타민 A** : 1일 25,000IU로 줄인다. 임신 중이면 10,000IU를 초과하지 않는다.

- **비타민 E** : 1일 200IU로 시작해서, 1일 1,000IU가 될 때 까지 매주 200IU씩 늘린다.

  해설 : 강력한 항산화제이다.

- **비타민 C와 바이오플라보이드** : 1일 5,000~20,000mg을 나누워 섭취한다.

  해설 : 체내에 인터페론의 생산을 촉진하는 강력한 항산화제이다. 비타민 E와 작용한다.

「약차 처방」 

허브티처방

● 쌍화산사차

　재료

- 금은화　　　　　　　　10g

- 국화　　　　　　　　　6g

- 산사　　　　　　　　　10g

- 꿀(또는 올리고당)　　　조금

　만들기

① 모든 재료를 물 1L에 넣은 후 20분간 끓여서 물이 반으로 졸면 꿀을 약간 타서 마신다. 그냥 마셔도 좋다.

10. 고혈압의 보건식품과 영양보충제처방

10-1. 고혈압의 이해

　　고혈압이란 지속적으로 동맥혈압이 높은 것으로 어느 정도의 혈압부터 고혈압이라고 하느냐에 대해서 여러 가지의 기준이 제의되고 있는데 우선 세계보건기구(WHO)에서 분류한 기준을 보면, 정상 혈압은 140/90mmHg이하이고 ,고혈압은 160/95mmHg이상이며, 정상 혈압과 고혈압의 사이인 수축기 혈압140~160mmHg, 확장기 혈압90~95mmHg을 경계역 고혈압이라고 지정하였으나 근래에 이를 대폭 낮추어 병원에서는 140~90mmHg를 기준으로 고혈압을 구분하고 있다. 일반적으로 수축기 혈압은 측정 할 때마다 항상 동요하여 다른 수치를 보이지만 확장기 혈압은 거의 일정하다. 확장기혈압이 정상 혈압보다 현저하게 높게 나타 날 때는 수축기 혈압이 별로 높지 않거나 정상 이라 하더라도 조심해야 하고 계속 추적하여 관찰 하여야 한다.

고혈압은 본태성 고혈압과 이차성 고혈압으로 분류 된다. 본태성 고혈압이란 원인을 몰라서 근본적으로 치료하지 못하고 조절만 할 수 있는 고혈압을 말하며, 이차성 고혈압은 신장, 내분비 질환이나 대동맥 협착, 신경학적 질환 및 약물 복용 등에 의해서 혈압이 상승되어 나타난 고혈압으로, 이는 조절만 할 수 있는 본태성 고혈압과는 차이가 있다. 고혈압 환자의 95% 정도가 본태성 고혈압에 속해 있으며 이러한 고혈압의 유병률은 성인의 15~20% 정도로 추정되는데 보통 30세에 전인구의 20%, 40세는 30%,50세는 40%,60세는 50%, 70세는 60%정도 나타난다. 그 밖에 악성 고혈압은 안지검사상 유두부종이 있으며, 확장기 혈압은 140mmHg 이상인 현저하게 높은 혈압을 보이며 이러한 경우 즉시 치료를 시작하여 확장기 혈압을 강화 시켜야 한다.

가속성 고혈압은 급속한 혈압의 상승으로 안지검사상 유두부종은 없으나, 출혈,삼출 등혈관 손상의 소견이 동반 된다. 또한 독립성 수축기 고혈압은 수축기 혈압이 140mmHg 이거나 이상이면서, 확장기 혈압이 90mmHg이하 일 때를 말하며 독립성 확장기 고혈압은 수축기 혈압은 정상이고 확장기 혈압만이 기준 이상인 것을 의미한다. 고혈압 환자의 대부분을 차지하는 본태성 고혈압의 원인은 아직까지 확실히 밝혀져 있지 않다. 디만 여러 가지 위험요인들이 복합 작용에 의해 발생 했을 것으로 추측하고 있으며 이차성 고혈압에는 다양한 원인이 있으나 그것에 의해 고혈압 환자가 되는 경우는 아주 극소수에 지나지 않는다.

10-2. 고혈압의 개선과 처방

고혈압 예방의 포인트는 올바른 식사와 감염(減鹽), 체중감량이다. 혈압을 강하시키기 위해서는 식사 전체를 개선하고, 적당한 운동과해 과음이나 흡연 등의 기호품을 제한할 필요가 있다. 우선은 영양소의 편향을 없애고, 균형 잡힌 식사를 유의한다. 자신의 적정 체중을 알고, 올바른 식사로 천천히 감량 하는 것이 혈압 강하로 연결된다. 또, 염분을 줄이는 것도 혈압 강하에 효과적이다. 염분을 과하게 섭취하면 혈관 안의 수분 량이 늘어나게 되어, 그것이 혈압 상승으로 연결된다. 또, 알코올은 혈관을 확장시키거나 스트레스를 해소하는 효과가 있으니 적당량만을 하도록 한다. 다만, 안주로 염분을 너무 섭취하지 않게 주의가 필요하다. 덧붙여 흡연은 혈관을 수축시켜, 협심증 등의 원인이 되므로 금연하는 것이 대단히 중요하다.

☞ 보건식품처방 선택의 포인트

혈압의 상승을 억제하는 효과가 있는 칼륨이나 식이 섬유등도 포함하고 있는 식품을 선택한다. 특히 타우린, EPA 등을 포함한 저지방동물성단백질이 많은 식품재료를 추천한다. 에이코사펜타엔산[eicosapentaenoic acid, EPA]는 탄소 수 20, 이중 결합 다섯 개인 불포화지방산으로 오메가-3계 지방산으로 정어리나 고등어에 특히 많이 들어 있는데 핏속 중성지방과 총 콜레스테롤 감소, 고밀도 콜레스테롤 증가 등의 작용이 있다. EPA로 불리는 에이코사펜타엔산은 불포화 지방산으로 동맥경화나 고혈압을 예방하는 커다란 효과가 알려져 있다. 혈압을 내리는 DASH식은 Dietary Approaches to stop Hypertension(고혈압을 멈추는 식사법)의 약어로 미국에서 연구된 식사 메뉴이다. DASH식은 과일·야채·생선·닭고기·전립분·저지방유 제품을 늘리고, 쇠

고기·돼지고기·설탕이나 지방을 포함한 과자·설탕 소프트드링크를 줄인다. D
ASH식과 보통 일반식을 일정기간 비교한 결과, DASH식은 최대로 혈압이 1
0mHg 내렸다. 염분을 제한하면 한층 더 혈압 강하를 기대할 수 있다고 한다.

「기능성영양보조제처방」

기능성영양보조제 처방

- **칼슘** : 1일 1,500~3,000mg
- **마그네슘** : 1일 750~1,000mg
- **칼륨** : 권장량 지시에 따른다.

  해설 : 이상의 것이 부족하면 고혈압이 발생할 수 있다. 코르티손 또는 고혈혈압
  약을 복용할 경우, 이상의 미네랄의 소모를 보충하기 위해서 여분의 칼슘을 복
  용해야 한다.

- **조효소 Q10 유비퀴논(Coenzyme Q10; Ubiquinone)** : 권장량의 지시에 따른다.

  해설 : 심장기능을 개선한다.

- **코엔자임 A(Coenzyme A)** : 권장량의 지시를 따른다.

  해설 : 유해물질에 대한 면역계의 해독을 지원하기 위해서 조효소 Q10과 함께 효
  과적으로 작용한다.

- **필수지방산(아마인유, EPA와 오메가3)** : 권장량 지시에 따른다.

  해설 :혈액순환과 혈압공제에 중요한 작용을 한다.

- **L-아르기닌** : 권장량 지시에 따른다.

  해설 : 혈압과 콜레스테롤 수치를 낮추므로 심장건강에 대해 중요한 역할을 하는
  것으로 나타났다.

- **셀레늄** : 1일 200mcg.

  해설 : 이것이 부족하면 심장병이 발생할 수 있다.

- **흑 마늘 엑기스** : 1일 3회 매회 20ml 섭취한다.

  해설 : 혈압하강에 효과적이다.

「약차 처방」 

허브티처방

• 감잎차

재료

- 감잎 (어린잎) 100g

만들기

① 감잎 말린 것을 찜통에 약 20분간 쪄서 엑기스를 우려냅니다.

② 우러나온 원액을 기호에 따라 물에 타서 복용한다.

* 무가당 차로 갈증해소와 당뇨환자 식이에도 좋다.

* (주의- 약산성이기 때문에 약초 차나 알칼리성 음료와 혼합해서 마시지 않아야 한다.)

11. 동백경화증의 보건식품과 영양보충제처방 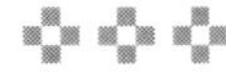

11-1. 동맥경화증의 이해

동맥경화증은 동맥벽이 두꺼워지고 탄력이 상실되는 질환이다. 지방 침착물이 혈관의 안쪽 벽에 붙는, 동맥내경화증이라고도 하는 죽상동맥경화증과 뮌케베르크 동맥경화증이라고도 하며 혈관벽의 중간층에 칼슘 침착물이 생기는 동맥중층경화증, 그리고 폐색성동맥경화증의 3가지로 크게 나눌 수 있다. 죽상동맥경화증에서 지방 침착물이 쌓이면 반흔 조직과 석회화가 뒤따라 일어나고, 혈관을 침식하여 혈액순환을 방해하며, 석회화는 혈관의 탄력성을 잃게 하여 혈압을 높인다. 심근에 산소가 많은 혈액을 공급하는 관상동맥에 죽상동맥경화증이 생기면 산소공급이 제대로 되지 않아서 심근 일부가 괴사되는 심근경색증을 일으킬 수 있다. 망막의 소동맥에 생긴 동맥경화증은 시력을 저하시키며, 혈압이 계속 높으면 망막과 시신경이 위축된다. 뇌혈관에 동맥경화증이 생기면 뇌로 가는 혈액순환을 방해하여 의식을 잃고 팔다리가 마비되는 '뇌졸중'을 일으키는데, 이러한 뇌졸중을 예방하기 위해서는 혈압강하제를 복용한다(→ 뇌출혈). 말초동맥 동맥경화증은 다리로 혈액 공급이 잘 안 되어서 이따금 다리를 절거나 피부궤양을 일으키기도 하며 발과 다리에 감염이 생길 가능성도 높다. 동맥경화는 다양한 병을 일으키는데 혈관은 우리의 체내에서 당분이나 산소 등 생명활동에 필요한 것을 취하고 전신에 옮겨 탄산가스나 체내의 노폐물 등 불필요한 것을 옮기기 시작하는 도로와 같은 기능을 담당하고 있다. 혈관은 외막, 중막, 내막, 내피세포로부터 되어 있어 혈액과 접하고 있는 동안 막의 표면이 내피세포라고 하는 세포의 층에 덮여 있다. 내피세포는 혈액으로부터 필요한 것만을 빨아올리는 필터와 같은 역할을 하고 있다. 동맥경화는 동맥의 벽이 딱딱해져, 충분히 기능하지 않게 되는 것을 가리킨다. 필터인 동안 가죽 세포가 다쳐, 거기에서 내막에 콜레스테롤이 비집고 들어가 축적되어 지방이 침착하여, 혈관이 좁아지는 상태이다. 균형 잡힌 식생활이 혈관의 노화를 막고, 동맥경화를 막으려면, 혈중 중성 지방치나 혈중 콜레스테롤 값을 내리려는 노력이 필요하다.

11-2. 동맥경화증의 개선과 처방

동맥경화는 일단 진행하면 돌아오지 않는다고 하지만, 식사나 생활습관을 바꾸는 것으로 개선되는 것을 알 수 있다. 우선은 항산화 작용이 있는 식품을 적극적으로 섭취해야 한다. 동맥경화에는 콜레스테롤의 산화가 크게 관런되고 있다고 생각하고 있다. 그 때문에 β-카로틴이나 비타민 C· E 등을 포함한 식품을 자주 섭취하는 것으로 콜레스테롤의 산화를 억제하는 것이 가능하다. 생선 생선에는 콜레스테롤 값을 내리는 불포화지방산이 많이 포함되어 있고, 또 대두의 단백질에도 콜레스테롤 값을 내리는 작용이 있다. 유제품은 저지방이여도 콜레스테롤 값을 올리므로 과도한 섭취는 주의해야 한다. 또 우리 한국인의 경우는 고혈압에 의한 동맥경화가 많기 때문에 염분의 과도 섭취는 삼가야 한다. 동맥경화 대책에 가장 유효한 것은 식생활 전체의 균형을 정돈하는 것이다. 1일의 적정한 에너지를 섭취하고, 탄수화물, 단백질, 지방질의 에너지 균형을 6:2:2만한 비율로 섭취한다. 콜레스테롤 값을 내리는 식이 섬유는 섭취 에너지 1000칼로리 당 10g이상 섭취한다. 스트레스가 많으면 동맥경화가 되기 쉽다. 식생활이 흐트러져 있는 사람과 같이 일상적으로 스트레스가 많은 사람도 동맥경화가 되기 쉽다고 여겨지고 있다. 정신적으로 항상 긴장을 강요당한 상태에 있으면 혈압이나 혈당치가 올라가고, 혈관에 부담을 주어 호르몬 분비가 억제되고, 혈중 지방질도 오른다고 생각되고 있다. 스트레스에 노출되었을 때의 반응은 사람마다 각기 다르지만, 오기가 있고 책임감이 강한 노력가는 스트레스를 모아 두기 십상인 것으로 특히 주의가 필요하다.

☞ 보건식품처방 선택의 포인트

주식으로 소화에 좋고, 영양가도 높은 현미는 식이 섬유가 많이 포함되어 있는 쌀겨 층을 제거한 것이다. 소화에 좋고 발아부분에 콜레스테롤 저하작용이 있는 식이 섬유와 칼륨이 풍부한 현미를 선택한다. 백미와 맛도 거의 비슷하고 영양가도 높아 주식으로 적합하다. 주 반찬으로 양질인 단백질이 주성분으로 지방이 거의 없는 살코기나 닭 가슴살은 생선과 함께 꼭 얻고 싶은 부위이다. 돼지 등심에는 비타민 B1도 많이 포함되어 있다. 대파나 양파의 최루 성분의 황화아릴은 체내에서 아리신에 변화하여 혈전지방이나 동맥경화 예방에도 작용한다. 돼지 등심은 비타민 B1과 조합하면 효력이 지속된다. 양파의 성분 아리신은 마늘 등에도 많이 포함되어 있다. 그 외에 강력한 항산화 작용을 가지는 토마토의 붉은 색소인 라이코펜에는 강한 항산화 작용이 있고, 항산화 비타민인 β-카로틴, 비타민 C도 풍부하다. 저에너지이므로 야채를 섭취할 수 없을 때에도 선택할 만하다.

「기능성영양보조제처방」

기능성영양보조제 처방은 고지혈증의 처방에 따른다.

「약차 처방」

● 강지합(降脂合)차

재료

– 박하엽	12g
– 수오	6g
– 산사	12g
– 결명자	12g
– 상기생	6g

만들기

① 모든 재료를 물 3L에 넣은 후 30분간 강한 불로 끓이고, 10분간 약한 불로 끓인 다음 엑기스를 취해 마신다.

12. 심장병의 보건식품과 영양보충제처방 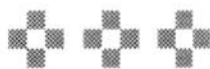

12-1. 심장질환 (Heart Disease)

심장질환은 선천적심장질환과 후천적심장질환이 있는데 이중에 허혈성심질환, 즉 심장근육층의 혈액공급부족을 말한다. 여기에는 협심증, 급성심근경색증 그리고 부정맥에 의한 급성심장사(sudden cardiac death) 등의 여러 증후들이 포함된다. 협심증에 따른 특징적인 증후는 없지만 가슴이 짓눌리는 듯하거나 쥐어짜는 듯이 답답하다. 그러나 실제로 신체적인 이상이나 심전도 패턴의 이상은 알려져 있지 않다. 협심증을 유발하는 허혈성심질환은 심장근육층의 수용과 공급의 균형이 깨어질 때 발생하기 쉽다. 심근경색증은 보통 관상동맥혈전증에 의해 유발되며 심장근육의 괴사(경색)가 일어난다. 협심증과의 주요한 차이점은 가슴의 통증이 30분 또는 3~4시간 이상이나 며칠씩 지속되기도 한다는 점이다. 협심증처럼 통증은 왼팔·목·턱으로 방사된다.
미국에서는 심장마비에 의한 급사가 가장 빈번하며 이와 같은 심장사는 심실세동이 원인이 된다. 급사는 심장질환의 증후를 보이지 않고도 발생할 수 있다. 심장마비 발생 후 즉시 심장 마사지와 전기적 심실세동 제거가 시행된다면 환자의 생존 가능성은 높아진다. 부정맥에 의한 급성심장마비 사망률은 혈전증이나 허혈의 시작 후 수분 내에 가장 높다. 처음 2시간 동안의 가장 일반적인 증상은 심실세동이며 그후 10~12시간 동안은 그 발병률이 급속히 떨어진다. 만약 심실세동을 발견하지 못하면 아주 치명적이 될 수 있다. 심근경색 후의 치유여부는 심장근육의 손상 정도와 이로 인한 심장기능의 손상 정도에 달려 있다. 혈전증의 원인이 되는 혈병을 없애기 위해 가수분해효소 등을 사용하기도 한다. 폐혈관 내의 혈류방해는 다양한 종류의 폐질환으로부터 유발될 수 있다. 폐로 인한 심장질환은 급성과 만성으로 구분된다. 급성질환은 혈병 등에 의해 폐동맥의 혈류에 갑작스런 폐쇄가 생겨서 일어난다. (→ 색전증) 이 경우 폐동맥의 고혈압으로 인해 우심실의 부전이 발생하고 우심실의 수축기능이 저하된다. 심장의 왼쪽 부분에 필요한 혈류량이 감소하게 되며 따라서 체순환 부전이 일어난다. 일반적으로 쇼크나 저온의 창백한 피부, 대동맥혈류압의 감소, 맥박수 증가 등을 보인다. 만성폐동맥질환은 만성기관지염이나 기종 등의 폐질환에 의해 유발될 수 있다.

대동맥의 고혈압은 혈압이 정상보다 만성적으로 높은 질병이다. 그 원인에 대해서 뚜렷이 밝혀져 있지는 않지만 유전적인 원인이 크게 작용하는 것 같다. 과다한 염분 섭취나 스트레스 등이 혈압을 높이며 이외에도 호르몬이나 신경도 관여하고 있음이 분명하나 자세한 상호 메커니즘에 대해서는 알려져 있지 않다. 심장속막·심장판막의 질환도 있는데 세균이나 곰팡이의 감염에 의한 심내막염은 심장판막 표면이나 드물게는 혈관벽·심장속막 등에 선천적 또는 후천적으로 발생한다. 결과적으로 심장판막 구조가 붕괴되고 감염 부위에 결절이 형성된다. 심장근육층의 질환으로 1차적인 심장근육층 질환으로 분류되는 심장질환의 종류가 계속 발견되고 있다. 심근질환은 심장근육 자체에 관련된 질환이다. 이것은 고혈압이나 심판막증, 심막질환과는 관련이 없으나 종종 허혈성심질환에 의해 유발되기는 한다. 심근질환은 심장근육층 이외에는 나타나지 않고 다른 장기의 이상과 관련이 없다는 점에서 특이하다.

유전(특히 보통 염색체에 의한)적인 원인에 의해 발생하기 쉽다.

12-2. 허혈성 심장병

심장병에는 다양한 종류가 있지만, 식사를 중심으로 하는 생활습관의 혼란이 발병에 크게 관계 하고 있는 것은, 협심증이나 심근경색 등을 「허혈성 심장질환」이라고 총칭하는 질병이다. 협심증은 일시적으로 심근이 산소 결핍 상태가 되었을 때에 가슴을 단단히 조이듯이 아픈 것을 가리킨다. 심근경색은 심근이 질식사해 버리는 상태로 격렬한 가슴 진통이 길게 지속된다. 어느 쪽이든 동맥경화 등이 원인으로 혈액의 흐름이 나빠졌을 경우에 발병 위험 높아진다. 허혈성의 심장병은 식이를 중심으로 하는 생활습관의 개선으로 예방할 수 있다. 생활습관병의 예방이 심장병의 예방으로 연결된다. 허혈성 심질환의 위험 인자는 생활습관병이다. 무엇보다도 영양의 균형이 알맞고, 섭취 에너지가 적당량의 식생활을 보내는 것이 중요하다. 내장 지방형 비만이 있으면 개선하는 것도 필요하다. 혈압이 높으면, 염분을 1일 7g이하로 하는 것이 이상적이다. 또, 고지혈증이면 육류 등의 포화 지방산을 많이 포함한 식품을 멀리하고, 콜레스테롤 섭취량을 줄이는 등, 식생활을 개선해 나가는 것이 중요하다. 또 콜레스테롤의 흡수를 방해하는 식이 섬유나, 혈관의 노화를 막는 항산화 성분이 많은 야채·해조류를 충분히 섭취 하도록 유의한다.

☞ 보건식품처방 선택의 포인트

섬유소가 많은 야채나 해조 등을 중심으로 부두제품이나 양질인 단백질을 과부족 없게 섭취한다. 주식으로 발아 부분에 비타민이나 미네랄을 포함하고 식이 섬유가 풍부한 현미를 주식으로 선택한다. 주 반판으로 지방질이 많은 다랑어는 피하고, 어육 중에서도 단백질을 포함한 살코기를 섭취한다. 또, 항산화물질이나 식이 섬유가 많은 시금치의 칼륨은 여분의 염분을 체외에 배출한다. 그 외에 참깨에 포함되어 있는 불포화 지방산 리놀산이나 세사민 등의 항산화 작용이 동맥경화를 억제한다.

「기능성영양보조제처방」 

기능성영양보조제 처방

- 조효소 Q10; 유비퀴논 (Coenzyme Q10; Ubiquinone) : 50~100mg

  1일3회 나누어 복용 한다. (코엔자임 큐10 ⇒줄여서 코큐텐이라고도 한다)

  해설 : 심장조직의 산소처리를 증가시킨다. 심근 경색을 일으키는 사람에게 재발을 방지한다.

- 코엔자임 A(Coenzyme A) : 권장량의 지시를 따른다.

  해설 : 대사를 원활하게 할 수 있다. 에너지를 증가시키고, 부신을 지원하고, 지방을 처리하여 몸속에 독소를 제거한다. 면역력 증강과 전체적인 육체 및 정신작용을 개선한다.

- 필수지방산(아마인유,EPA와 오메가3) : 권장량 지시에 따른다.

  해설 : 혈액순환과 혈압공제에 중요한 작용을 한다.

- L-아르기닌 : 권장량 지시에 따른다.

  해설 : 혈류를 개선하여 심장 건강에 대해 중요한 역할을 하는 것으로 나타났다.

- 비타민 C와 바이오플라보이드와 L-리신 : 1일 1,000TLr 1일 3회 복용 한다.

  해설 : 고혈압 조절인자로 매우 중요하다.

「약차 처방」 

• 죽엽대추차

재료

-죽엽	12g
-대추	3개

만들기

물을 부어 재료와 함께 끓인다.

*피로 회복과 노폐물배설을 촉진하고 심장을 보호한다.

• 애엽잡곡차

재료

-쑥	200g
-현미	150g
-율무	100g
-수수	100g
-검정콩	100g
-검정깨	25g
-보리	25g

만들기

① 쑥을 찜통에 쪄서 그늘에 말리고 잡곡은 솥에 볶아서 식혀둔다.

② 모두 섞어서 분말로 만들어 냉소에 보관하면서 수시로 타서 차로 마신다.

13. 뇌졸중의 보건식품과 영양보충제처방 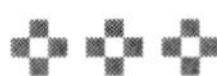

『뇌졸중(腦卒中); 뇌에 혈액 공급이 제대로 되지 않아 손발의 마비, 언어 장애, 호흡 곤란 따위를 일으키는 증상. 뇌졸증(腦卒症)은 '뇌졸중'의 잘못된 말이다.』

13-1. 뇌졸중의 이해

뇌졸중은 3대 사망 원인으로 들어가는 한국인이 발병하기 쉬운 병이다. 뇌의 혈관이 막히거나 파열에 의해서 일어나는 질병이다. 뇌졸중에는 혈관이 다쳐 일어나는 「뇌출혈」, 뇌의 혈관에 벽이 부푼 곳이 생겨 그것이 파열해 일어나는 「지주막하 출혈」, 뇌의 혈관이 막힌 「뇌경색」 등의 3가지 종류가 있는데, 모두 식사를 중심으로 하는 생활습관이 크게 관계하고 있다. 이전에는 고혈압의 원인으로 뇌출혈이 많기는 했지만, 식생활의 서구화나 운동 부족에 의해 당뇨병이나 고지혈증 등이 주된 원인되는 뇌경색이 75%를 차지하고 있다.

뇌졸중은 뇌혈관 발작 또는 뇌출혈 발작 증후군으로 불려 지기도 하며, 출혈과 색전[1], 혈전 혹은 동맥의 파열 등과 같은 뇌의 급성 혈관 병변에 의하여 일어나는 급격한 발병상태로서, 편마비, 부전편마비, 실어증, 구어장애 등을 동반한다. 뇌세포는 전적으로 뇌혈류에 의해 공급되는 산소와 포도당에 의존하고 있기 때문에 뇌혈관의 파열이나 폐색에 의해 뇌혈류가 차단되면 그 부

---

1) 색전; (塞栓)혈관을 막아 색전증을 일으키는 물질. 막는 것에는 혈관 내에서 생긴 것과 외부에서 들어온 지방, 종양, 가스, 공기, 세균 따위가 있다.

위에 있는 뇌세포에 대사 이상이 즉각 일어나고 이로 인한 뇌기능 부전의 증상이 나타나게 된다. 뇌졸중은 세계적으로도 3대 사인(死因)중에 하나이고 특히 한국은 다른 여러 선진국에 비해 발생률이 높은 실정이다. 뇌졸중은 일단 발병하면 심한 경우는 치료 효과가 없어 사망하거나 장기적으로 간호를 요하는 불구의 상태가 되므로 인력 소모면에서 매우 심각하다. 중·노년에 많은 뇌졸중을 막으려면 생활습관병을 조심하는 것이 선결이다.

13-2. 뇌졸중의 개선과 처방

과음을 피하고, 저지방, 저에너지의 식사를 유지한다. 뇌졸중도 매일의 식습관의 축적으로 발병 위협을 낮게 할 수 있는 질병이다. 고지방, 고에너지의 식사보다, 야채나 양질의 단백질을 중심으로 가능한 한 염분의 적은 식사를 유의한다. 또, 대량의 음주는 뇌졸중의 위험성을 높이는 것을 알 수 있다. 그 중에서도 뇌출혈과 지주막하 출혈은 위험성이 음주량에 비례한다고 듣고 있다. 음주는 적당량을 지켜 마시도록 한다. 게다가 체내의 수분이 적으면 혈액이 진해져 혈전이 생기기 쉬운 상태가 되기 십상이므로 수분을 제대로 보급하는 것도 중요하다. 식생활의 개선에 중점을 두고, 적당한 운동을 하는 것이 치유효과를 바랄 수 있다.

☞ **보건식품처방 선택의 포인트**

주식이나 반찬에는 가급적 식이 섬유가 많은 식품을 섭취하고, 불포화 지방산이 많은 식품을 선택한다. 주식으로 식이 섬유가 많은 현미가 좋은데 현미에는 백미의 4배 이상의 식이 섬유가 있다. 뇌졸중을 예방하기 위해서는 매 식사 때 마다 풍부하게 식이 섬유를 섭취하는 것이 중요하며 DHA나 타우린이 많이 들어 있는 식품을 섭취하는 것이 좋다. 최근에는 정어리 펩타이드 등 등푸른 생선에서 추출한 성분의 제품들도 많이 이용되고 있다.

DHA가 풍부한 등 푸른 생선에는 혈전방지 효과가 있으며 동맥 경화를 억제하는 성분인 타우린도 풍부하다. 타우린은 아미노산의 일종으로 새우, 오징어, 문어, 조개류 등 갑각류와 연체동물에도 많이 들어 있다. 타우린의 주된 생리 작용은 담즙 생성, 콜레스테롤 농도 조절, 이온의 세포막 투과성 조절, 항산화 작용, 과도한 신경 흥분 억제 등이며 체액보다는 심장과 골격근, 뇌, 생식 기관의 세포에 들어 있다. 타우린은 심장의 칼슘 이온 농도가 정상보다 낮을 때 심장의 수축력을 약화시키므로 강심제로 알려져 왔으며 담즙산과 중합체를 형성하여 담즙산의 독성을 완화하고 장에서 지방 흡수를 돕는다. 한편 카테콜아민이 지방 조직을 분해하는 과정에 관여하여 지방 대사를 촉진하며, 콜레스테롤과 중성 지방을 감소시켜 혈압을 정상으로 유지하므로 동맥경화, 고혈압, 뇌졸중, 심부전 등 성인병에 효과가 있다. 타우린은 뇌에 들어 있는 아미노산 중 농도가 가장 높으며, 신경이 지속적으로 흥분될 때 과도한 신경 흥분을 억제하여 신경 안정 효과도 있다.

「기능성영양보조제처방」

기능성영양보조제 처방

- **칼슘** : 1일 1,500mg을 취침 시에 복용한다.
  해설 : 혈관에 있는 근육의 적절한 긴장상태를 유지하는데 필요하다.
- **마그네슘** : 1일 750mg을 취침 시 복용한다.

- 비타민 D3 : 1일 400mg

  해설 : 칼슘흡수를 돕고 면역력을 강화한다.

- 필수지방산(아마인유, EPA와 오메가3) : 권장량 지시에 따른다.

  해설 : 혈압을 낮추고 콜레스테롤 수치를 낮추게 하고, 혈관의 탄력성을 회복하도록 한다.

- 비타민 A : 1일 25,000IU로 줄인다. 임신 중이면 10,000IU를 초과하지 않는다.

- 비타민 E : 1일 200IU로 시작해서, 1일 1,000IU가 될 때 까지 매주 200IU씩 늘린다.

  해설 : 강력한 항산화제이다.

- 비타민 C와 바이오플라보이드 : 1일 5,000~20,000mg을 나누워 섭취한다.

  해설 : 체내에 인터페론의 생산을 촉진하는 강력한 항산화제이다. 비타민 E와 작용한다.

「약차 처방」

● 쌍화산사차

재료

– 금은화	10g
– 국화	6g
– 산사	10g
– 꿀(또는 올리고당)	조금

만들기

① 모든 재료를 물 1L에 넣은 후 20분간 끓여서 물이 반으로 졸면 꿀을 약간 타서 마신다. 그냥 마셔도 좋다.

<참고>

☞ 증상별 필수약초

증 상 (症狀)	약 초 명 (藥草名)	증 상 (症狀)	약 초 명 (藥草名)
두통 전두통 눈통증	천궁 고본, 갈근 황련, 당귀	기허증 기실증 내상허로	인삼 목향 황기
번열 상초(열), 중초(습열) 하초(방광) 갈증	치자 황금 황련 방기, 용담초, 황백,지오 칡뿌리, 복령	수족통비 옆구리통(한열) 담증 어혈	강황 시호 반하, 황금(열) 도인, 소목, 당귀
		빈혈	감초
복통(상하통) 명치통(막힘) 체기 복통(오한) 복통(열통) 복창만(더부룩 한 증세) 복통(식수과용) 물 설사	백작약, 초두구, 청피 지실, 황련 지각, 청피, 지실 계피 황백, 대황, 망초 후박 백출, 복령, 저령 백출, 복령, 작약	기침, 천식	오미자, 아교
		나른(비위습담) 몸살	백출 황금, 지각
		오줌소태 누런오줌 음경통	택사 황백 감초
		부스럼	황련, 황금, 황백

오장육부(五臟六腑)와 약초의 보사(補瀉)관계

구분	補(허증)	瀉(실증)
간	오가피, 산조인, 산수유, 황기, 아교, 모과, 천궁	작약, 시호, 청피, 전호, 서각, 진피, 용담초
담(쓸개)	당귀, 산수유, 산조인, 오미자	작약, 시호, 청피, 황련, 목통
심장	원지, 백복신, 천문동, 맥문동, 토사자, 인삼, 금박, 은박, 죽염	황련, 고삼, 폐모, 전호, 울금
소장	감초, 석곡, 모려	대황, 소자, 총백, 속수자
비장 (지라)	인삼, 황기, 백출, 복령, 진피, 반하, 건강, 맥아, 산약	지실, 적작약, 대황, 청피, 신곡, 산사자, 파두, 삼릉
위	인삼, 황기, 산약, 백출, 연실, 검인, 백련두, 축사	대황, 지실, 망초, 파두, 후박, 견우자
폐 (허파)	인삼, 황기, 아교, 오미자, 천문동, 사삼, 산약, 녹각교	방풍, 행인, 마황, 지각, 자소엽, 정력자, 상백피
대장	오미자, 앵속각, 모려, 육두구, 목향, 가자	망초, 대황, 속수자, 도인, 마인, 지각, 빈랑, 총백
신장 (콩팥)	구기자, 오미자, 우슬, 두충, 녹용, 숙지황, 육종용, 구판	복령, 택사, 저령, 호박, 목통
방광	석창포, 속단, 익지인	차전자, 구맥, 활색, 망초, 택사, 저령, 목통
심포 (혈관)	황기, 토사자, 파고지, 육종용, 침향, 육계(계피)	대황, 망초, 모약, 지각, 황백, 치자
삼초 (호르몬)	인삼, 황기, 건강, 감초, 백출, 계지, 익지인	황백, 치자, 저령, 택사, 적복령, 대황, 빈랑

| 참고문헌 |

오장근 저, <만성병시대>, 도서출판 정담, 1996.

박금실 외, <식의>, 아트하우스출판사, 2009

한상우 저, <생활속의 건강비법>, 크라운출판사, 2004

이윤철 저, <자연치유와 양자의학>, 아트하우스출판사, 2008

최영전 저, <허브와 스파이스>, 도서출판 예가, 1999

이준남 저, <자연치료에 필요한 영양보충제>, 도서출판 세홍, 2008

이준남 저, <슈퍼푸드>, 도서출판 세홍, 2008

이정일 외, <약용식물의 이용과 재배기술>, 선진문화사, 1994

이호선, <약용식물관리사>, 대진미디어, 2006

임경비, <식물의번식>, 대한교과서주식회사, 1989

조성진 외, <토양학>, 향문사, 1993

한국자격개발원, <약용식물의활용>, 2004

한국직업능력개발원, <재배>, 교육인적자원부, 2002

교육인적자원부, <작물>, 대한교과서(주), 2002

이상래 외, <약용식물재배>, 선진문화사, 1995

약품식물연구회, <약품식물학총론>, 학창사, 1986

이승택 외, <약용작물재배>, 향문사, 1996

김재길, <원색천연약물대사전>, 남산당, 1984

김완희, <한의학원론>, 성보사, 1995

주영승, <약용식물형태학>, 의성당, 1994

백수봉 외, <개정작물보호학>, 선진문화사, 1996

8체질의학회, <8체질건강법>, 고려원미디어, 1996

동의학자료실, 여강출판사, 1993

김기준 외, <신고 재배학원론>, 향문사, 1994

농촌진흥청, <농업용어사전>, 1998

정후섭 외, <식물병학>, 한국방송통신대학교출판부, 1987

김일혁, <약이 되는 풀과 나무>, 중앙대학교 출판국

김호철, <한약유통관리체계 개선에 관한연구>, 경희대학교, 2000

서울대 천연물과학연구소, <생약, 한약재품질 표준화연구>, 1996

한국보건산업진흥원, <한약전에 관한 연구>, 1999

최진규, <약이 되는 우리풀, 꽃, 나무>, 한문화, 2002

이현기 저, <흡각요법강론>, 우리문화, 2007

이윤철 저, < 自然治癒와 量子醫學>, 아트하우스출판사, 2008

전세일 외, <새로운 의학 새로운 삶>, 창작과 비평사, 2000

김완희 편저,「한의학원론」, 成輔社, 1995

김용남 저, 「한방물리치료학」,현문사, 1999

김춘식 저, 「오행생식요법」, 도서출판 오행생식, 1998

김춘식 저, 「체질분류학」, 도서출판 오행생식, 2000

배병철 저 ,「皇帝內徑<靈樞 · 素問>」,成輔社, 1999

백윤기 저 , 「黃帝內徑運氣解釋」高文社, 1992

신인환 저, 「알기쉬운 건강생활요법」, 오늘, 1999

장동순 저, <東洋思想과 서양과학의 接木과 應用>도서출판 청홍, 1999

조헌영 저,「통속한의학원론」학원사, 2001

최 하 저, 「자연식 생식 자연요법」자연윤리사, 1993

오성선 외, 인체생리학, 효일, 2001

김홍경 저, 동의한마당. 신농백초, 1992

안현필 저, 공해시대 건강법, 길터, 1991

김종수 저, 보완대체자연치유학, AKCA, 2007

장봉이 저, 동방의 해뜨는 나라, 심인도원, 2007

이여녕 서, 건강을 얻는 마음의 지혜, 징신문화사, 1995

권덕진 저, 히포크라테스선서, 사이언스 북스, 서울, 2006

이형환 외. 생물학. 세진출판사. 1990

황무연. 한의원과 인체의 신비. 제1판. 고려의학. pp. 165-173. 1993

渥美和彦、廣瀨輝夫、代替医學のすすめ、日本医療企畫、2000、p 14−37

小泉明,「健康概念に係わる理論的研究」「昭和60年度科學研究費補助金總合研究 (A)研究成果報告書」、1986

小池里予,·小池英, ホリスティック健康學・ホリスティック榮養學入門, ホリスティック榮養學研究所,2004

瀧澤利行、健康文化論、大修舘書店、1998、p 18−35

Weil Andrew,/ 김옥분 역, 자연치유(Spontaneous Healing,1996), 다산글방, 2005

Lown,Bernard./ 서정돈 외 역, 치유의 예술을 찾아서(The Lost Art of Healing 1996), 몸과 마음, 2003.

논문 기타

한국자연치유학회, 자연치유, 창간호, 2006

고덕순, 암환자의 대체요법 시행경험, 중앙대 대학원, 2000

김석범, 보완대체의학과 통합의학, 영남대학교 의과대학원 석사 논문, 2001

구정희, 대체요법 인식에 관한 연구, 인제대, 2002

오정현, 성경에 근거한 자연치유학의 考察, 서울장신대자연치유선교대학원 석사 논문, 2006

장석종, 푸드테라피를 活用한 자연치유 增大方案에 관한 硏究, 서울장신대 자연치유선교대학원 논문, 2006

고은애, 자연식품이 갖는 맛이 건강에 미치는 영향 고찰, 서울장신대 자연치유선교대학원 석사 논문, 2007

대한당뇨병학회지, 당뇨병 환자들의 대체의학 경험 실태와 관련요인, Vol24, No1, 2000

| 저자 |

박 금 실

- Colombo University of Alternative Medicine 보건학박사
- 중국 복건중의대학 졸업. 중국의사 자격취득
- 상지대학교, 세종대학교. 강원대학교 외래교수 역임
- 사단법인 한국평생교육기구 이사장(현)
- 의료법인 금실한방의료원 원장(현)
- 사단법인 대한보건의료진흥회 이사장(현)

저서; <체질을 알아야 건강이 보인다>, <척추가동검사법>, <도인술(건강술)>,
       <건강마사지>, <약용식품학>,<자연치유의학> 외

이 호 선

- America Mariana Medical Technology University 한의학박사
- 단국대학원 졸업 보건석사
- 한국보건교육원 원장
- (사)한국자생약용식물 회장
- 원광디지털대학교 한방건강학과 겸임교수 역임
- 아주대학교 겸임교수

저서; <약용식물관리사>, <중탕론실기>, <중탕론>, <약초학실무>
       <자연치유의학>,<인체생리학>, <약용식품학> 외

김 수 경

- America Mariana Medical Technology University 자연의학박사
- 연세대학교 산업대학원 과정수료·홍익대학교 대학원 석사
- (사)대한보건의료진흥회 이사·대한보건의료통합회 회장
- 건국대학교 대학원·한양대·한양여대 외래교수(전)
- 서울장신대학교 자연치유선교대학원 교수(전)
- 한국보건신문사 편집주간

저서; <자연치유와 자연건강법>, <수기학 총론>, <보건식품영양학>,
       <인체생리학>, <자연치유학> 외